監修 **加藤武彦**
加藤歯科医院
全国訪問歯科研究会（加藤塾）主宰

編集委員 **三木逸郎**
三木歯科医院
全国訪問歯科研究会（加藤塾）

糟谷政治
糟谷歯科医院根上がり松診療所
全国訪問歯科研究会（加藤塾）

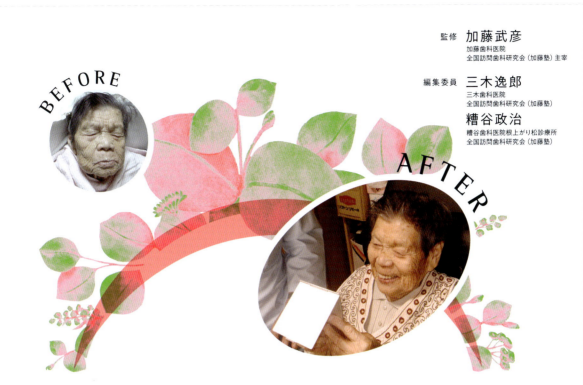

食べる喜びを支える歯科医療
のための
デンチャースペース義歯

Denture Space

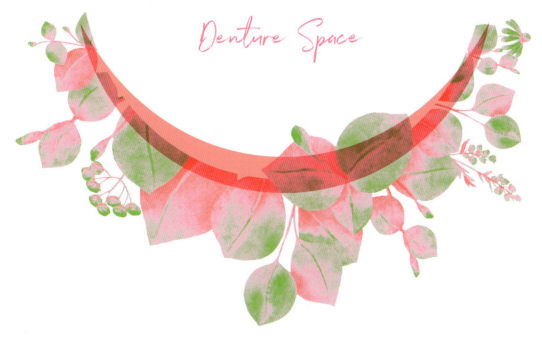

デンタルダイヤモンド社

食べる喜びを支える歯科医療
のためのデンチャースペース義歯

刊行にあたって

　2009年にデンタルダイヤモンド社から出版いたしました増刊号『総義歯難症例への対応　その理論と実際　ニュートラルゾーン理論によるデンチャースペース義歯』が、おかげさまで完売いたしました。そして、このたびデンタルダイヤモンド社から、時代に即した内容に合うように、加筆・修正を行い、さらに、超高齢社会のニーズに応えて、在宅往診などのパートを加え、書籍としての出版依頼を受けました。

　そこで、編集委員会を開催し、内容を検討した結果、当時も患者さんと真剣に向き合って全身全霊を込めて治療をした結果をまとめた増刊号でしたから、写真の入れ替えや書き換えは極力控え、今日的なテーマを新たに加えて書籍にまとめることにしました。

　わが国は、たいへん厳しい財政状況にあり、社会保障費、とりわけ医療費や介護費用をいかに削減するかの検討がなされてきました。そこで、地域包括ケア、フレイル予防という考え方に基づく介護予防が国の政策として打ち出されました。歯科界として、国の政策や社会の要望に応えるには、本書のタイトルにある『食べる喜びを支える歯科医療』を推進していかなければなりません。

　超高齢社会に突入し、患者さんの顎堤は想像以上に吸収が強く、患者さんに満足してもらえる歯科医療を提供するには、全国の歯科大学および歯学部、歯科技工学校で教育されているカリキュラムでは対応できなくなっている現状があります。また、特別養護老人ホームで往診診療を行うと、8割の患者さんが認知症を患っています。日本歯科医師会もそのことに気がつき、各都道府県で認知症の講演会を実施していますが、医師による認知症の病態についての講義のみです。実際に、認知症の患者さんの義歯を製作する場合、その言動をどのように理解し、どのように治療を行えばよいでしょうか。

　本書では、このような時代的背景に対応して、患者さんの顎堤条件の変化に対して舌房の確保や周囲組織との調和がとれたニュートラルゾーン理論によるデンチャースペース義歯で対応した症例、また、認知症患者をはじめとした高齢者に対して歯科衛生士や言語聴覚士などの多職種と連携して対応した症例をとおして、人がよく噛んで食べることの意義を解説しています。読者諸氏にとって、いま、そして未来に向けての羅針盤となる一冊になれば幸いです。

2018年3月

加藤武彦

食べる喜びを支える歯科医療のためのデンチャースペース義歯

CONTENTS

刊行にあたって…………………………………………………………………… 3

第I章　ニュートラルゾーン理論を用いたデンチャースペース義歯
●加藤武彦（神奈川県横浜市・加藤歯科医院）

プロローグ　変革が求められている総義歯臨床…………………………… 8
1. 私はなぜ、この方法を採るようになったのか………………………… 11
2. それを解決するために…………………………………………………… 14
3. 私が考えるニュートラルゾーン理論によるデンチャースペース義歯… 22
4. 治療用義歯の必要性……………………………………………………… 25
5. だが、歯科界の現実は……。…………………………………………… 28
6. 難症例への対応…………………………………………………………… 33

第II章　機能にマッチした総義歯づくりとその理論
●三木逸郎（兵庫県姫路市・三木歯科医院）

1. 機能する総義歯づくりの決め手とは…………………………………… 40
2. 初診時に患者の信頼を得るには………………………………………… 41
3. 機能にマッチした形態をイメージする………………………………… 45
4. 誰でも同じようにできるには…………………………………………… 55
5. 装着後の変化とその対応（作ってからが本当の義歯づくり）……… 76
6. 生活支援の装具としての総義歯………………………………………… 83
7. 「難症例」から逃げない、「難症例」を作らない……………………… 85

第III章　デンチャースペース義歯の作り方
●田中五郎（神奈川県横浜市・田中歯科医院）

1. デンチャースペース義歯製作のコンセプト…………………………… 90
2. デンチャースペース義歯の製作………………………………………… 92

表紙デザイン　金子俊樹

第IV章　デンチャースペース義歯を歯科技工で実現するために

1. デンチャースペース義歯と歯科技工士とのかかわり
　●加藤武彦（神奈川県横浜市・加藤歯科医院） …………………………… 112
2. デンチャースペース義歯の理論を技工所へ採り入れて
　●山本洋一（神奈川県横浜市・株式会社メディナ） …………………… 115
3. 歯科技工サイドによるデンチャースペース義歯
　●山本洋一（神奈川県横浜市・株式会社メディナ） …………………… 118

第V章　顎堤条件の悪い症例の経過

1. 経年経過16、32、34年の症例から見えてくること
　●加藤武彦（神奈川県横浜市・加藤歯科医院） …………………………… 130
2. 「筋圧中立帯の理論」で機能回復を図った症例
　●三木逸郎（兵庫県姫路市・三木歯科医院） ……………………………… 137
3. 顎堤吸収の左右差が大きい症例と上顎シングルデンチャー症例
　●田中五郎（神奈川県横浜市・田中歯科医院） …………………………… 155

第VI章　総義歯臨床に必要な形態解剖学（生理的運動）

義歯床の形態と口腔周辺の解剖構造
　●北村清一郎（森ノ宮医療大学保健医療学部　大学院／保健医療学研究科） ……… 164

第VII章　在宅診療における総義歯治療

1. 「食べるところまで診る往診」に必要な義歯製作理論のすすめ
　●加藤武彦（神奈川県横浜市・加藤歯科医院） …………………………… 176
2. 在宅訪問現場での義歯治療―リハビリの基本設定としての義歯
　●大川延也（東京都東大和市・大川歯科医院） …………………………… 179
3. 訪問歯科診療から学んだ義歯治療
　●内藤　敢（北海道中標津町・中標津総合歯科診療所） ……………… 188
4. 私の第二の診療室『往診』
　●糟谷政治（静岡県浜松市・糟谷歯科医院根上り松診療所） ………… 200
5. 言語聴覚士との連携
　●三木逸郎（兵庫県姫路市・三木歯科医院） ……………………………… 210
6. 歯科衛生士との連携
　●糟谷政治（静岡県浜松市・糟谷歯科医院根上り松診療所） ………… 222

第VIII章　これからの未来を見据えて

人が生きていくうえでよく噛んで食べる（咀嚼）ことの意義
　●加藤武彦（神奈川県横浜市・加藤歯科医院） …………………………… 236

第1章

ニュートラルゾーン理論を用いた デンチャースペース義歯

プロローグ
変革が求められている総義歯臨床

加藤武彦　神奈川県横浜市・加藤歯科医院

● 総義歯はこうありたい

　以前、昇地三郎先生というたいへんお元気な教育者の先生にお会いすることができた（**図1**）。お顔を拝見して、この先生が103歳と当てられる人はまずいないであろうと思われるほど若々しい方であった。世界一周の講演旅行を毎年こなし、行く先々で出されたご馳走をおいしそうに食べているスナップ写真を見ると、よもやこの方が総義歯とは思えない。そして、英語、中国語、韓国語はもとより、ブラジルへ行けばポルトガル語で講演されるというほど、外国語を苦もなく操るスーパーマンである。年を感じさせない審美、出されたものは何でも食べられる咀嚼と、多くの外国語を操る発音。この3つを備える総義歯こそが、「こうありたい」と求められているものではないだろうか（**図2**）。

　昇地三郎先生は、障害者施設の「しいのみ学園」を創設された方であり、日本の障害者教育のパイオニアである。世界で講演される内容はこのことである。このように自分の思うままに行動できることが、すべてを証明していると思う。

　リハビリテーションという言葉の本来の意味は、人間性の復権にある。すべての無歯顎の方にこれほ

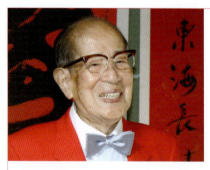

昇地三郎先生のプロフィール
・世界最高齢の現役教育学者（2009年当時）
・ブロガー（自らのブログを立ち上げる）
・しいのみ学園　理事長・園長
・146冊の著書（2009年当時）
・毎年海外に講演旅行へ出かける
・医学博士
・文学博士
・哲学博士
・教育学博士

・年齢を感じさせない　➡　審美
・何でも食べられる　➡　咀嚼
・外国語も話せる　➡　発音

図❶　故 昇地三郎先生（当時103歳）

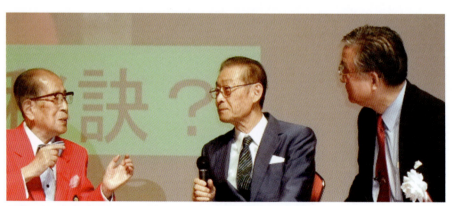

図❷　左から昇地三郎先生、義歯製作者の菅野 明先生、筆者

ど活躍できることを歯科界が本当に保証できているだろうか。日本歯科医師会は、『8020運動』（80歳で20本の歯を残そう）という運動を行っている。80歳を過ぎて自分の歯で何でも食べられるということは、非常に喜ばしいことではあるが、不幸にして自分の歯を失ってしまったとしても、舅地先生のように、しっかりとした義歯で自分の歯がある人と同様に活躍していただけるように、歯科界として対処したいものである。

しかし、後期高齢者で顎堤吸収が著しい方の場合は、自分の総義歯に対して、満足が得られていないのが現状であり、患者さんも歯科医師も歯科技工士もその解決に困っている。

ニュートラルゾーン理論によるデンチャースペース義歯への道

筆者は、母に「卒業したらよい義歯を作ってあげるね」と約束をしていたのだが、母は3月25日の筆者の卒業を待たずに3月4日に亡くなってしまった。母との約束が果たせなかった筆者は、母への思いを込めて往診治療を行ってきた。「食べるところまで診る」ことをモットーに、器具機材の開発から患者さんに優しい材料の開発まで、メーカーとともに行ってきた。また、患者さんや家族からの「何とか食べさせてほしい」という要望に応えるため、介護や認知症の勉強もともに行った。そして、口腔ケアや介護食もさることながら、歯科医師でなければできない「噛める入れ歯」を作ることが大きな問題となる。

筆者は卒後早い時期に、総義歯の大家である河邊清治先生（図3）に師事し、河邊先生の診療室に通いつめ、河邊流総義歯を真剣に学んだ。来院された患者さんの初診時から治療後までのスライドを、お昼休みに見せていただいたり、講演には鞄持ちでお供をさせていただいたり、少しでも多く、河邊先生の考え方、技術を身につけようと努力した。平線咬合器撲滅のため、松風会館において在京の4大学の教授が集まり、ハンディー咬合器を作る会合があり、その会合に同席させていただいたりと、そのような時代であった。河邊先生の臨床は、患者さんから

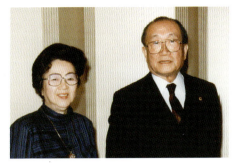

図❸　河邊清治先生（右）と奥様（左）

「こうしてほしい」と、言いたいことをたくさん言ってもらいながら、「では、こういう風に作りましょう」と、医療人として立派な態度（青天白日の下、胸を張って）で臨床にあたる姿をみせていただいた。若い筆者は、こうなりたいと意を決したのである。

その当時、河邊先生は『臨床総義歯学』という書籍の原稿を執筆されていた。先生の前歯排列は芸術の域、こんなにまで個性排列をしてしまってよいのかと思えるほど、その人らしさを醸し出していた。また、いくら読んでもわからないフルバランスの咬合調整を何とかものにしようと、先生にしつこく伺ったこともあった。

河邊先生は、書籍にも執筆されているように、Gysi氏の言う80°以上の症例においては、交叉咬合排列にされていた。試適後のワックスデンチャーによる咬座印象の撤去時など、エアーを入れないと外れない現場を見て、義歯とはこのようなものだと理解した記憶がある。また、全国に講演に行かれていたので、紹介されて来院される患者さんには、当時においても顎堤吸収の著しい患者さんが多くおられ、大変な思いで診療されている姿を目の当たりにした。

その後、筆者は開業し、まもなく丸森賢二先生が主宰されていた「横浜歯科臨床座談会」に入会し、「総義歯研究会」の責任者を任せられた。最初は、東京歯科大学解剖学教室の上條雍彦教授にお願いして、粘膜の下の顎骨はどのようなものであるか、シェーデル（顎骨）をもとに数回にわたって勉強させていただいた。それから20年間、この研究会を進めていきながら多くの臨床家のテクニックを学んだ。新たに九州歯科大学の坪根政治先生がフレンジテクニックを発表すれば、2日間の講演をお願いし、真剣に勉強し、実技は当時助教授であった豊田静夫先生に教えていただいた。また、パウンド先生のもと

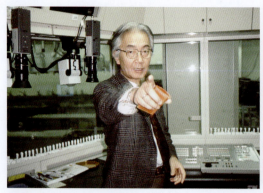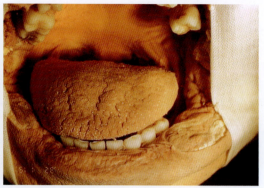

図❹ 義歯と口腔周囲組織との関係を学びに解剖学教室へ（左：高橋和人教授・当時）

で修行をされた衆議院歯科診療所の増田英世先生にパウンドのテクニックを教えていただいたり、会員になられた山本爲之先生のキーゾーンを学んだり、多くの総義歯の大家といわれる先生から手ほどきを受けた。

　このように義歯の勉強を重ねてきたので、義歯には多少の自信をもっていたが、在宅往診に行くと、患者の年齢は80歳、90歳が当たり前で、そのうえ顎堤条件が悪く、下顎はフラット、上顎は下顎に対してアーチが小さいという、いわゆる難症例の総義歯がほとんどであった。早い時期から往診を行っていたので、超高齢者の条件の悪い顎堤を多く見ることができた。

　ここで、ある往診症例を紹介する。印象、咬合採得、試適と順調に進み、いざセットというときに、思いもしない患者さんの行動に驚いた。筆者が精魂込めて作った義歯を「こんなもの、入れてられるか」と、その場で捨てられてしまったのである。筆者も患者さんの家族もパニックに陥り、それ以上の診療行為は続行できなかった。80歳を超えた患者さん、上顎は下顎に対してアーチが小さいため、交叉咬合排列を当然のごとく行った症例である。認知症をもった患者さんではあったが、この義歯ができたら、きっといろいろなものが食べられると期待をされていたと思う。それが舌の動きを阻害するところに人工歯がある義歯では、受け入れてもらえなかったのだと思う。認知症の患者さんは、感覚で生きておられる。認知症に対する理解を深めようと、グループホームや講習会にも出席し、理解を深めてきた。舌にとって邪魔だと感じたその瞬間、「こんなもの、入れてられるか」になったのだと、いまになって理解できる。

　そんな経験から、いままで勉強したフレンジテクニックやパウンドシステムなどに出てくる「舌房の確保」ということが重要だとわかり、「何とか患者さんに快適な義歯を作るには……」と悩んだ末に、デンチャースペース、ニュートラルゾーンという考え方があることに気がつき、それに関する勉強を行った。しかし、上顎の歯槽頂を外して排列することが怖くて、天然歯の元あった位置という部分への人工歯排列が、なかなかできなかった。

　往診の場だけでなく、診療室においても、上顎の吸収が強く、前歯部がフラビーガム、下顎はフラット、上下顎の顎堤のアーチの差が大きいような症例においては、なかなか患者さんの満足を得られる義歯ができなかった。下顎の安定を求めて、フレンジテクニックで人工歯の排列位置を決めるのだが、上顎では歯槽頂を外しては安定が悪いという思いから、上顎の小臼歯からは前歯との連続性を捨てて、極端に内側に入れて下顎と咬合させる排列方法を行ったり、また、ブレードティースで裁断力を求め、咬合力による義歯の転覆を軽減させる方策をとったりしたのだが、やはり、よい結果が出ない症例が何例も続き、どうすればよいのかと、一時も頭から離れなかった。

　何とか解決しなくてはと、神奈川歯科大学の解剖学教室の高橋和人教授のもとに通い（図4）、口腔の形態解剖のイロハを教わった。そして、同時期にバウチャーの元で勉強された田中久敏先生（元岩手医科大学歯学部教授）の講演を聞き、周囲組織と調和させるという、解剖学を基本とした総義歯臨床に触れ、ニュートラルゾーン、デンチャースペースという概念が、筆者の頭の中で構築できるようになってきたのである。

1 私はなぜ、この方法を採るようになったのか

加藤武彦　神奈川県横浜市・加藤歯科医院

脳裏から離れないあの症例

　昭和54年、歯科医師からの紹介があり、患者さんが総義歯で困っておられるので作ってほしいと依頼され、その当時、筆者なりに一生懸命に総義歯を作り上げた。

　口腔内の条件は、下顎がフラット、上顎は下顎に対してアーチが小さく、前歯部にはフラビーガムがあった。このような条件が揃うと、なかなかよい結果が出せなかった。当時は、モデリング＋アルギン酸のダブル印象で印象採得を行い、下顎の義歯の安定のために、九州歯科大学の坪根政治先生、豊田静夫先生から習ったばかりのフレンジテクニックを用いた。上顎の排列は歯槽頂間線法則で並べ、何とか噛めるようにと努力した症例である。

　しかし、患者さんから全幅の信頼を得るまでの成績ではなく、咬合力が少なくてもよく噛めるようにとブレードティースを用い、下顎はシリコーン義歯と、いろいろ手を変え品を変えアタックさせていただいた。

　いま思うと、当時としては自分の最高の技術をもって作製した総義歯だったのであるが、やはり、本当の意味での解決ができていないと私自身が感じており、そのため、ずっとこの症例が脳裏に刻み込まれていた（図1～7）。

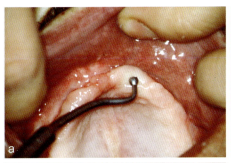
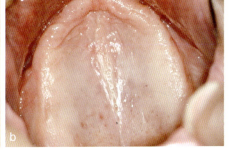
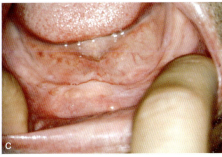

図❶　下顎はフラット、上顎は小さく、フラビーガムがある（この条件が揃うとうまくいかなかった）

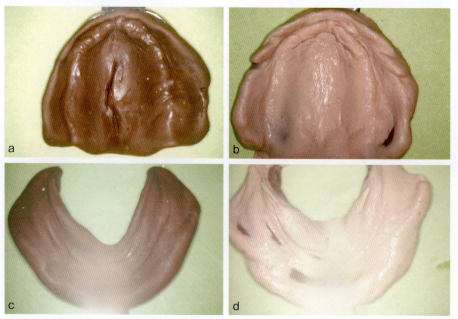

図❷ モデリング＋アルギン酸の一次印象

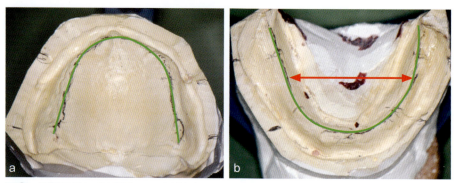

図❸ 下顎に対して上顎のアーチが小さい

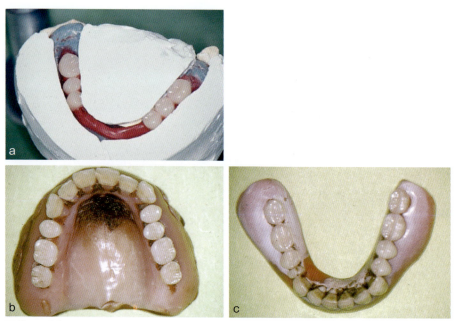

図❹ 下顎、フレンジテクニック＋上顎歯槽頂間線法則にて人工歯排列

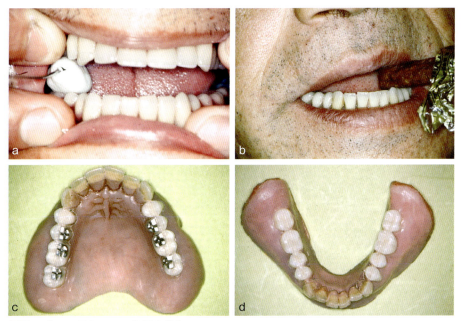

図❺ ブレードティース使用の義歯

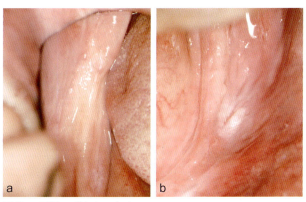

図❻ 下顎に「当たり」あり

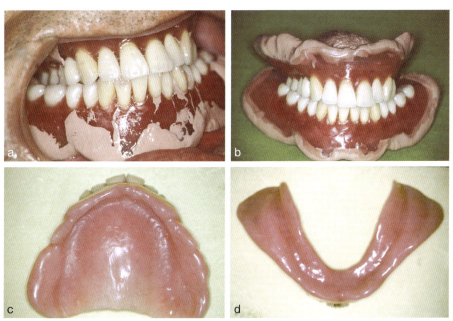

図❼ キーゾーン排列でもチャレンジ

1．私はなぜ、この方法を採るようになったのか

2 それを解決するために

加藤武彦　神奈川県横浜市・加藤歯科医院

　ニュートラルゾーン理論への転換のターニングポイントとなった2つの症例を紹介する。
　「こうしてほしい」と言う患者さんの声を真剣に聞いて、対応した症例である。

■ 当時72歳、「より美しく」

　初診来院の主訴は、"下顎義歯の浮き上がり、上顎義歯の不安定、よく嚙めない"ということであった（図1、2）。この当時から改造義歯による治療を行っていたので、いつものように義歯を口腔内に入れた状態でその上から印象を採り、床を延ばして吸着するように改造した。下顎前歯部は、下口唇の強い緊張により、義歯を押し上げる力が働いていたので、床を延ばすだけでなく、強く当たる部分の調整を行い、即日に痛くなく噛めるようにした（図3）。
　痛くなく噛めて顎位も安定したので、本義歯製作に移った。咬合採得の失敗を避けるためには咬合床の吸着が必須条件であるため、印象材を盛って咬合床の適合を図り、確実に吸着させたうえで咬合採得を行った（図4）。
　試適後、咬座印象を行い、本義歯を製作して装着した。咀嚼に関しては、患者さんから及第点をいただいた。しかし、「でも、先生。この義歯を入れると、口紅をさす唇が、下の唇に比べて上の唇のほうの幅が足りないのです。これは、無理なお願いですかね」（図5）と、審美的には満足されていないことがわかった。
　はたと考えた。上顎前歯を少し前方に排列すれば、凹陥した口元が改善し、上下のバランスがよくなるであろうと考えた。咬座印象のテクニックを用いているのだが、上下顎の作業用模型は咬合器についたまま残っているため、2個目の義歯を製作した（図6）。臼歯部は、歯槽頂間線法則に則り、多少内側に排列されているので、前歯部と臼歯部の歯列に段差ができて、連続性の「ハーモニー」に多少の難が残った。すると患者さんは、その場所を指差して、「口紅をさす幅は、上下で同じになりました。これは贅

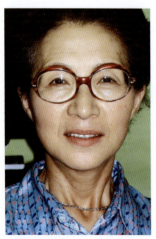

図❶　患者は大正10年生まれ。患者の求めに応じて1年に3つの義歯を作る

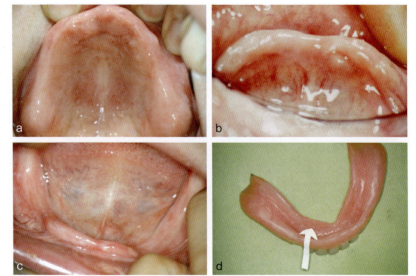

図❷　吸着が得られていない旧義歯で「当たり」がある

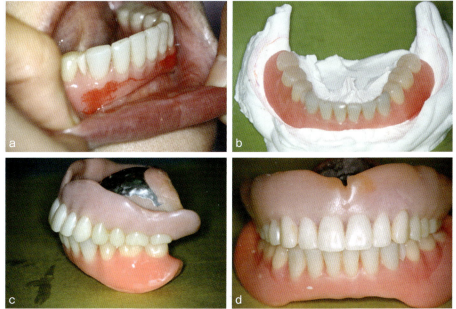

図❸ 即日改造義歯で「床の吸着」と「咬合調整」

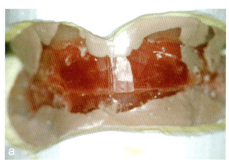
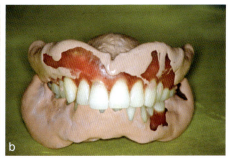

図❹ 咬合採得時に印象材を用いて吸着を確保し、試適後にも咬座印象

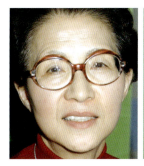
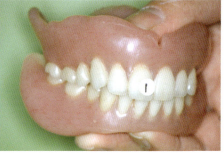

図❺ 上下の口唇の幅が違うと言われた第1号義歯

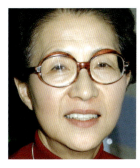
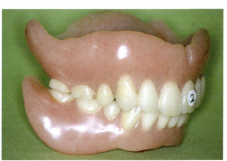

図❻ 臼歯排列はそのままで、前歯だけ前方排列にした第2号義歯

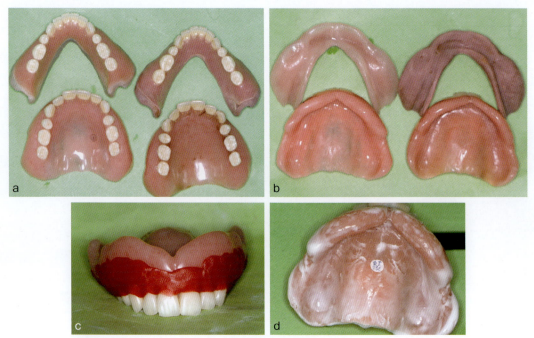

図❼　若いときの口元の再現。人工歯を「天然歯の元あった位置」に排列するには床の厚みから

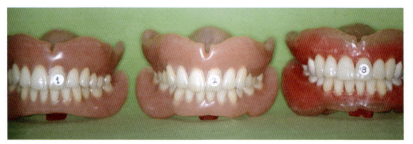

図❽　臼歯列、前歯列、ともに外側に排列し、ハーモニーをもたせる

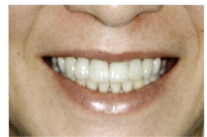

図❾　第3号義歯にて患者の求める「若いときの口元」の再現ができた。それは天然歯が元あった位置ではないだろうか？

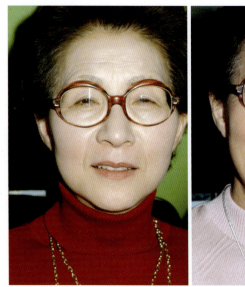
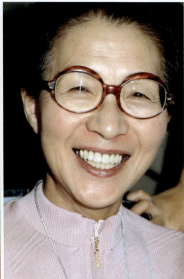
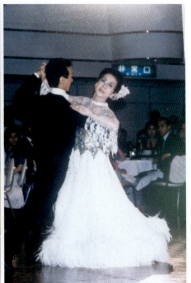

図❿　第1号と第3号義歯の差。患者さんの趣味はダンスであった

沢なお願いだから、独り言として聞いていただければよいのですが、ここまでできたのですから、先生、この部分なんとかなりません？」と訴えた。

この前歯から臼歯への連続性のハーモニーを表現するには、歯槽頂間線法則の梃子の原理から外れ、歯槽頂という支点よりも外側に排列する、いわゆるニュートラルゾーン理論に則らないとできないことである。こうなると、いままで2つの義歯を作った模型では、義歯の製作はできない。印象採得からやり直し、ベースになる床を厚くして（図7）、そのうえでもう一段外側に人工歯を排列した（図8）。それまで書物等では読んで知っていたが、現実に自分の症例で支点である歯槽頂よりも外側に人工歯を排列することは経験しておらず、不安いっぱいのチャレンジであった。

しかし、口腔内に試適して鏡で見てもらったところ、「先生、これ、これ、これよ！」（図9）と喜んでくださり、患者さんが求めていた、若いときの自分の口元に近い状態が醸し出されたのではないかと思った。内心安堵しながら臼歯部の転覆試験を行ったが、"ドシッ"と座りがよく、これならば咀嚼も保証できそうだと安心した（図10）。

ダンスの写真は、筆者が撮ったものである。患者さんには、このような趣味があり、いままで遠慮がちに筆者に「こうしてほしい」と訴えられたのは、「若いときの口元の再現」だったのだと、3個の義歯を製作してつくづく思った。そしてそれ以来、患者さんに「若いときの写真をお持ちください」とお願いするようになり、このことが患者さんにどれだけ義歯への期待をふくらませるかがわかった。また、いままで自分の臨床で金科玉条としてきた歯槽頂間線法則から飛び出すことになった記念すべき症例であった。

92歳、落ちない義歯、浮き上がらない義歯にする方法とは？

お嫁さんに肩を抱えられて診療室に入って来られたとき、1歩がわずか10〜15cmの歩幅であった（図11）。筆者は在宅往診を早い時期から行っていたので、この年齢の人が食事をきちんと摂れないと、

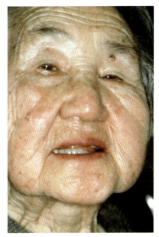

図⓫　来院時、上顎義歯を舌で押さえていた

体力が落ち、気力が落ち、生きる意欲まで落ちてしまうことを多くみてきた。介助で来られたお嫁さんは「義父は在宅で看取りました。義母もそうしたいので、先生、何とか食べられるようにしてください」と懇願された。

口腔内を診ると、上顎は頬側から極度に吸収しており、右側の小臼歯部から左側の小臼歯部までフラビーガムとなっていた（図12）。下顎は顎堤吸収が強く、フラットであった。患者さんは、上顎の義歯が落ちないように常に舌で義歯を上顎に押さえつけていた。

この顎堤条件に合わせて、落ちない、浮き上がらない義歯を作るには発想を転換し、上顎は失われた骨を床で補い、辺縁封鎖ができる厚みを印象の段階で採らなければならない（図13）。下顎は触診により顎堤がどこまであるかを確認したうえで、利用できる床を作るための骨面の印象を採らなければならない。いままでの発想からすれば、こんなに厚い床が口の中に入るだろうかと思われるほど厚みのある仮床を製作し、口腔内でフィットテスター（トクヤマデンタル）を使って何回も調整し、辺縁封鎖による吸着をもたせる。フラビーガムがある上顎も"クチュン"と音を立てて吸着し、床の動揺が止まり安定した。下顎の吸収が強い症例では、少なくとも上顎義歯をしっかりと吸着させて動揺しないという条件にしないと、よい結果は得られない（図14）。

人工歯排列では、下顎は利用できる床の中央に、上顎は製作した厚い仮床をベースに、歯槽頂を意識せず、下顎の人工歯に対して正常排列を行った。こ

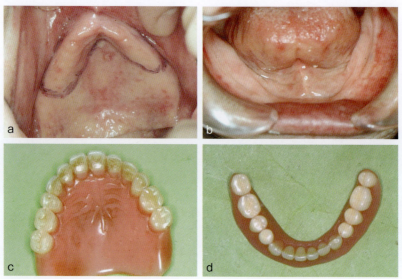

図⑫ 上顎はフラビーガム、下顎はフラット、アーチは下顎に対して上顎が小さい

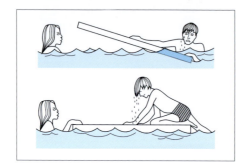

a：総義歯の一側に力が加わったとき、義歯は水に浮かぶ筏のように軟組織を支点として傾く。しかし、筏の反対側が支持されていれば荷重はより均等に配分される。義歯の辺縁を幅広くすることにより、辺縁封鎖は向上し、頬筋がそのふくらみに対して作用できるので、義歯は傾かない

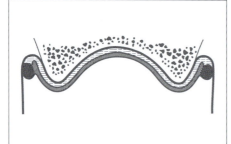

b：トレーは口腔前庭の底部に接触させてはならない。辺縁形成材は頬舌径を回復するために頬側面にのみ置く。そして、正しく回復された幅のもとで口腔前庭の形態を流動性のよい印象材で記録する

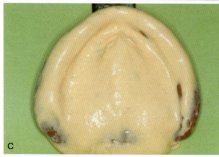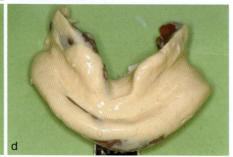

図⑬ 上顎は吸収された骨の量を考えた印象（WATT&MAC GREGOR「コンプリートデンチャーの設計」，医歯薬出版，東京，1979より引用改変）

の顎堤条件で、あえて交叉咬合ではなく、歯槽頂から外側に外して排列することに一抹の不安を残しながら排列した。それは、往診で同様の条件の場合に交叉咬合させて失敗した経験があり、また患者さんが入れてきた義歯も片側交叉咬合でよい結果が得ら

れていなかったため、1つのチャレンジと考えてこの方法を行った（図15）。

当時から難しい症例においては、治療用義歯を用いて本義歯製作を行っていたので（図16）、本症例もそうしたが、下顎の顎堤条件が悪く、本義歯は

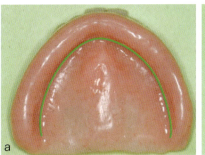 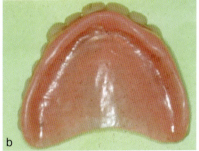

図⓮　失われた骨を床で補い、辺縁封鎖により維持安定

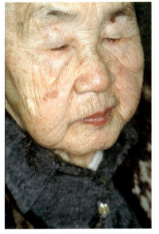
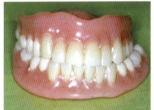

図⓯　来院時の顔貌と義歯（交叉咬合）

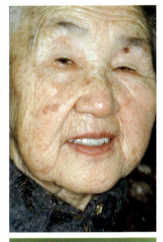
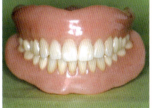

図⓰　こんなに大きい義歯が入るかと思ったが、口元は正常。治療用義歯を用いてリハビリテーション

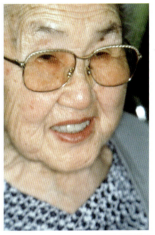
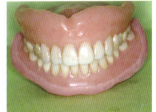

図⓱　何でも食べられ、血色もよくなった。口から食べて健口美

軟性のシリコーン義歯にした。結果は筆者の心配をはねのけ、お嫁さん曰く「母は何でも食べられます。先生、こんなに元気になりました」と血色のよい顔になられ（図17）、健常者と同じ歩幅で歩いて来られた。この方の「何でも食べられる」という中身は、きっと軟らかく調理されてのことだと思う。このような顎堤条件において、噛んだときに上の義歯が転覆せず、下の義歯が浮き上がらなければ、92歳の患者さんの生活を維持する栄養は十分に摂れるし、外観からはあんなに床の厚い義歯が入っていることがわからないレベルである。発音もよくなり、子どもの頃の話など、こんなに話せるのかとびっくりするほど話され、コミュニケーションが密にとれるようになった。

本症例を経験し、今後このような症例に直面したときには、迷わずニュートラルゾーン理論によるデンチャースペース義歯を作ろうと固く決意した。

歯槽頂間線法則の呪縛からの解放

歯科補綴学を真剣に勉強した方々の多くは、天然歯が元あったであろう位置を求めたニュートラルゾーン理論への方向転換がなかなかできないようだ。大学教育でGysi氏理論の梃子の原理のあのシェー

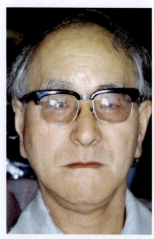

図⓲ 歯槽頂間線法則の呪縛からの解放

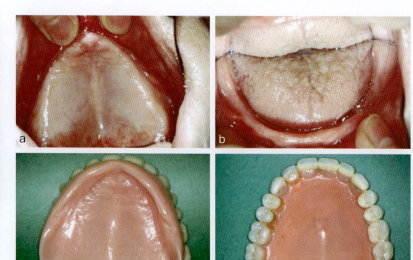

図⓳ 床から人工歯をはみ出して排列（来院時の義歯）

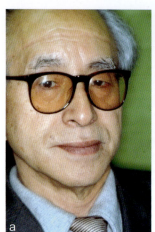

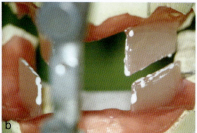

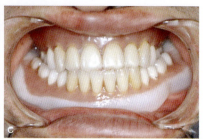

図⓴ 当時、一生懸命に作った交叉咬合義歯

マが頭の中にしっかりとインプットされているがために、咀嚼力によって義歯が転覆する力に抵抗できる辺縁封鎖による床の吸着力、本当にこのようなことが現実にできるのかという心配が先に立ち、なかなか方向転換できないでいる方々も多いが、何をか言わんや、この「呪縛からの解放」は私が通った心の変遷である（図18）。

歯科大学・歯学部29校では、いまだに歯槽頂間線で教育しており、歯科技工士学校も同様であるが、高齢社会における顎堤条件が悪くなった場合の対応として、ニュートラルゾーン理論によるデンチャースペース義歯こそがグローバルスタンダードであると確信している。

顎堤条件が上下顎のアーチの大きさに差があるために、上顎の床よりも外側に人工歯を排列する（図19）。これはどうみても転覆要因であるから、それまでの筆者は歯槽頂間線法則に則り、前歯部は審美を優先して正常咬合（アングルⅠ級）に排列し、臼歯部は交叉咬合として患者さんに使用していただいた（図20）。しかし、本項で提示した2症例でデンチャースペース義歯が成功したため、それまでの症例でとくに記憶に残っている患者さんに連絡し、「ぜひとも新しい方法で作り直させてほしい」とお願いして再製作にとりかかった。

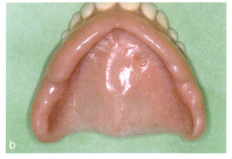
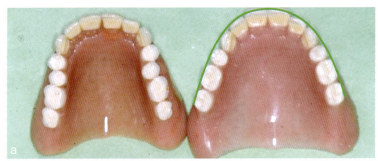

図㉑ デンチャースペース義歯の理論による義歯との差

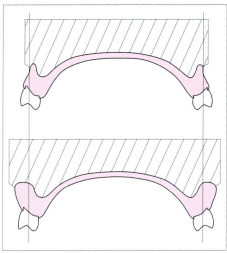

c：印象は本来の口腔前庭の幅を再現しておらず（上）、人工歯を正しい位置に排列すると研磨面の形態は不良になる。模型上の正しい口腔前庭の幅は正しい形態の研磨面をもたらす（下）（WATT&MAC GREGOR「コンプリートデンチャーの設計」，医歯薬出版，東京，1979より引用改変）

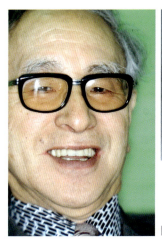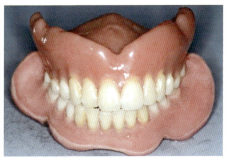

図㉒ 天然歯の元あった位置に排列された顔貌

　上顎の顎堤吸収を床で回復すべく、床の厚みをしっかりとる（図21）。そうすれば、下顎の床のほぼ中央に排列した人工歯列に対して、上顎を正常咬合で排列しても床から出るようなことはない。本症例は、20年ほど前のものである。義歯をセットして次の日の朝に来院してもらったのだが、その前日はプロゴルファーの青木　功氏がハワイアンオープン最終日の最終ホールをイーグルで逆転優勝した日であった。患者さんに「いかがですか。昨日入れた義歯のご感想は？」と聞いたところ、「昨日、優勝した青木の心境だよ」と、舌房が確保され、若いときの歯並びと口元が戻ってきた感激を表現してくれた（図22）。

3 私が考えるニュートラルゾーン理論によるデンチャースペース義歯

加藤武彦　神奈川県横浜市・加藤歯科医院

◻ 近年の顎堤吸収が強い症例では、「新しい指針が求められている」

　歯槽頂間線法則といっても、顎堤吸収の強い症例においては、歯槽頂すら見つけることが困難である。それ故、顎堤条件が悪くなった義歯の維持には周囲組織を抱き込む辺縁封鎖による吸着を利用する（図1、2）。

　そして、下顎の人工歯の排列位置は、フレンジテクニックでの舌と頰筋の筋圧中立帯に排列するテクニックを行ってきた。しかし、この位置は骨面の印象をしっかりと採って基礎床を作ったうえで、その床の利用できるほぼ中央に相当することがわかり（図3）、毎回のフレンジテクニックを行わず、下顎の床のほぼ中央に排列する。

　上下顎の対咬関係の差が強い場合には、交叉咬合、反対咬合にすると舌房が狭くなり、快適な義歯にはならない。

　辺縁封鎖と筋圧中立帯に義歯を作ることにより、咀嚼圧に耐えられる維持が求められる。Gysi氏の梃子の原理による臼歯部の排列理論は、80年前の石膏印象時代のものである。現在のシリコーンによる辺縁封鎖のしっかり採れた印象では、上顎臼歯部の排列を歯槽頂より外側に外しても転覆しない維持安定が求められる（図4）。

　目を世界に転ずれば、ニュートラルゾーン理論によるデンチャースペース義歯が主流である。世界の歯科補綴学会誌にも「Gysi歯槽頂間線法則」なる言葉はほとんど出てこないようだ。バウチャー、ワット、パウンドなど、いずれもニュートラルゾーン理論のデンチャースペース義歯を提唱し、これが常識となっている。わが国でも、阿部晴彦先生（宮城県開業）をはじめ、早川巌先生（元東京医科歯科大学大学院教授）、小林賢一先生（東京医科歯科大学歯学部附属病院）らが提唱している。

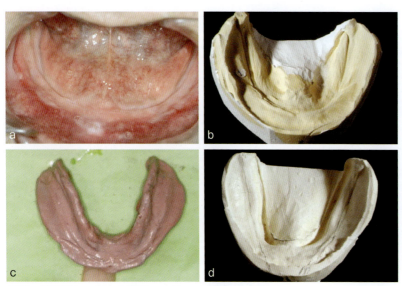

図❶　難症例といわれる顎堤は、どこが歯槽頂か判断がつかない

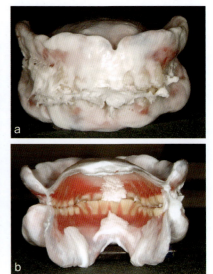

図❷　吸着が得られる義歯の形がある。デンチャースペース印象（立体）

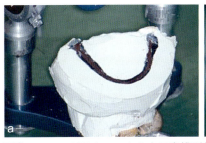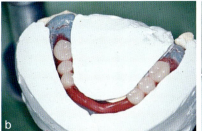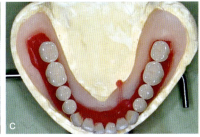

図❸　フレンジテクニックの人工歯排列位置＝利用できる床のほぼ中央

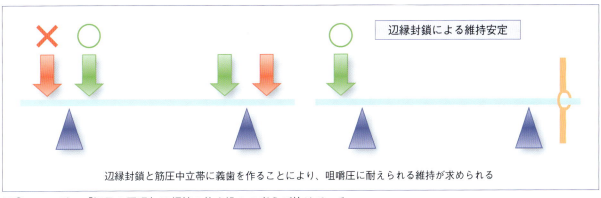

図❹　Gysi 氏の「梃子の原理」は頰筋の抱き込みの考えが抜けている

ニュートラルゾーン理論による義歯

　デンチャースペースとは、すべての歯がなくなり、歯を支えていた歯槽骨の吸収が進んでできる空間である。本来、歯があり、歯槽骨があったわけであるから、その空間にスッポリと入る形態の義歯で、その形態内に人工歯が排列されていれば、周囲組織の邪魔にならないどころか、周囲組織となじんでいるわけであるから、その義歯は維持安定がよいはずである。

　デンチャースペースという空間は、外側の頰筋と口輪筋、内側の舌の圧力が機能時にバランスのとれた、いわゆるニュートラルゾーンにあるはずである。そこに義歯を作ることができれば、顎堤条件が悪くなって顎堤粘膜との接着が頼りにならなくなった場合でも、義歯の形態そのものが維持安定に役立つという考え方である。

　本来、このニュートラルゾーン理論に則ったデンチャースペース義歯という考え方のもとになるセオリーは、天然歯の植立位置がこの周囲筋の筋圧バランスによって維持されているということである。つまり、歯がなくなり、顎骨の吸収した総義歯において、会話や嚥下など口腔周囲の生理的運動が邪魔になるどころか、反対にこれらの運動を義歯の維持安定に利用するような義歯形態を与えることにより、顎堤条件が悪くなった症例において威力を発揮するわけである。

　具体的には、先人たちはニュートラルゾーンにおける人工歯の排列位置を探し求めるため、ソフトワックスを軟化して内外の筋圧中立帯を求めたり、また、モデリングコンパウンドを用いて研磨面の形態を求めるなどして、周囲の筋圧が下顎の義歯を下顎骨に押しつけ、上顎の義歯を上顎骨に押しつけるような形態を求めてきた。

　当初は、坪根政治先生からご教授いただいたソフトワックスを利用するフレンジテクニックを用いていた。しかし、数多くの症例を経験するうちに、その人工歯の排列位置は、骨面印象をしっかり採った下顎印象で模型を作り、そのうえで仮床を作ると

その床のほぼ中央に排列すれば、ニュートラルゾーンへの排列になることがわかった。

また、床外形については、顎堤条件の悪い在宅往診などでも応用できるように、旧義歯を改造している途中で、微量な筋圧を印記できるシリコーン印象材を使用して義歯外形を決定したり、トクヤマリベースⅡ（トクヤマデンタル）などの口腔内直接リベース材を義歯研磨面まで盛り上げ、維持安定に利用できる床形態を作ってきた経験から、義歯のあるべき形態というものがわかってきた。

下顎の舌側は、研磨面を凹陥させて舌がのる形態に、頬側は頬筋下方線維が抱き込める形態を作って維持安定させている。上顎の排列位置は、顎堤吸収が強いときに従来法で排列すると舌房が狭くなる。そこで、吸収した顎堤の骨量をしっかりと補うことにより、頬筋上方線維などの周囲組織が維持安定に役立ってくれる形態を上顎義歯に与えれば、天然歯が元あった位置に人工歯を排列しても義歯の転覆は起こらず、維持安定が得られるのである。

デンチャースペース義歯の原則（表1）

表❶ デンチャースペース義歯の原則（WATT&MAC GREGOR：コンプリートデンチャーの設計．医歯薬出版より引用改変）

1. **支持（骨面の印象）**
   義歯を支える台座・咀嚼圧を負担する組織
2. **維持（辺縁封鎖）**
   義歯が外れることに対する抵抗
3. **筋平衡（ニュートラルゾーン）**
   口が動いているときに外れない
4. **咬合平衡（フルバランス）**
   噛んだときに義歯の移動をさせない

1. 支持（骨面の印象）
   - 義歯を支える台座
   - 咀嚼圧を負担する組織
   - 下顎の顎堤がフラットになったときの印象法
   - 閉口位で嚥下をさせ、舌を働かせ、舌側の印象
   - 上顎は、吸収された骨量を想定し、床の厚みをとる
2. 維持（辺縁封鎖、吸着）
   - 義歯が外れることに対する抵抗
   - 辺縁封鎖の重要性：歯槽頂を外して人工歯を排列しても、義歯の転覆を反対側の頬筋の抱き込みによる閉鎖弁で避ける
   - 上下顎の吸着のポイントは？
3. 筋平衡（ニュートラルゾーン）
   - 舌や口唇が動いているときでも義歯は動かない
   - 咬合床の厚みを考えて、床全体を天然歯が元あった位置であろうところを求める
   - それは、舌と頬筋、口唇の筋力のバランスのとれた位置である
   - スペーステスターとトクソーリベースで筋圧を表現させる
   - 人工歯の排列の原則は、天然歯が元あったであろう位置に求める
   - この位置は長年、周囲組織が邪魔でなく、なじんだ位置であるから、発音、咬合、すべての生理的運動の邪魔をしないはずである
4. 咬合平衡（上顎舌側咬頭を主咬頭とした両側性平衡咬合）
   - 噛んだときに義歯の移動をさせない
   - 咬合調整
     ①誘導タッピング、②自律タッピング、③側方運動、④前後運動、⑤自動削合

4 治療用義歯の必要性

加藤武彦　神奈川県横浜市・加藤歯科医院

◻ 顎位のリハビリテーションへの対応、審美、発音のテストデンチャー

　筆者は以前から、「痛くて噛めない」と言って患者さんが来院された場合、すぐに本義歯製作に取りかかるのではなく、まずいままで使っていた義歯を何とか噛めるようにと、義歯の改造を行っている（図1〜6）。

　多くの義歯は、床が小さく、吸着が得られていない。また、咬合高径も低く、人工歯が舌側に排列され、舌房の確保ができていない。そこで、ワックスで咬合挙上を行い、義歯を入れた状態のままの取り込み印象を行って吸着する床形態に改造し、その利用できる下顎の床の中央に人工歯の排列を変更し、ソフトライナー（ジーシー）などを使って何とか噛めるように、義歯の改造を先行させている。

　なぜ、義歯の改造というテクニックを用いるようになったかと言うと、印象採得を行い、仮床を製作し、ゴシックアーチで中心位を見つけ、これなら大丈夫と思って作った義歯が、セット時に「ポン」と別の位置で噛まれることを何回も経験し、そのような症例の特徴がおぼろげながら理解できたからである。

　来院時にいくつもの義歯を持参する患者さん、顎堤吸収が強い患者さん、また咀嚼に耐え得る義歯が入っていない患者さんなど、いまから思えば吸着が得られていない義歯で、痛くないところを探しながら食事をしている患者さんにとって、旧義歯によって強いられた顎位、いわゆるバッドハビチュアルを治療せずして本義歯を製作する無謀さが、最近になって理解できるようになった。前述のような条件が整った場合には、あらかじめ吸着が得られ、力を入れて咀嚼できる義歯を装着することにより、顎位のリハビリテーションが起こり、その人の中心位に義歯が入るようになるのである。つまり、この治療期間が総義歯難症例には必要不可欠という考え方に

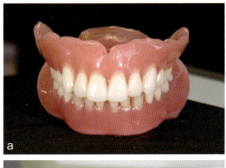
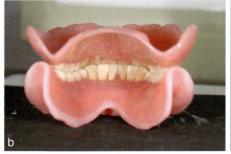
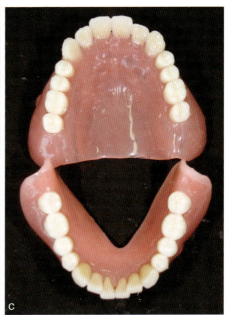

図❶　咬合採得、重合

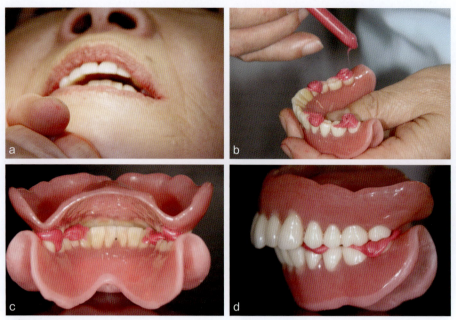

図❷　装着時、「ポン」と後ろで噛まれ、チェックバイトを採る

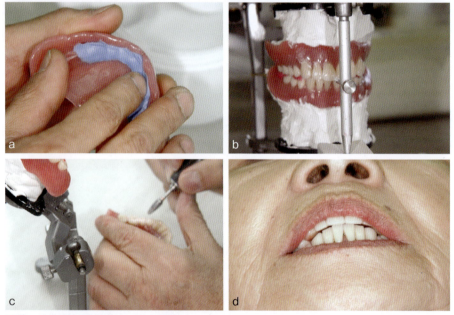

図❸　咬合器に再付着し、咬合調整

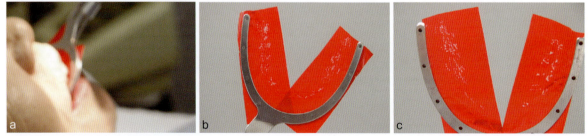

図❹　側方運動の咬合調整を行う

到達したわけである。

　当初は、患者さんが使用していた義歯を即日改造で噛めるようにすることに主眼をおいていたが、いまでは旧義歯を利用して咬合高径を挙上し、天然歯が元あった位置への人工歯の排列など、本義歯製作の前準備としての役割も果たしている。前歯の排列の審美的配慮や発音への配慮など、患者さんに使用してもらったうえでの情報提供により、細かな修

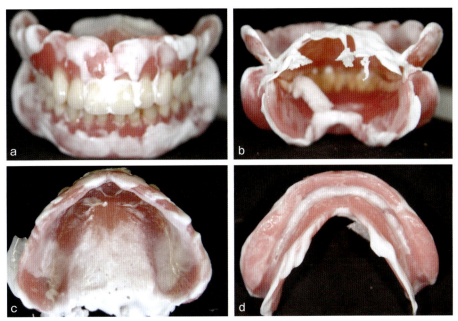

図❺ 咬合調整の済んだ義歯の粘膜面、研磨面の適合

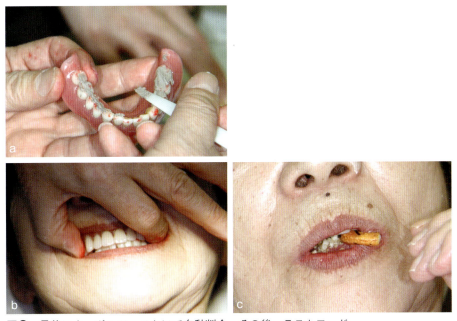

図❻ 最後にカーボンペーストにて自動削合。その後、テストフード

正等を行うことができる治療用義歯というワンランク上の考え方になった。この治療用義歯は、即時重合レジンで作り、リベース材を使って適合をさせるため、簡単に製作できる。

このようにして製作された治療用義歯を使用してもらい、顎位のリハビリテーションに対応した咬合調整を行いながら、患者固有の中心位に入ってきたとき、患者さんの顔貌は義歯を装着していることがわからないような、表情筋の回復がなされる。そうなったときにはじめて、本義歯製作のタイミングとなるわけである。

本義歯の製作法は、痛くなく噛めて審美的にも満足された治療用義歯を用い、咬合採得と印象採得を同時に行い、上下一塊として取り出す。このように、デンチャースペース印象は立体として採得するものである。その後、咬合器に付着して患者さんに使用中の旧義歯をお返しする。そのとき、歯科技工士に研磨面の情報を伝えるべく、石膏義歯を作って渡せば、いわゆる顎位と印象、そしてデンチャースペースの情報が提供できるわけである。

5 だが、歯科界の現実は……。

加藤武彦　神奈川県横浜市・加藤歯科医院

「これが本来の口元ですよね」

図1の患者さんの口腔内を診ると、上顎は右前歯部の吸収が強く、下顎はフラットである。高校球児で甲子園出場も経験され、いまでもスポーツクラブに通っている体格の立派な方である。ゴルフの趣味もあり、日頃の生活は健康そのものである。

ただ、使用中の総義歯を診ると、下顎義歯は小さく、吸着が得られておらず、上顎義歯の排列は本人の顔貌や口元から見てあまりにもそぐわないものとなっていた。筆者のテクニックとして旧義歯を改造して治療用義歯とすることが多いのであるが、この患者さんの義歯は金属床であり、陶歯を使った義歯であったため、新しく治療用義歯を作るための印象採得から始めた。

下顎は、オトガイ棘がオトガイ膨隆になっているので、舌小帯部をカットしたエイブトレー（東京歯材社）を使用して印象を採り、顎舌骨筋線、レトロモラーパッド、外斜線を含んでいることを確認した。上顎は、前歯部の骨吸収が強いため、失われた骨を床で補うという原則から厚みをもった印象採得を行った。そして、メルクマール（基準）の出た模型上にて多少大きめに咬合床を製作した。

この咬合床が吸着を得られなければならないのである。シリコーンの適合試験材にてチェックしながら、閉口した状態の嚥下位で口輪筋、頰筋と舌とのバランスのとれた咬合床の厚み、形態に削り込んでいくうちに、人工歯をどこに排列したらよいのか、自ずとわかってくる。このときに使う適合試験材には、筋圧を感知するレベルの流動性が求められる。デンチャースペース理論を具体的に臨床でどのよう

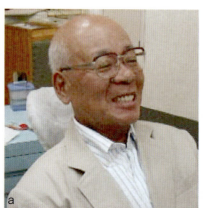
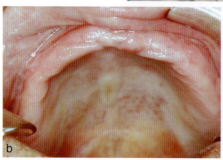
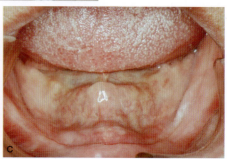

図❶　東京・羽田の機械メーカーの社長。NC工作機械を使っている立場から義歯をみると？

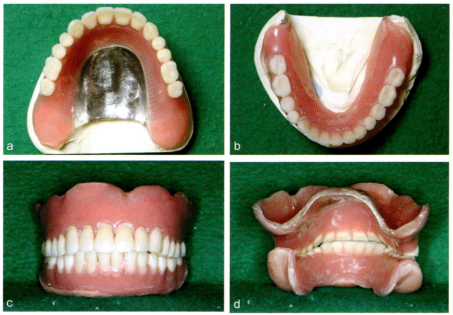

図❷　同じ患者の義歯①：上下の義歯の大きさ、咬合平面、人工歯排列、なぜこんな義歯が………

に求めるかについて、成書ではソフトワックスのテクニックが多く紹介されているが、筆者はこの流動性のよいシリコーンと最終的に使うトクヤマリベースⅡの2つの材料を上手に使いこなして床の外形を求めている。

いまでは、この方法が天然歯の元あった位置、いわゆるニュートラルゾーンを求めるには最もよい方法の1つであると確信している。こうして作られた咬合床は、辺縁封鎖によって吸着が得られる。だが、その辺縁形態は咬合位が決まらないと決定できないので、仮の咬合採得を行ったうえで、患者さんに嚥下位をとらせ、辺縁形態を求める印象を行う。次に、その吸着が得られた印象材の付いたままの仮床を用いて中心咬合位の咬合採得を行う。

レジン歯と即時重合レジンによる治療用義歯を製作し、トクヤマリベースⅡにて最終的にリベースを行って完成した。

この治療用義歯を用い、咀嚼をとおして中心位へと顎位のリハビリテーションの考え方に則り1～2週間の治療期間を設ける。いままでの噛めない義歯による悪習慣を、この機会に正常に戻すのである。そのとき、症状は粘膜面への当たりとして出てくるが、吸着を得ている義歯が装着時には上下の咬合関係として、7～4・4～7が平等に当たっていたものが、左右や前後の当たりの強さの差などによって現れる。多くの場合、下顎が後退して中心位に入っていくという経過を辿るが、このとき、患者さん個々に適した咬合高径を与えておかないと、この現象は現れない。

この場合、咬合面についた咬合紙の赤いマークを削るのではなく、咬合紙が強く抜けた部分を削合していく。それと、左右の動きに対しては適合試験材の抜けや粘膜の発赤なども参考に、下顎がどちらに動きたがっているかを推察しながら咬合調整を行うわけである。粘膜面の当たりだけを調整してしまうと、せっかく前回吸着していた義歯床の辺縁封鎖がなくなってしまう場合もある。

このようにして、痛くなく、咀嚼をとおして落ち着いた位置を、筆者はその患者さんの中心位と考え、咬合高径や水平的顎位がマッチした状態で治療用義歯を2～3週間使っていただき、審美的な問題や発音の問題など、患者さんの要望に応えながら治療用義歯の目的を達成させ、この義歯で問題ないとなったならば、印象採得と咬合採得を一緒に行い、本義歯製作に入るのである。

完成した義歯は、痛くなく食べられることはもちろんであるが、いままでの義歯と比較すると、かなり大きい義歯であるにもかかわらず、患者さんは邪魔にならないという。また、有歯顎時の写真を参考にして前歯部の排列に特徴を醸し出したり、臼歯

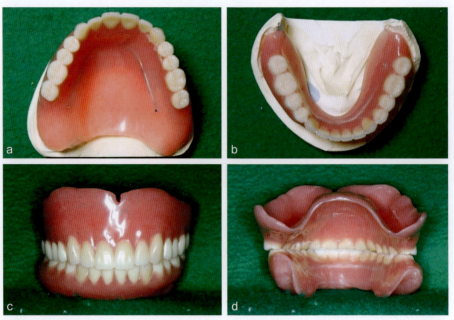

図❸ 同じ患者の義歯②：上下の義歯の大きさ、咬合平面、人工歯排列、なぜこんな義歯が………

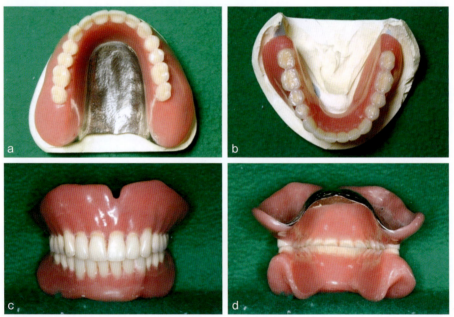

図❹ 同じ患者の義歯③：上下の義歯の大きさ、咬合平面、人工歯排列、なぜこんな義歯が………

部の人工歯排列位置を何回もシリコーンで適合させながら確認もした。

　義歯を入れたことによって、自分の顔貌、口元が戻り、そして何よりも頰と歯列の間にスペースが生まれ、患者さんが「これが本来の口元ですよね」と言った。そして、患者さんに「歯科には義歯製作のメルクマールはないのですか？」と言われ、ズキンと心が痛んだ（図2～6）。

「歯科には義歯製作の基準がないのですか？」

　患者さんは、実は東京の大田区羽田でNC工作機械を使って精密な工業製品を製作されている会社の社長さんであり、新義歯が装着された後、いままで作った5組の義歯を持参した。その5組の義歯は、それぞれが違う歯科医院で製作されたものである。ましてや金属床などの自費診療が3組もあり、「全

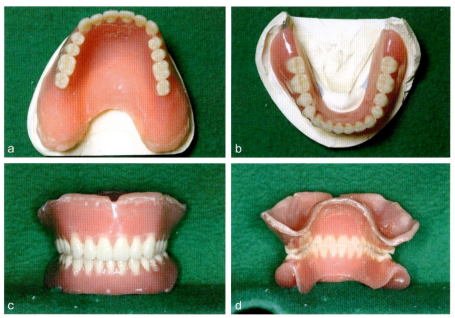

図❺　同じ患者の義歯④：上下の義歯の大きさ、咬合平面、人工歯排列、なぜこんな義歯が………

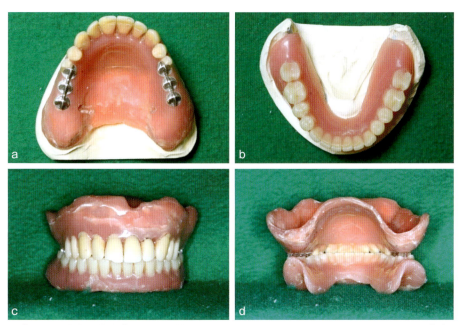

図❻　同じ患者の義歯⑤：上下の義歯の大きさ、咬合平面、人工歯排列、なぜこんな義歯が………

　部合わせると車、それもよい車が1台買えるぐらいかかっていますよ」と言っておられた。この5組の義歯は、排列のアーチが大きかったり、小さかったり、また上下の義歯の大きさがアンバランス等々、「本当に同じ人の顎堤に対して作られた義歯なのかな？」と思えるほどの基準のなさであった。しかし、これが日本の歯科界の現状だと思わざるを得ない。

　顎堤条件の悪くなった症例において、筆者は歯槽頂間線法則の問題を提起してきたが、この5組の義歯を見るに、患者さんが言われるように、印象のときの基準、前歯部排列の基準、臼歯部人工歯の排列基準や咬合平面の基準、上下顎の床の大きさの基準などが見当たらず、何を基準に作ったのか歯科界としての説明がつかない。筆者は本当に素直に、歯科界を代表して「ごめんなさいね」という気持ちを表したのである。

　世界に冠たる工業立国日本の精密機械を得意としている人から見たら、歯科医師に言われるとおり

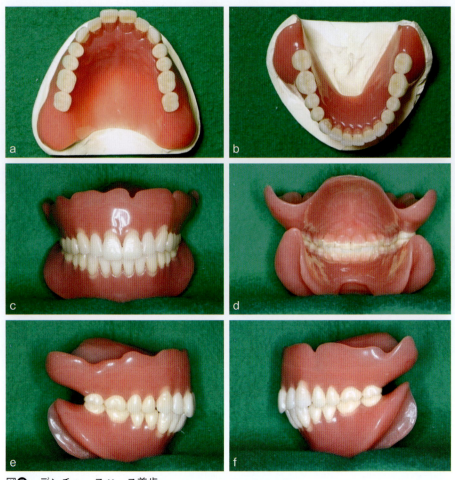

図❼　デンチャースペース義歯

表❶　歯科からの答え「基準はあります」。咬合平面、天然歯の元あった位置

1. **床外形**
   デンチャーマージン
2. **咬合平面**
   カンペル氏平面に平行
3. **前歯人工歯の排列位置**
   天然歯があったときの位置、写真参考
4. **臼歯人工歯の排列位置**
   天然歯の元あった位置＝パウンドライン＝利用できる床の中央

　の費用を出し、本当に自分に合ったよく嚙める義歯ができるのかと、よく我慢をされて5軒もの歯科医院を回ったと思う。製作したのは歯科技工士、印象を採って咬合採得、試適、セットをしたのは歯科医師であろう。大学の歯科補綴学で学んだとおりに行ったのだろうと思う。しかし、最近多くみられるように顎堤条件が悪くなってくると、旧来の歯槽頂間線法則では対応できず、臨床現場では混乱が起きているのである。この5組の義歯のアンバランスが、そのことを如実に現していると思う（**図7、表1**）。

　歯科技工士教育をされている先生方、歯科医師に総義歯学を教育されている先生方には、この現実を見ていただき、歯科大学・歯学部における臨床実習に力を入れ、社会が求めている顎堤条件が悪い人でも嚙める義歯ができるように、教育の再考をお願いしたいと思っている。

6 難症例への対応

加藤武彦　神奈川県横浜市・加藤歯科医院

難症例こそ、腕のみせどころ

　筆者が経験した患者さんのなかでは、横綱級という思いがある。上顎の吸収が強く、上顎結節部をホールドする部分が非常に少なく、前歯部では鼻棘まで触診でき、薄い形のフラビーガムもあった。また、下顎はフラットでありながら、顎舌骨筋の反発が非常に強く、舌下部への義歯床縁の延長がスムーズに行えそうになかった。おまけに舌小帯の付着部位が骨膨隆になっていた（**図1**）。

　使用中の義歯は、上顎前歯部が突出して口腔内に安定して収まっていなかった。また、下顎は舌側のフレンジが少しもなく、真っ平らな形態であった。

　新義歯を製作するにあたり、まず、上顎が口唇と頬の筋圧で口腔内に収まるような形態を与えなければならないと考えた。また、開口すると舌下部の緊張が強く、フレンジの形成を行っても、どれだけ床縁を延ばせるかが問題となった。さらに、旧義歯での咬合を診ると、上顎と下顎が噛み合わなければ口腔内に適合しているのだが、吸着の悪い義歯が噛み合うことによって前方へ突出しているため、まず上下顎が最低限一横指半あるいは二横指開いても浮き上がらない吸着をもたせなければならないと考えた。条件のよい場合のように、"クチュン"と音を立てて吸着することは望めないが、皮質骨の鋭利な部分をリリーフしたうえで、下顎はソフリライナータフ（軟性裏装材：トクヤマデンタル）の使用を計画した。

　通法に従って、下顎の外斜線を基準にした、上顎結節への厚み幅を考えて印象を行い、実際に仮床製作の段階で適合試験材を使って何度チェックしても、下顎に対して上顎の仮床が我々が考える大きさの基準よりもかなり小さくしなければならないのが現状であった。次に、下顎のスナップ印象である（**図2**）。通法に従って固練りのアルギン酸を注入器で舌側に入れ、エイブトレー（東京歯材社）で印象するのであるが、舌側を嚥下位のときに持ち上げるために義歯製作に必要な印象が採れず、患者さんの緊張緩和（リラクゼーション）を求めてやっと印象が採れた。

　オストロン（ジーシー）による仮床も舌側の厚みを延ばし、何度も適合試験材を使って、その深さをチェックし、吸着が得られる範囲での深さまで調整せざるを得なかった（**図3、4**）。このような経過から**図5**を見ていただければわかるように、下顎は原則として利用できる床の真ん中に排列し、上顎は歯槽頂から床縁への幅が極端に広く、言い換えればオール歯槽頂には乗っていない人工歯排列を行った。このように顎堤条件が悪く、上顎を歯槽頂から外さなければならない排列のとき、上顎結節がしっ

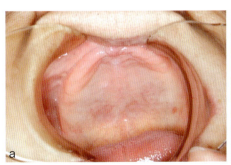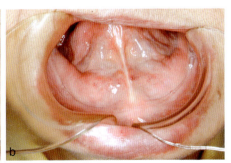

図❶　このような顎堤条件の方でも治療方針は同じ

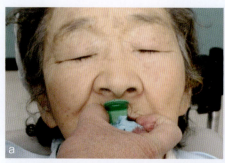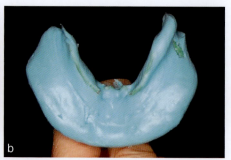

図❷ 顎舌骨筋の緊張が強く、舌側の印象が採りにくい

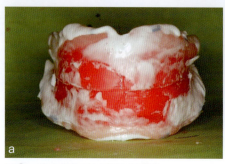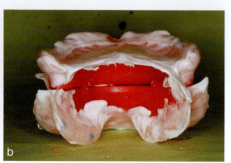

図❸ 咬合採得時に吸着の確認

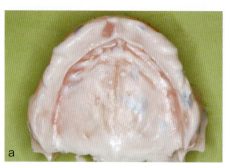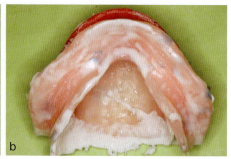

図❹ デンチャースペース印象

かりあれば、その周囲の頬筋上方線維で義歯を抱き込んで維持安定に期待がもてる。

しかし、本症例の場合は上顎結節の豊隆も少なく、前歯部がフラットでフラビーガムがあり、このような条件下では自信をもって患者さんに「噛める義歯、若いときのような審美的に満足が得られる義歯を作ります」とは言い切れなかった。ただ、「私の技術をフルに活用するので、1つのチャレンジをさせてください」との話し合いから義歯製作に入ったわけである。通法に従い、咬合採得時においても適合試験材で微妙な重合収縮を修正し、試適時にもデンチャースペースをみつけるべく、細かくチェックしながら、最終のデンチャースペース印象を行った。重合においては、イボカップシステムで精密重合を行い、下顎は間接法にてシリコーンによる裏装を行った（図6）。

装着後も下顎舌側の深さに対して2～3度の調整を強いられたが（図7、8）、以後は咀嚼能率判定表に書かれているように、調整に来るたびに何々が食べられたと、本当に能弁に話してくれた（図9、10）。野菜に関しては、すべて温野菜にして、「生の食感を味わっていなかった」とレタスを食べられ

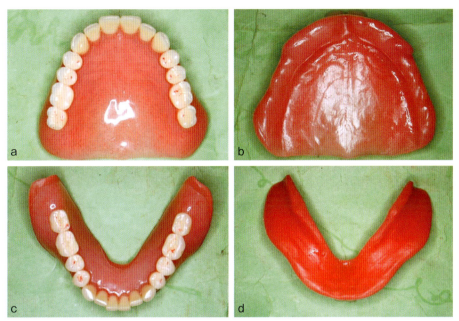

図❺　完成義歯、下顎はシリコーン義歯

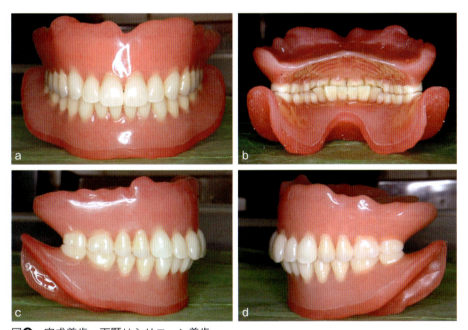

図❻　完成義歯、下顎はシリコーン義歯

た喜び、またレンコンを音をたてて食べられた喜びなど、今までいかに食事で苦労されていたかが垣間見えた。

　また、治療中は寡黙で必要以上のことをお話にならない方だと思っていたが、こんなにも能弁な方だとは思いもしなかった。今までの歯科医院の対応に関する話や、適合不良の義歯のために人間関係の構築にどれだけの障害があったかなど、その能弁ぶりは話すことへの安心感がそうさせたのかもしれない。筆者も総義歯の患者さんを多く診ているが、これほど喜んでくれた患者さんとは近年では稀な出会いとなった。

6．難症例への対応

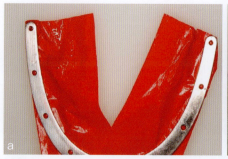
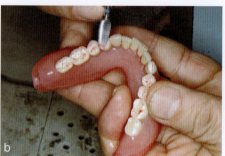

図❼ 咬合調整

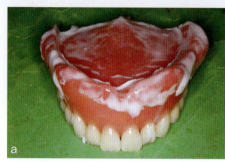
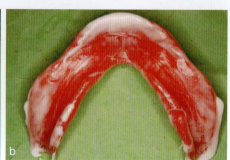

図❽ 粘膜面の適合状態

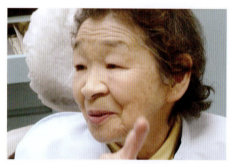

図❾ 噛めないときの苦痛を訴え、何が食べられたと話してくれた

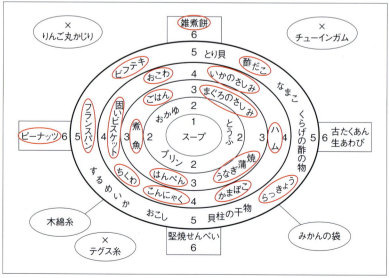

図❿ 咀嚼能率判定表

【参考文献】

1）河邊清治：臨床総義歯学．永末書店，京都，1972．
2）河邊清治：河邊総義歯の臨床．医歯薬出版，東京，1991．
3）WATT & MAC GREGOR 著，小林義典，田中 武，鳥居建吾 共訳：コンプリートデンチャーの設計．医歯薬出版，東京，1976．
4）J C Hickey，G A Zard，C L Bolender 著，田中久敏，松本直之 監訳：バウチャー 無歯顎患者の補綴治療．医歯薬出版，東京，1988．
5）Beresin & Schiesser 著，柳田尚三，小林義典，鳥居建吾 訳：ニュートラルゾーン総義歯学―その理論と実際―．医歯薬出版，東京，1990．
6）豊田静夫，守川雅男：コンプリートデンチャー その考え方と臨床．クインテッセンス出版，東京，1994．
7）坪根政治，豊田静夫：総義歯臨床形態学．医歯薬出版，東京，1986．
8）阿部晴彦：図説 総義歯の臨床テクニック．書林，東京，1976．
9）早川 巌：コンプリートデンチャーの理論と実際―総義歯をイメージする―．クインテッセンス出版，東京，1995．
10）河邊清治，他：総義歯の真髄．クインテッセンス出版，東京，2001．
11）小林賢一：総義歯臨床の押さえどころ．医歯薬出版，東京，2001．
12）早川 巌：義歯の研磨面形態―デンチャーカントゥアをイメージする―．クインテッセンス出版，東京，1991．
13）村岡 博：カラーアトラス コンプリートデンチャーの製作―デンタティブデンチャーを使った実践総義歯学―．クインテッセンス出版，東京，1988．
14）村岡秀明：村岡秀明の総義歯臨床図鑑．デンタルダイヤモンド社，東京，2002．
15）J Schreinemakers 著，津留宏道 監訳：シュライネマーカースのシステマティックコンプリートデンチャー．クインテッセンス出版，東京，1980．
16）津留宏道，佐藤隆志：アトラス コンプリートデンチャー・コンストラクション．クインテッセンス出版，東京，1982．
17）矢崎秀昭：矢崎正方の総義歯に学ぶ―咀嚼運動理論・咬座印象・無口蓋義歯―．医歯薬出版，東京，1995．
18）岡崎卓司 編著：義歯のメインテナンス―新しいリライニングのすべて―．砂書房，東京，1998．
19）Gino Passamonti：パサモンティーの総義歯アトラス．クインテッセンス出版，東京，1981．
20）Bernard Levin 著，長尾正憲 監訳：コンプリートデンチャーの印象．クインテッセンス出版，東京，1986．
21）石川達也，内田安信 他監修，平沼謙治，奥野善彦，他：アドバンスシリーズ3―欠損歯列・無歯顎の診断と治療―．医歯薬出版，東京，1995．
22）横田 亨：ヨコタデンチャーシステム．クインテッセンス出版，東京，1998．
23）Peter E Dawson 著，丸山剛郎 監訳，川村貞行 訳：オクルージョンの臨床．医歯薬出版，東京，1993．
24）上條雍彦：図説 口腔解剖学1（骨学）．アナトーム社，東京，1965．
25）上條雍彦：図説 口腔解剖学2（筋学）．アナトーム社，東京，1966．
26）片山恒夫：開業歯科医の想い―片山恒夫論文集―豊歯会刊行部，大阪，1983．
27）片山恒夫：開業歯科医の想いⅡ―片山恒夫セミナー・スライド写真集―豊歯会刊行部，大阪，1999．
28）鈴木 尚：骨は語る 徳川将軍・大名家の人びと．東京大学出版会，東京，1985．
29）岡崎好秀：おもしろ歯学・謎解き唾液学．歯医者さんの待合室，2（1～4，12），歯科衛生士，25（1～26）．
30）総義歯の臨床．歯界展望 別冊．医歯薬出版，東京，1984．
31）山本爲之：良く噛める総義歯．永末書店，京都，1993．
32）矢崎正方：矢崎補綴学叢書 第三編 総義歯学．而至化学工業，東京，1958．
33）加藤武彦：治療用義歯を応用した総義歯の臨床．医歯薬出版，東京，2002．
34）加藤武彦，黒岩恭子，田中五郎：食べられる口づくり 口腔ケア＆義歯．医歯薬出版，東京，2007．

第 II 章

機能にマッチした総義歯づくりとその理論

1 機能する総義歯づくりの決め手とは

三木逸郎　兵庫県姫路市・三木歯科医院

　総義歯に苦労している患者さんが、過去に作られたいくつかの総義歯を見せてくれた。同じ人の口腔なのに、作り手が違うと、どうして義歯の形も違うのだろうか（図1）。

　それは、作り手側に総義歯の基本形態のイメージと、各工程における基準がないからであろう。

　頭蓋骨の中の口腔（デンチャースペース）に、総義歯をどう収めるか、正中線と咬合平面を意識して立体的な視点で総義歯を観ていくと理解しやすい（図2）。機能と形態は表裏一体である。機能の問題から義歯の不備を、義歯の不備からどんな機能障害を引き起こしているかを推察すると、総義歯づくりは面白い。

　たとえば、姿勢や頭位の傾き、安静時の顔貌、会話や笑ったときの表情、咀嚼サイクルや嚥下の仕方などの機能面を思い描くと、総義歯の咬合（高径・平面）と人工歯排列位置や形態の問題点がみえてくる。

　逆に、総義歯の咬合面の咬耗状態と人工歯排列位置や義歯の傾きなどを観察すれば、下顎を突き出したり、横にずらしたり、苦労しながら摂食している情景なども推察できる。

　下顎位の初期設定に問題があると、義歯形態はいびつな形になり、機能にも影響を及ぼす。

　歯槽頂間線法則は、噛んだときの横揺れ防止と力学的安定を重視したもので、優形な歯槽堤が存在した頃の筋圧中立帯の理論であり、どこが歯槽頂かも判読できないほど顎堤吸収が強い症例には、その考え方ではもはや通用しない。

　義歯床を取り巻く舌と周囲粘膜、正中線と水平面の咬合バランスが、機能する総義歯づくりの成否を決めるように思う[1]。

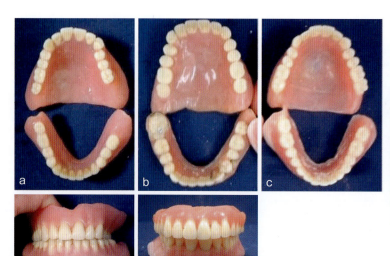

図❶　同じ患者の総義歯。a、d：交叉排列。b、c：上顎を基準に下顎を排列した義歯。e：アーチが異なる上顎義歯の重ね合わせ

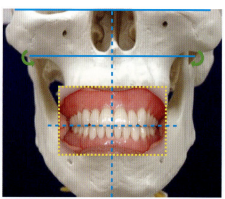

図❷　頭蓋の中の"口腔"

2 初診時に患者の信頼を得るには

三木逸郎　兵庫県姫路市・三木歯科医院

　いきなり印象を採って新義歯作製に着手するのではなく、現在使用中の義歯のどこに問題があるのかを把握することが先決である。日常生活におけるその人の姿勢や頭位、顔貌から義歯の問題点を予測する。また、咬合の問題が表情の不自然さ、会話や食事などの機能面に問題を起こしていることが多く、身体の一器官としての口腔、とくに下顎位の問題を読み取るように心掛けている。

問題点の把握
（主訴と診査の関連づけ）

　使用中の義歯の不満と主訴をよく聞き、口腔内外の診査と関連付けて考える。痛みの原因が粘膜面なのか咬合なのかの診断がつかぬまま、闇雲に痛みのある部分を削除し、咬合紙で印記された当たりを削り、粘膜調整材を張り替えても根本的な解決には繋がらないことが多い。

1．顔貌からの情報（顔貌と咬合の関係）

　噛むことばかりに目を向けず、日常生活時の会話や安静時の表情を観察すると、義歯の不備がみえてくる[2]。

　上下口唇の厚みからは咬合高径の適否がわかり、口角の左右の歪みや鼻唇溝の深さからは水平的な咬合平面のズレがわかる。会話時の口唇の接触度合い、舌足らずな発語、また唾液を嚥下するときのオトガイ部の過緊張がみられる場合には、咬合高径や人工歯排列位置が舌運動を邪魔している可能性がある。このように不安定な義歯を装着していると、安定させようと口腔周囲に無駄な力がかかるため不自然な表情になる（図1）。

　また、唾液嚥下、吸啜、水飲みテスト、フードテストをすることにより、舌房と高径、人工歯排列位置など、機能と義歯の関係が読める（図2）。

　閉口路や下顎の可動域を観察し、咬筋深部や外側翼突筋、側頭筋後部筋束、顎二腹筋後腹などに圧痛点があると、下顎位の偏位を診断でき、どちらが低位かもわかる（図3、4）[3]。

2．口腔からの情報

　まず、義歯を入れずに口腔内写真を撮影しておく。このとき、舌の安静位の上下顎の対向関係を写して

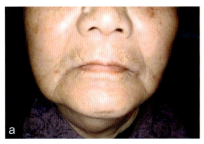
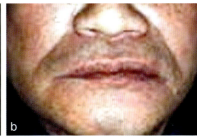

図❶　顔貌からの情報。a：口唇の厚みと垂直的顎位、上口唇が薄い低位な高径。b：鼻唇溝の深さと水平的顎位、低位側（左側）の溝が深くなり、下口唇も偏位

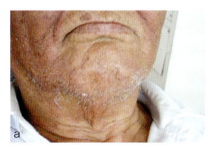
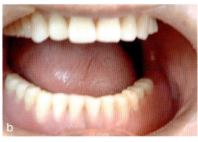

図❷　義歯が原因の機能障害。a：低位によるオトガイ部の過緊張と仰向け嚥下。b：舌運動を阻害する人工歯の排列位置

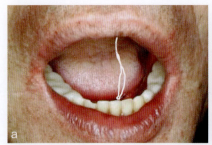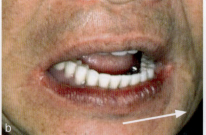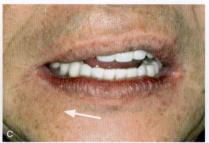

図❸　顎機能検査。a：左側へシフトする咀嚼サイクル。b、c：偏位（低位）側から始動

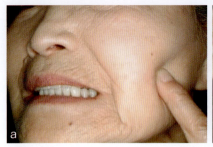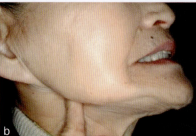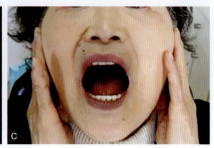

図❹　筋の圧痛点と咬合診査。a：偏位（低位）側の咬筋深部に圧痛。b：平衡側の顎二腹筋後腹の圧痛。c：開閉運動時の顎関節の触診

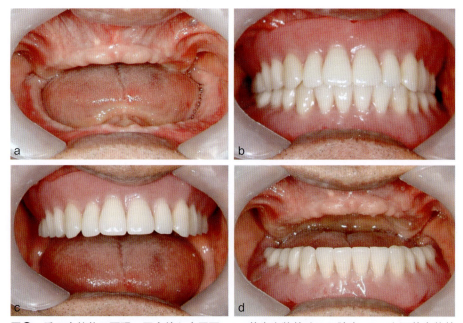

図❺　舌の安静位の再現、正中線と水平面。a：義歯未装着時の口腔内。b：上下義歯装着時の正面観。c：上顎義歯装着時の正面観。d：下顎義歯装着時の正面観

おき、後日、咬合器にマウントした模型と比較すると、顎位が顆頭位に咬合採得できているか否かの診断がつく。また、上下顎義歯を片方ずつ入れて安静位で観ると、咬合平面の適否が診査できる（図5）。

再度、義歯を入れながら、床縁に沿って筋の付着部や粘膜の緊張度（たるみや反発力）を診査する。そのうえで、床外形・研磨面の過不足から改造部をイメージする（図6、7）。

また、ロールワッテやワックスを咬ませて垂直的顎位を、舌圧子を小臼歯で咬ませて水平的顎位を簡易補正すると、咬合の改造点がみえてくる（図8）。

軟性裏装材を安易に使用すると、咬合のエラーが正しく補正されず、邪道だと考えて以前はあえて使用しなかった。しかし、最近は口腔内乾燥がひど

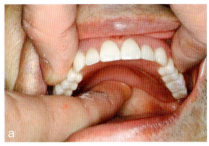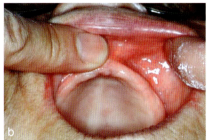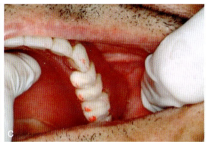

図❻ 旧義歯からの情報（上顎）／床外形・研磨面の適否のチェック。a：鉤切痕、アーライン、後縁部の封鎖性。b：リップサポートと唇側フレンジ、上唇小帯部の動き、切歯乳頭の位置、フラビーガムの触診。c：バッカルスペースと床縁の幅と筋突起の当たり、頬小帯の抜け

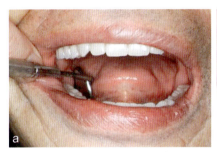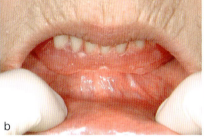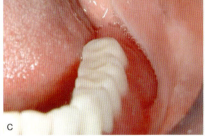

図❼ 旧義歯からの情報（下顎）／床外形の適否のチェック。a：顎舌骨筋の反発力と床縁（長さ・幅）。b：下口唇を水平に牽引し、オトガイ筋・下唇下制筋・口輪筋と前歯部床縁と人工歯の排列位置を診査。c：臼後隆起・舌側縁・頬筋による後縁封鎖性、翼突下顎ヒダ、外斜線、咬筋切痕を診査

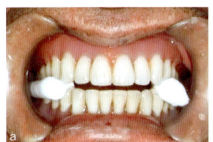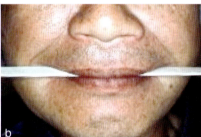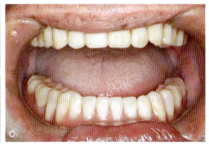

図❽ 下顎位の診査。a：垂直的顎位と挙上量の診査。b：舌圧子を咬ませて水平的顎位の診査。c：舌背の高さと咬合面の高さ

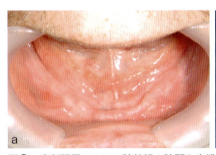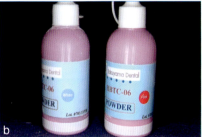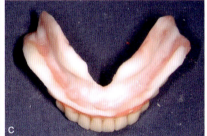

図❾ 多剤服用による口腔乾燥や脆弱な歯槽粘膜への粘弾性の床裏装材による緩和ケア。とりあえず痛くなく食べられるように

く、手指で触診するだけでも痛がったり、咬合圧に耐えられない脆弱な歯槽粘膜をもつ高齢者が多くなった。これらは難症例と言える。そのような歯槽粘膜でも、まずは食事ができるようにしなければならないので、受圧条件に合わせて軟性裏装材を選択して使用したり、粘膜ブラシで強化されるのを「待つ」ことも大切だと考えるようになった。白いティッシュケアを使用すれば、経時的な粘膜適合試験が可能になる（図9、10）。

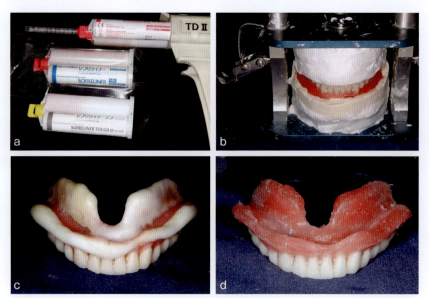

図⓿ 受圧粘膜の条件と材料の選択。a：ソフリライナー。b：均一に加圧（間接法）。c：ティッシュケア。d：ソフリライナー（タフ）

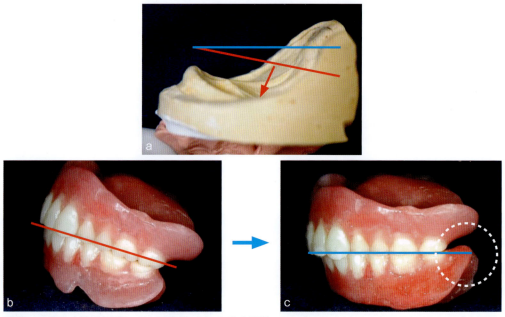

図⓫ 下顎位の設定不備による骨吸収（a）と義歯形態（b、c）

表❶ 製作過程で失敗しやすい因子

1. 義歯床が不安定（辺縁封鎖と機能解剖）
   - 筋圧中立帯を無視した床縁形態
   - 舌運動を阻害する人工歯排列
2. 咬合の初期設定が不良（下顎位と床の安定）
   - 高径が低い（咀嚼筋が働かない）
   - 平面が後下がり（下顎前突位になる）
   - 水平的顎位の設定エラー
3. 筋肉感覚に騙された咬合採得・咬合調整

3．模型からの情報（咬合の変遷）

　歯槽骨の吸収形態により、旧義歯が顎堤にどのような方向から負荷していたかを推測できる。多くは咬合高径不足、後ろ下がりの咬合平面、臼後隆起を覆わない床縁等、咬合平面設定時の不備が歯槽骨の吸収を招くと考えられる（**表1**）。

　下顎位を補正していくと、下顎の臼後隆起の封鎖が可能になり、一段と吸着力がアップし、義歯形態もゴールに近づく。これにより、さらなる骨吸収を防ぐことに繋がる（**図11**）。

3 機能にマッチした形態をイメージする

三木逸郎　兵庫県姫路市・三木歯科医院

総義歯学から歯科医学を考える

　歯科医学の基本は、頭頸部の筋肉を働かせる咬合高径、骨格パターンに合わせた咬合平面、口腔周囲粘膜の筋圧中立帯で維持された歯列弓にあると考える[4]。総義歯治療においては、筋肉も顎関節も無理なく働ける適正な咬合設定と筋圧中立帯の中央に人工歯を排列して、床を安定させることにある（図1）

　武田幹直先生（徳島県開業）と広島県のST（言語聴覚士）である平 健蔵さんが、筆者の診療室を見学されたときの会話である。

　「総義歯の形がきれいですね」と平ST。
　「機能するものは美しい！」と筆者。

　下顎が前突し、ジスキネジアのある患者さんの義歯が維持し、顎位が変わり引き締まった顔貌と若返った口元のビフォー・アフターのスライドと動画を見て、いつもは辛口な武田先生が、
　「これは美容整形じゃないですか！」と。

　多くの総義歯患者は、多かれ少なかれ顎変形症や顎関節症などの顎機能異常を随伴している。顎変形症を外科手術を行って治しているのと同じように、総義歯治療ではワックスとレジンを使って大胆に、しかも即日再建を行っている。

　また、歯列や咬合の不整をワイヤーで矯正治療しているのと同じように、総義歯治療では手で咬合高径や平面を変え、人工歯置換を行っていると考えれば面白い。さらに、有歯顎での顎関節症をスタビライゼーションスプリント療法で改善させるのと同じように、総義歯治療では下顎臼歯部咬合面にフラットテーブルで下顎位を誘導していると考えられる。ただ、総義歯治療では、床下粘膜が沈下することと、1ヵ所でも早期接触があると床全体が動くの

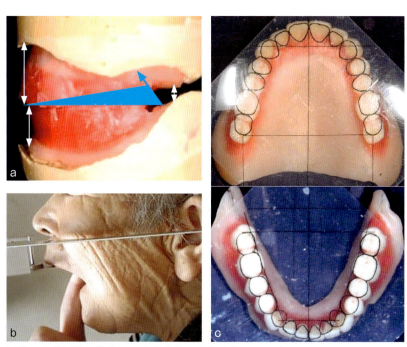

図❶　歯科医学の基本は、咬合高径、咬合平面、アイデアルアーチ

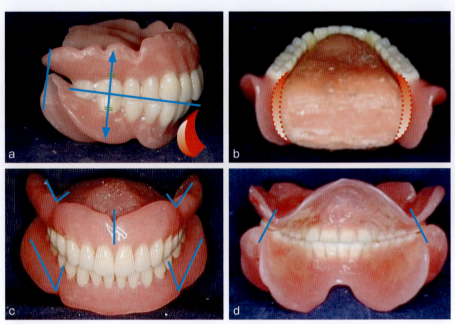

図❷　正常機能における総義歯の基本形態。a：咬合平面は上下の中央に位置。b：顎舌骨筋線を越えて舌側凹面棚の形成。c：上唇小帯はⅠ字型、頬小帯はⅤ字型に。d：ハミュラーノッチとレトロモラーパッドを結ぶ線が"ハ"の字になる

で難しい。しかし、総義歯づくりでは高径や平面を足したり引いたりしても、生体を傷つけないでやり直しがきくので気楽にできる。

「形から入る」

口腔機能が正常であれば、総義歯には咬合平衡と筋平衡のバランスがとれた、ある一定の基本形態があり、骨格パターンが正常咬合であれば、咬合平面の上下的位置付けはほぼ中央にあり、上下の床の後縁はほぼ一致する。

周囲粘膜で覆われた総義歯の床縁は丸い厚みのある形態になる。ただし、上顎後縁部や下顎臼後隆起部は粘膜ヒダがないために、シャープな辺縁になる。

上唇小帯部は上下的に動かされるため、Ⅰ字形に表現される。頬小帯部は口輪筋が作用すると前方に、頬筋が作用すると後方へ移動するが、活動量は頬筋のほうが大きいために遠心側に長いⅤ字形になる。舌側凹面棚形成には、顎舌骨筋線を越えた舌側床縁の延長が必要である。鉤切痕（ハミュラーノッチ）と臼後隆起（レトロモラーパッド）を結ぶ線がカタカナの"ハ"の字に対称であれば、適正顎位の診断がつく（図2）。

また、上顎の総義歯の床外形は筋の付着部を越えることがないので、外周の形態は左右対称になるが、下顎の総義歯は筋の付着部を越えて辺縁封鎖を求めるので、筋力に左右差があると厳密には対称形にならない（図3）[5]。

このように、正常機能における総義歯の基本形態がイメージできるようになると、その形態を観るだけで問題点と改造すべき点が即座に判読できるようになる。

咬合関係の初期設定が不適切だと、受動的に動く筋肉や顎関節は不自然になり、発語や嚥下にも影響する。これは、歯科医学のすべてに共通することである（図4）[6]。

咬合高径と正中と水平バランスがとれてはじめて、デンチャースペース義歯が形成される。咬合平衡が筋平衡に繋がり、義歯形態が決定されるのである。

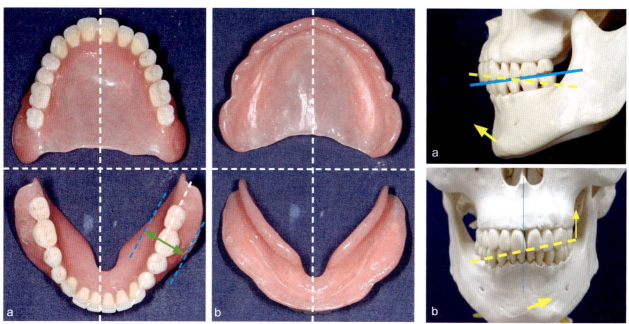

図❸　外周はほぼ左右対称形。a：筋圧中立帯の中央に排列。b：粘膜圧により床縁は変化

図❹　下顎位の設定エラーが、筋・顎関節・歯槽粘膜・歯槽骨に影響を及ぼす。a：前後的エラー。b：水平的エラー

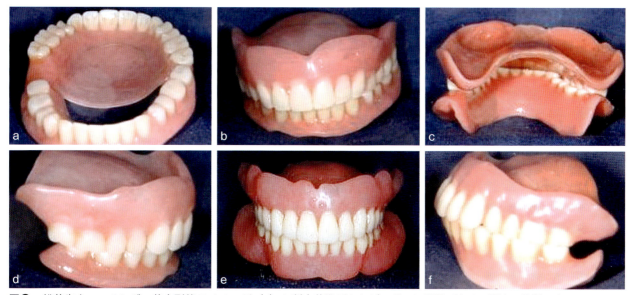

図❺　総義歯ウォッチング。基本形態のイメージ（e）と判定基準があれば、どこに問題があるか即座に診断できる

総義歯ウォッチング
どうしてこんな義歯ができたの？

　最近来院される患者さんの総義歯を観ると、歯槽頂上排列で交叉咬合排列の"前円後方墳"型の総義歯は少なくなったが、頬舌的に骨吸収した上顎を優先し、それに下顎を合わせて排列した、機能に優しくない"押し付け義歯"が見受けられる（図5）。

　咬合高径によって粘膜圧が変わるので、頬側バルジ（床縁の長さと厚み）は変化する。高いと薄くなり、低いと厚く広がるので、床縁形態から高径の左右差や水平的顎位の診断ができる（図6、表1）

3．機能にマッチした形態をイメージする　47

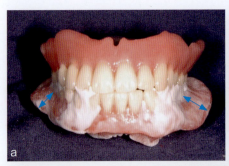
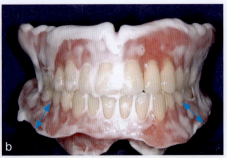

高径が変わると粘膜圧も変わる
↓
咬合平衡と筋平衡
＝
咬合高径と
床縁形態の関係

図❻　咬合高径と床縁形態。咬合高径の変化で頬側 barge boad（舷）の形態は変化する。a：高径が低いと床縁は水平的に長く厚い。b：高径が高くなると（粘膜圧が変わり）床縁が短く薄くなる

表❶　総義歯の床縁形態から読めること

1．**咬合の設定と義歯形態**
・高径が低いとバルジ（臼歯部頬側）は厚く、長くなる
・高径が高いとバルジは薄く、短くなる
・バルジに左右差があると水平的顎位のズレを疑う
・低位側はバルジが長くなる
2．**機能と義歯形態**
・口腔機能が低下すると、辺縁封鎖を図るには厚く、長くしないと閉鎖弁が破綻する
・反対に筋力が回復すると、薄く、短くなる

　たとえば、頭位が右に傾いた人の頭蓋骨と口腔の関係を連想すれば理解できる。このような人は右側優位の嚙み癖があることが多く、前頸筋の収縮力にも左右差があり、咬合面の摩耗度にも影響が出る（**図7**）。右の閉口筋が強く収縮すれば、床縁の長さと研磨面の厚みは異なり、義歯は右に傾く。水平的顎位を補正して、両側で嚙めるようにすれば、義歯も起きてくる（**図8**）。
　頭位の傾きと義歯の傾きが逆になった場合、咬合滑面上で走が起こって総義歯全体が動きまわり、咬合補正をしない限り、義歯治療は終わらない。舌背の高さや舌の傾きも咬合高径や平面の設定不備と関係がある（**図9**）。

原因はどこに？

　天然歯が元々生えていたと思われるバッカルスペースを確保した模型を提供しても、床縁形態はどの症例も一様に薄くして、上顎歯槽頂を指標に人工歯を排列し、それに合わせて下顎臼歯の排列を行ってしまうと、上下歯槽に大きな差があるほど、舌房が狭くなり、うまくいかなくなる。
　骨の吸収量が大きいほど、義歯床縁の幅を厚くしないと辺縁封鎖が得られない。人工歯排列を行う基盤となる印象の幅が採れていないと、アーチの狭い排列しかできず、舌の動きが制限され、床の維持

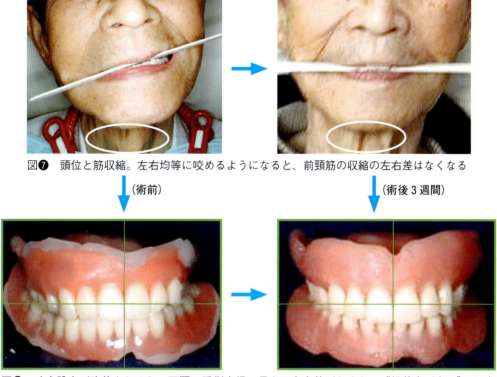

図❼　頭位と筋収縮。左右均等に咬めるようになると、前頸筋の収縮の左右差はなくなる

（術前）　　　　　　　　　　　　　　　（術後3週間）

図❽　咬合設定が改善されると、下顎の舌側床縁の長さに左右差がなくなり"総義歯が立つ"。正中と垂直的・水平的顎位が設定されてはじめて、デンチャースペース義歯が形成される

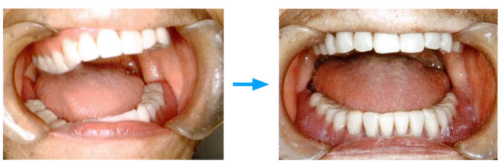

図❾　咬合設定の改善と機能回復。図20（術前）の口腔内が下顎位の是正で舌・顎運動が正常に近づく

も悪くなる。

　天然歯が元々生えていた位置に排列するには、ランドマークの切歯乳頭から8mm前後の唇側フレンジの採れた印象模型が必要になる。吸収量の大小にかかわらず、失われた歯槽骨を床縁の厚みで補えば、外周は相似形になる（図10）。

　難しい下顎を優先して、それに合わせて上顎臼歯部を排列するほうが、食塊移送に必要な舌運動を邪魔しない機能的な総義歯になる。たとえ上顎を先に排列しても、下顎の咬合堤の中央線に上顎の支持咬頭がくるように排列すれば、結果はそう違わない。

優形な上顎歯槽堤では、歯槽頂間線"法則"で排列できるが、骨吸収が大きく平坦な歯槽堤になると、バッカルスペースの幅を十分に確保する必要がある。それにより天然歯が元々あった位置に排列が可能となり、舌房が確保される（図11）。

義歯を観察すればその人の元気度がわかる

　同じ人種で同じような骨格では、骨吸収量の大小にかかわらず、総義歯全体の輪郭はほぼ同じ形態になる。ただし、その人の筋の活動量によって研磨

3．機能にマッチした形態をイメージする　49

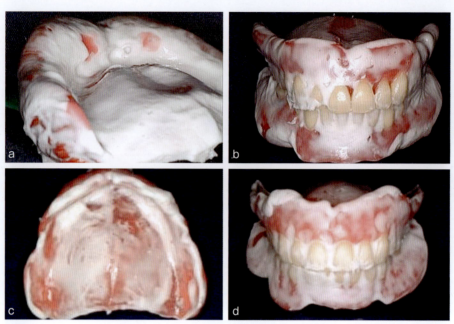

図❿ ランドマークの切歯乳頭、唇側フレンジを確保して正常排列、歯槽骨の吸収量は違えども「輪郭はほぼ相似形」

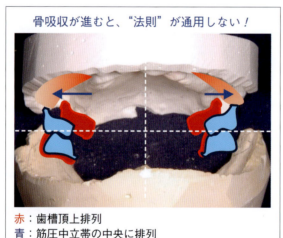

図⓫ 安定しにくい下顎を優先して、筋圧中立帯の中央に臼歯を排列。それに合わせて上顎臼歯を排列すると舌房が確保される。上顎臼歯部バッカルスペースの印象が前提

面の厚みや小帯部の抜けが異なる。つまり、床縁形態を観れば、その人の元気度がわかるのである（図12）。

1．総義歯を機能させる要因

機能と義歯形態は表裏一体であり、そのカギを握るのが適正な顎位の設定である。術者が最初に設定した咬合高径や前後的・水平的咬合平面が悪いと、その咬合面に沿って受動的に動く筋肉や顎関節にダメージを与えることになる。復元力がある間に咬合補正を行い、機能や組織のさらなるダメージを回復させる必要がある（図13）。

下顎位が決まってはじめて、デンチャースペースの確保が可能となる。咬合が悪ければ筋圧中立帯で作製した義歯の形態は整わず、形態が整わない場

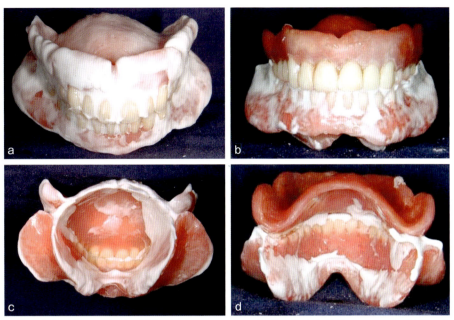

図⓬ 床縁形態には年齢・機能が出る。a、c：60歳代の健康な女性。b、d：90歳代の病弱な女性

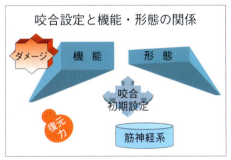

図⓭ 咬合設定の不備が機能や形態にダメージを与える。復元力（順応性）がある間に治療用義歯で回復させる

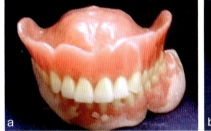
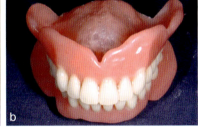

図⓮ 下顎位が義歯形態を決める。形態がおかしい義歯は、下顎位もおかしい

合は、咬合設定に問題があると考えることが肝要である（図14）。

2．旧義歯の改造と治療用義歯の必要性

いくら咬合のよい義歯が作製されても、長期間メインテナンスがなされなければ、臼歯部の歯槽骨の吸収や人工歯の咬耗などによって咬合高径が変化する。その結果、低位前噛みになり、下顎前歯が上顎前歯部を突き上げて上顎義歯が落ちたり、褥瘡やフラビーガムの形成等を引き起こす。ダメージを受けた顎関節と筋、粘膜等の機能回復を図るために、いきなり新義歯を製作するのは困難であり、その前に治療用の義歯が必要となる。

適合しない義歯を長期間使ってきたことによる組織のダメージや悪習慣による筋肉感覚等を一旦キャンセルし、受容できる復元力がある間に新たな咬合設定をして、組織の再修復を図る必要がある[7]。

患者さんの不満を聞きながら治療用義歯を改造していくと、次の新義歯作製に向けての大きなヒントになる。

初診時に即日改造した症例

初診時に主訴を改善して、とりあえず食事ができるようにしなければ患者さんの信頼は得られない。よくある症例について、辺縁封鎖性の問題と咬合の問題とに分けて、その対応法について述べる。

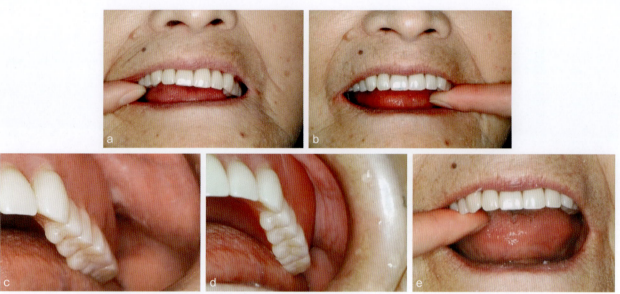

図⓯　症例：上顎義歯が落ちる（辺縁封鎖編：上顎）。右側で噛むと落ちるので、仕方なく左側で噛んでいた。平衡側のバッカルスペースが維持の要。その後の咬合調整で吸着が増す

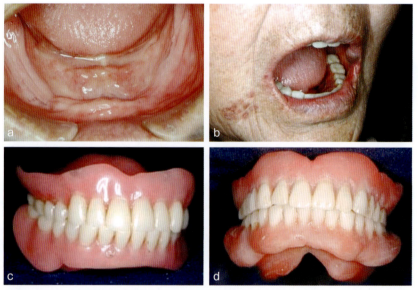

図⓰　症例：下顎義歯が浮き上がる（辺縁封鎖編：下顎）。たるんだ粘膜の皺を床縁の厚みで伸ばして辺縁封鎖

1．咬合関係には大きな問題はないが、辺縁封鎖性に問題があるケース

1）上顎が落ちる→バッカルスペースの辺縁封鎖（図15）

　右側で噛むと上顎義歯が落ちるので、やむを得ず左側で噛んでいた症例である。左（平衡側）のバッカルスペースの研磨面にやや硬めのリベース材を盛り、頬筋の抱き込みで維持させると安定した。

2）下顎が浮き上がる→舌側フレンジと臼後隆起の辺縁封鎖（図16）

　たるんだ歯槽粘膜の皺の上に咬合圧がかかると安定しない。皺を伸ばし、機能が低下した周囲粘膜圧を代償する床縁の長さと厚みを加える。

　ボーダーモールディング（床縁形成）後にウォッシュリライニングすると、辺縁封鎖性が改善して開口しても浮き上がらなくなった。

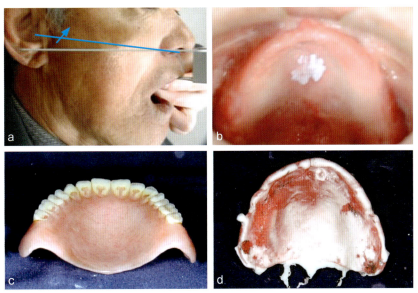

図⓱　症例：上顎義歯が落ちる。口蓋部が痛い（咬合編）。支持咬頭の咬耗、左前に偏圧がかかり、床が不安定になっている

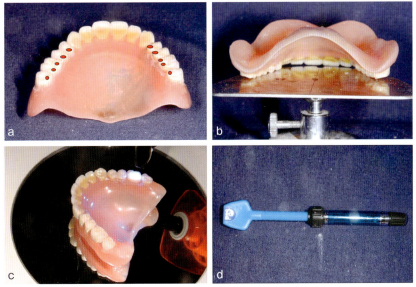

図⓲　上顎臼歯の支持咬頭の形成。光重合レジンで上顎舌側支持咬頭を形成する

※床裏装材を安易に内面に使用すると、咬合高径や平面が変わってしまうという認識をもち、辺縁と内面を分け、フローにも注意する。

2. 歯槽骨の吸収や人工歯の咬耗などで顎位が変化し、義歯が不適合になり、床下Dulなどの痛みを伴う咬合関係に問題があるケース

（図17～20）

Dulの発現部位と咬合平面測定や粘膜適合試験から、咬合高径の減少と咬合平面の変化が原因と診断した。

上顎臼歯支持咬頭が摩耗し、アンチモンソンカーブを呈していたため、摩耗しにくい光重合レジンで支持咬頭を修復した。その後、$\overline{74|47}$に軟化したイソコンパウンドを築盛してチェックバイトを採り、直接口腔内で2回に分けて下顎臼歯部の咬合面再形成を行った。4点法で行うと、$\overline{65|56}$部を親指で保持して口腔内に確実に挿入しやすく、また1回目は$\overline{74|47}$部で、2回目は硬化した$\overline{65|56}$部で保持できるので、顎位がずれないで済む。間接法を行う時間がないときに有効な方法である。

3．機能にマッチした形態をイメージする

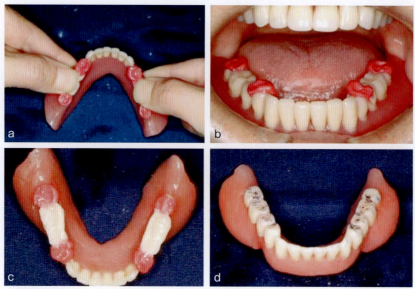

図⓳　下顎臼歯の咬合面再形成法（直接法）。4点法は操作が確実。術者が顆頭位に誘導して、歯が当たるまでは咬まさずに軽く閉口させる。先に65|56部に、硬化後74|47部にレジンを添加する

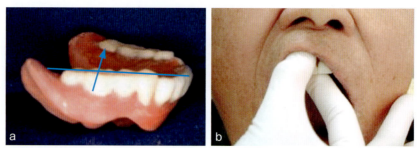

図⓴　咬合面再形成で吸着。咬合補正をしてからリライニングすると吸着はさらに増す。咬合調整とは、削るだけではない

4 誰でも同じようにできるには

三木逸郎　兵庫県姫路市・三木歯科医院

考え方はシンプルに

"痛くなく、安定してよく噛める義歯"は、周囲粘膜の筋圧中立帯で辺縁封鎖された義歯床と、噛んでも床が横揺れせずに歯槽粘膜に均等な圧がかかる咬合関係が基本である。

その作製理論とは、以下の6点である。
①咬合圧を受ける基盤は、たるんだ粘膜の皺を伸ばした骨面印象である。
②安静位で義歯床全体を周囲粘膜で包み込んで維持させる。
③上下の平面が均等に当たる咬合平面を設定する。
④食塊移送を行う舌の動きを邪魔しない人工歯排列を行う。
⑤下顎の動きと同調した咬合調整を行う。
⑥嚥下位で義歯床全体を抱き込み、形態を仕上げる。

ポイントは、悪習慣の筋肉感覚に騙されない咬合採得・咬合調整にある。

簡単に言えば、舌の安静位の口腔容積を再構築し、正中と水平のバランスがとれた上下の平面が均等に当たる"外枠"を作り、まずは安静時の安定を図る。次に、仮床で咀嚼筋が稼働したときに義歯に側方分力がかからない咬合面形態と機能運動時の舌や周囲粘膜の動きを邪魔しない人工歯排列を行い、粘膜適合試験材で義歯形態を形成し、動的時の安定を図る。立体的な外枠ができれば、最終的に咬座印象で"肉付け"を行い、重合仕上げに移る。

印象採得も咬合採得も、1回で決定するのは無理である。大きすぎて辺縁封鎖性の悪いものは小さく、小さすぎて辺縁封鎖性の悪いものは大きく、高すぎるものは低く、低めのものは少し上げて、というように、義歯を使用しながらその人にとってよりよい咬合と形態をゴールに仕上げていけばよい。

判定基準をもった治療用義歯の作製法

総義歯の基本形態のイメージをもち、印象から咬合調整まで判定基準をもって工程を進めると、問題点が整理しやすく、誰でも同じようにできるはずである。Key Word は、正中と水平バランス、ニュートラルゾーンである（**図1**）。

1．基盤となる骨面印象

方法や材料は違えども、印象にも目標とする基本的な形態がある。

印象法は、大きく分けて通法の印象トレーを使っての閉口印象や旧義歯を改造して印象する方法、改造しないで旧義歯を利用した印象法、レプリカを作製して咬合と一括印象する方法等があるが、症例に応じて選択している。

たるんだ粘膜に張りをもたせて骨面の印象を採ることが基本である。吸収が大きいとそれだけ厚く長くなる。そうしないと、たるんだ粘膜上で床が動いて収まらない。望む印象が採れていなければ、2回法で行えばよい。印象材のフローによっては唇側フレンジが厚く採れやすいため、上顎では"オ～"の口、吸啜運動等をさせてから閉口位で硬化を待つ。下顎では開口すると舌側フレンジが浅くなるため、閉口位で舌を乗っける状態で硬化を待つ。指示が受け入れにくい認知症や精神遅滞のある人の場合、顔貌を見れば、唇側・頬側の適切な厚みがわかるので、上口唇、口輪筋、頬筋を術者が牽引して、余剰な印象材は排出させる。誤嚥や窒息の危険性が高い人にはフローのよい印象材は使わず、モデリングだけでも可能である。また、硬めのアルギン酸で概形印象を採り、咬合床の段階で T-cond で補正するなどといった安全な方法もある（**図2**）。

トレーを使っての印象では、頭位に騙されて左右の深さが異ならないように、トレーを水平に挿入

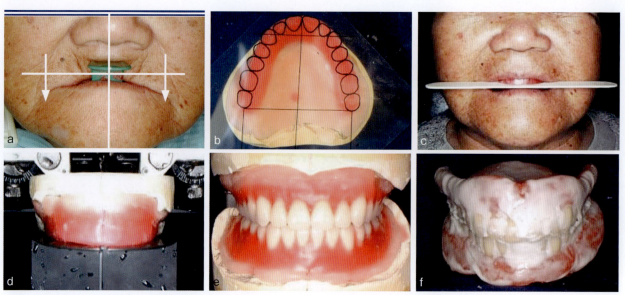

図❶ 判定基準をもってa〜fの各ステップを進める

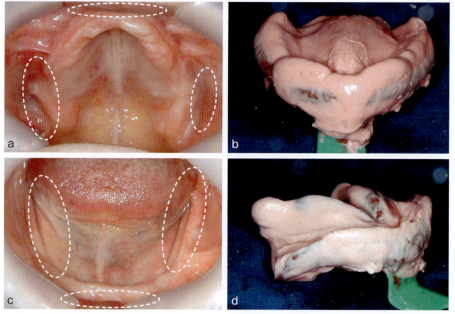

図❷ 粘膜の皺を伸ばした骨面印象、人工歯排列ができる基盤となる。解剖学的指標を包含した印象を採る

することに留意する。すべての工程において、舌の安静位の正中と水平面を咬合器上に再現することが精度を上げる（図3）。

2. 解剖学的指標を包含した作業用模型

　辺縁封鎖を図る床縁の丸みをもった形が総義歯の印象の要であり、印象辺縁の立ち上がり5mm程度は模型に再現しなければならない。印象を口腔内から撤去したら、直ちにボクシングを行って石膏を流すことも精度を上げるには欠かせない工程である（図4）。

3. 咬合床の作製

　前方基準は上口唇線、後方基準は臼後隆起（レトロモラーパッド）1/2の高さが基本である。ラボサイドでは、前方基準はMc Graneの標準的寸法、後方基準は下顎の臼後隆起1/2とし、上顎は（ハミュラー）ノッチから5mmの咬合堤を製作している。上

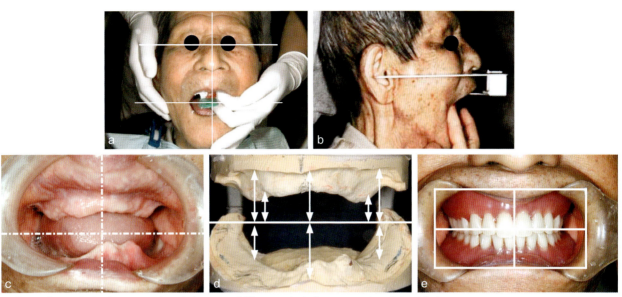

図❸ 印象から仕上げまで、正中と咬合平面を意識して工程を進める。正中と水平が基本

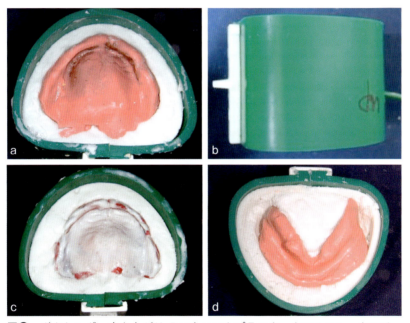

図❹ ボクシング。立ち上がり5mmをソフトプラスターやアルフレックスで一次埋没（CDフラスコ：松風）

下を重ね合わせてノッチとレトロモラーパッド後縁が当たるような場合は、後述するように上顎の咬合堤の高さを調節している（**図5**）。

4．咬合採得

義歯床が動いていると正しい咬合採得は不可能である。上は落ちない、下が浮かない、痛くなく周囲粘膜で吸着した咬合床の適合が前提となる。

咬合採得の前に、咬合床の外形線や研磨面が適正か否かを口腔内でチェックする。手圧で痛みが出ないか、床縁が長すぎないか、小帯の動きを邪魔していないか、フレンジの厚みが不足して緩くないかなどを観る。

次に、咬合床の内面だけではなく、外周にも適合試験材を盛り、周囲粘膜との適合度を診査し、床縁、研磨面の過不足を修正して床を吸着させる。とくに、リップサポート・上口唇線は上顎前歯中切歯

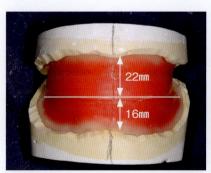
a：前方基準

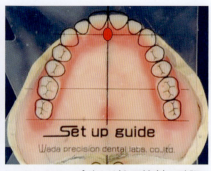
b：セットアップガイド（和田精密）で確認

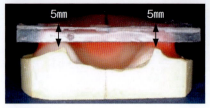
c：後方基準

d：下顎咬合平面も基準に

図❺　標準的数値を付与した咬合床の作製

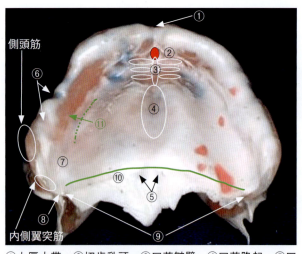

①上唇小帯、②切歯乳頭、③口蓋皺襞、④口蓋隆起、⑤口蓋小窩、⑥頰小帯、⑦上顎結節、⑧翼突下顎ヒダ、⑨鉤切痕、⑩振動線、⑪舌側歯肉縁残遺

図❻　ランドマークを包含した上顎咬合床

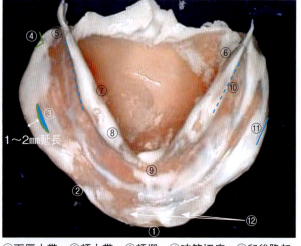

①下唇小帯、②頰小帯、③頰棚、④咬筋切痕、⑤臼後隆起、⑥後顎舌骨筋窩、⑦前顎舌骨筋窩、⑧舌下腺、⑨舌小帯、オトガイ舌筋、⑩顎舌骨筋線、⑪外斜線、⑫オトガイ筋起始部

図❼　ランドマークを包含した下顎咬合床

の排列位置の基準となるため、顔貌を観察して粘膜適合試験材で確認する（図6、7）

5．咬合高径・咬合平面の設定

　顔面計測法や口唇形態、舌背の高さなども参考に咬合高径を決め、上顎は一応カンペル氏平面、下顎はドライウェットラインと臼後隆起1/2を結ぶ下顎咬合平面を基準に仮設定する。

　また、嚙ませないで術者がオトガイ部を誘導して、そっと閉じさせて歯槽粘膜が沈下しない圧で顆頭位の咬合採得を行う。術者が与えた咬合平面に沿って、下顎は動かざるを得ない。ラボサイドで作製された咬合床を、咬合平面測定板で上顎咬合床の咬合平面の前後的・水平的確認をしないで、ただ下顎のロウ堤を軟化させる作業は以降の工程に支障を来す（図8）。

　骨格パターンが1級では、上下の平面が均等に

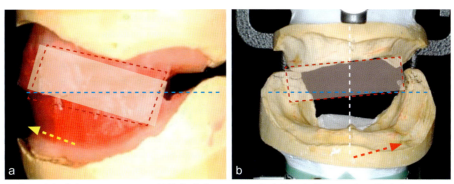

図❽ 咬合設定のエラー。a：前後的設定エラーは前突位に偏位。b：水平的設定エラーは左右に偏位

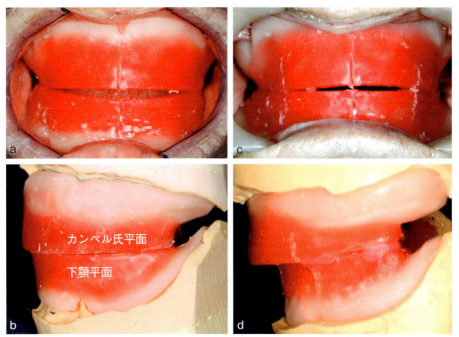

図❾ 上下どちらの咬合を修正するか？ a、b：正常咬合では下顎平面とカンペル氏平面が一致。c、d：上顎前突では上顎咬合堤を修正する

当たる。2級では上顎臼歯部、3級では下顎臼歯部の咬合堤を、骨格パターンに応じて上下の咬合堤を補正する（図9）。

切歯乳頭の位置は、前歯部歯槽骨の吸収により変化するので、HIPラインは上顎咬合平面の基準にならない。骨格パターンにかかわらず、不変の上顎基準咬合平面は、口蓋骨の水平板を基準にし、それと平行に臼後隆起の1/2〜2/3の高さにすると求める平面になる（図10）。

関節がルーズで顎位が決めにくい人は、術者がオトガイ部に軽く手を添えて顆頭位に誘導し、スタート地点を学習させる。その後、軽くタッピングをさせ、再現性のある位置で落ち着いたら、上下のロウ堤をずれないように固定し、正中線、鼻翼、口角線を印記する（図11）

旧義歯を参考に、患者さんに人工歯の大きさや色調、出具合などの希望を聞いて選択しておく。

解剖学的正中線と審美の機能的正中線が不一致な症例では、チェアーサイドで上顎中切歯だけでも歯科医師が排列しておくと、ラボサイドへの大きな情報源になる。技工指示書のほかに、伝えにくい箇所は画像や動画を添付したE-mailでコマーシャルラボに情報提供すると伝わりやすい（図12）。

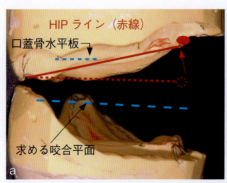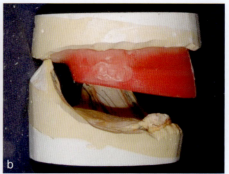

図❿　上顎咬合平面の基準。HIPラインは、骨吸収とともに変化する。変わらない上顎基準平面は、口蓋骨水平板に平行となる

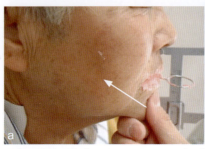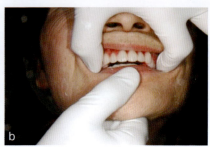

図⓫　顎位が収束しない。a：オトガイ部に軽く手を添えて、ルーズな顎関節を顆頭位に誘導する。b：口角部を上方へ牽引して、最大開口から軽く閉口させながら誘導すると"カクッ"と入る

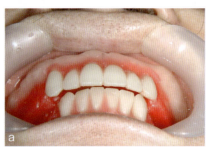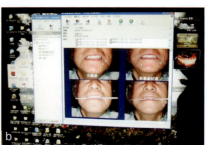

図⓬　ラボとの情報交換。共通のゴール、チェアーサイドの情報をラボサイドへ。a：術者がチェアーサイドで前歯排列。b：コマーシャルラボとE-mail

6．咬合器へマウントと人工歯排列

1）咬合器へマウント

　正中と水平バランスに気をつけて、正確に咬合器へマウントする。スタートの正中と水平がずれていれば、その後の咬合器上の操作は無意味になる（図13）。

　マウントされた上下の対向関係を観察すると、無歯顎に至るまでの咬合の変遷が推測でき、下顎位のずれも確認できる。上下の歯槽堤が平坦で咬合平面とほぼ平行で、平面同士で対向できる症例は下顎位が落ち着きやすいのでうまくいく場合が多い。しかし、歯槽堤の吸収形態が斜面で湾曲した症例では、推進力が働くので顎位も決まりにくく、治療用義歯が必要なことが多い（図14）。

2）人工歯排列

　前歯部は、上顎前歯が元々生えていた場所に排列し、それに合わせて下顎前歯の排列位置を決める。臼歯部は、下顎を優先した人工歯排列を考えて、筋圧中立帯で決定した床の中央に下顎臼歯の中央溝が連なるように排列する（図15）。

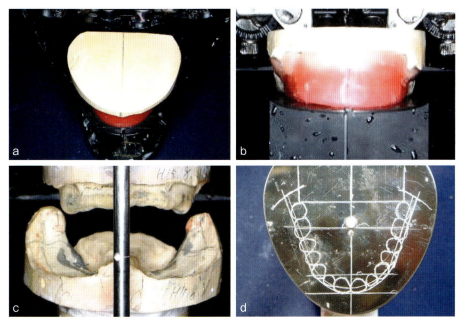

図⓭ マウントの基本は正中と水平を正確にトランスファー

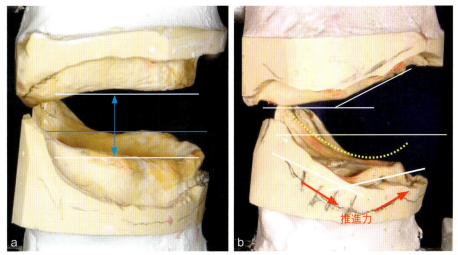

図⓮ マウント模型で難易度を判定。a：歯槽堤と咬合平面が平行な対向関係は顎位が収束しやすく、平面で受圧するために簡単。b：歯槽堤が湾曲した症例は顎位が収束しにくく、点で受圧するため難しい

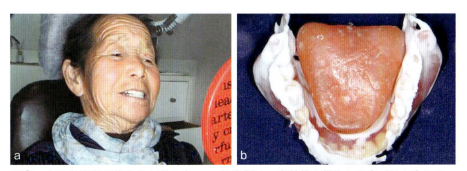

図⓯ 人工歯排列の基本的な考え方。a：前歯部は、審美性を優先して歯が元々生えていた位置で、張りをもたせた状態でリップ・サポートを確保する。b：臼歯部は、前歯部排列後に口輪筋の支持を確保してから、筋圧中立帯で得られた床の中央に排列する（有歯顎時と筋圧は変化している！）

4．誰でも同じようにできるには | 61

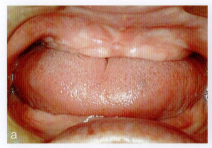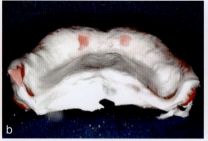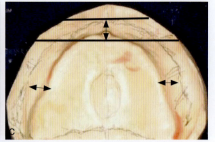

図⑯ 満月様に見える切歯乳頭。リップサポートを確保して元の位置に排列するには、口腔前庭の幅のある印象模型が不可欠

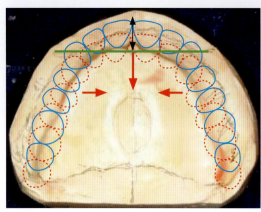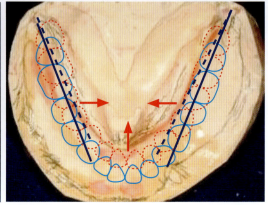

図⑰ 切歯乳頭を指標に上顎前歯を元の位置に排列すると、臼歯も前進して舌房が確保できる。上顎前歯の排列でスマイルラインと舌房が変わる

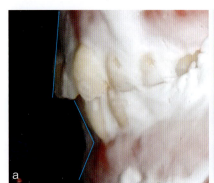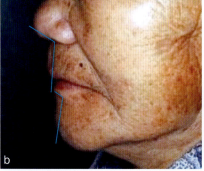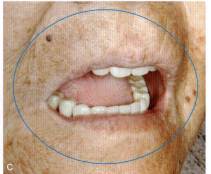

図⑱ 下顎切歯の切縁は元々あった位置。歯頸部のみ舌側へ歯軸傾斜させ、口輪筋で抱き込むと維持可能となる

排列できるだけの印象模型が提供されていないと、幅の狭いアーチになり、舌房が狭くなる。また、上顎前歯の選択は下顎前歯の大きさを決めることになり、これも舌房に影響する（図16、17）。

上顎前歯の排列は、床の唇側面と上顎中切歯唇面が直線的に、下顎4前歯は歯頸部を舌側に傾斜させて、口輪筋で維持できるように排列する（図18）。

臼歯部の排列は、厳密には元々あった位置には排列できない。天然歯があった頃と現在の口腔機能には、あきらかに異なる生理的老化という"壁"がある。ニュートラルゾーンも年齢とともに変化しているから、現在の残存機能のなかでの筋圧中立帯で考える。

左右の対称性、排列位置の確認、目の錯覚やエラーを防止する目的でアイデアルアーチのスケールを活用し、上下の対向関係を確認している（図19）。

咬合様式は、上顎舌側咬頭を支持咬頭にした両側性平衡咬合としている。床を維持させるのも顎堤吸収が著しい症例では、フルバランスの調整は至難の業であり、リンガライズドもどきの両側性平衡咬

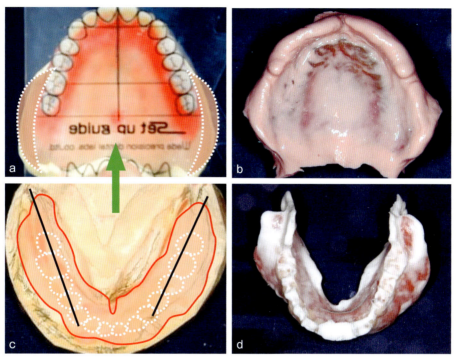

図⓳　臼歯部は下顎を優先して排列。補綴学的歯槽頂は、筋圧中立帯の床の中央にある

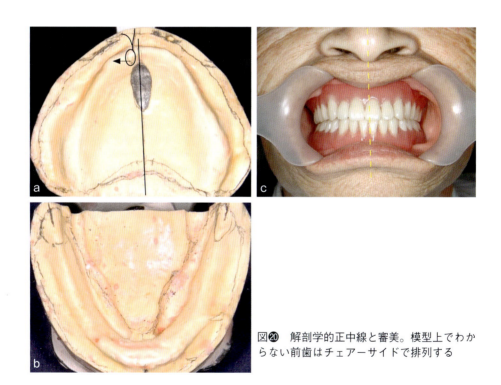

図⓴　解剖学的正中線と審美。模型上でわからない前歯はチェアーサイドで排列する

合で、できるだけシンプルに、義歯を動かさない程度の咬合バランスがとれればよしとしている。

3）その人らしい口元を演出（年齢相応・個性的）

　審美的正中線と解剖学的正中線がずれていないか、口唇線を確認する。特に頭位が傾き、鼻が歪み、口角が引かれたような症例では、顎変形を起こしてランドマークの切歯乳頭が正中口蓋縫線から偏位しているので、審美を優先する（**図20**）。

　また、上顎中切歯の排列はその人の品性を、側切歯は優しさを、犬歯は力強さを表現しているように思う。チェアーサイドで、顔全体が見える鏡を使って患者さんにいろいろな表情をしてもらい確認する。

4．誰でも同じようにできるには | **63**

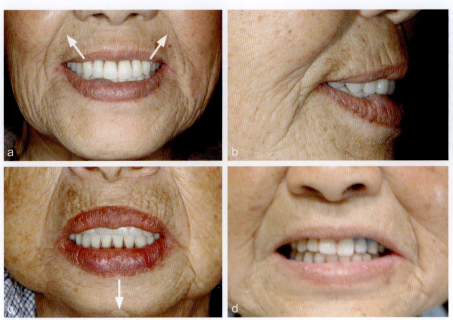

図㉑　年齢によるスマイルラインの変化。a、b：若い人のスマイルライン。c、d：高齢者の下顎前歯が見えるスマイルライン

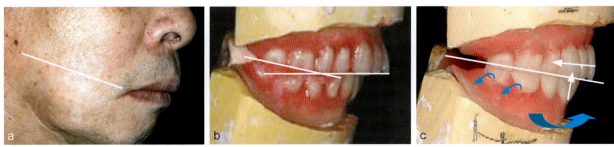

図㉒　下顎の劣成長を伴う鳥貌（上顎前突）。咬合平面の平坦化と前歯被蓋の調整

　60〜70歳代の人のスマイルラインは上唇口角が引けた上顎前歯が見えるが（**図21a、b**）、80歳以上の高齢者では上唇が動かずに下口唇が下に引けた笑い方をするので、下顎前歯の歯頸部が露出して審美的には問題がある（**図21c**）。
　ある程度若く見せるには、上顎前歯を前下方に、下顎前歯を下舌側寄りに排列して被蓋関係を修正する（**図21d**）。この場合は、前歯部咬合平面と臼歯部機能的咬合平面は直線的にはならない[8]。
4）骨格パターンと排列位置
　元々歯が生えていた位置を再現するなら、アングル分類1級は正常排列、2級で下顎後退位、3級なら下顎前突位に排列すればよいことになる（**図22**）。

左右の歯槽弓の長さが違い、同じ1級でも片側2級、3級というケースもある。元々歯が生えていた位置が必ずしも正常歯列ではなく、第1小臼歯抜歯ケースのような小さな歯槽弓であれば、第1小臼歯を抜いて歯数を減らして排列するか、サイズの小さい人工歯を選択すればよいことになる（**図23**）。
　臼歯全体を1ブロックと考えると、咬合のバランスが整っていれば細かいことはさほど問題にならない。当然、骨格パターンが違うと、咬筋浅部の走行も異なる。要は、骨格パターンに合った咬合平面の設定が重要であって、両側臼歯部の$\frac{7\sim4|4\sim7}{7\sim4|4\sim7}$で形成される台形の平面が、上下で均等に当たればよいわけである（**図24**）。
　前歯部の被蓋量は、骨格パターンによって変え

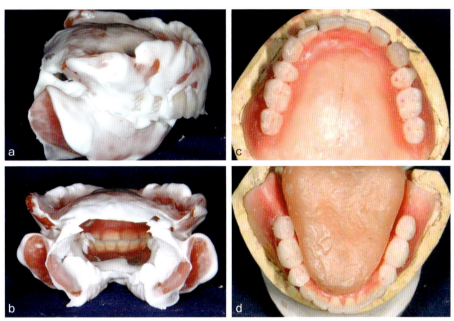

図㉓　歯数を減らして歯槽弓と歯列弓の調和を図った上顎前突の症例

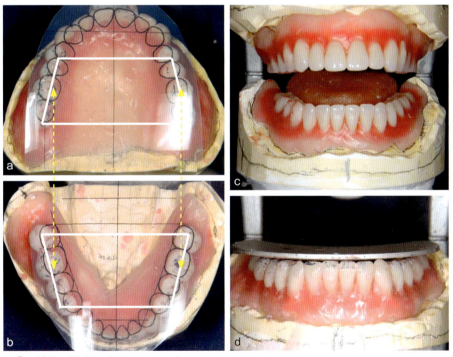

図㉔　錯覚の防止と確認、イメージ

る必要がある。2級では下顎前歯を正常型より舌側寄りに切端を高く、3級では歯肉唇移行部より前方になりすぎない範囲で、唇側寄りに切端を低くすれば義歯は安定する[9]。

　最も排列が難しい部位は、第1小臼歯部である。前歯部と臼歯部の移行がなだらかなアーチにならない直線的な排列、犬歯と第1小臼歯に間隙がある排列や第1小臼歯が口蓋側寄りに排列されているのをよく見かける。こういった場合は先に進むのではなく、咬合高径や咬合平面の見直しが必要と考え、もう一度バイトチェックを行って再排列したほうが有効である。

　歯槽頂を外して排列し、モダイオラスが固定されないと、口輪筋や頬筋が活発に動かない。唇・頬

4. 誰でも同じようにできるには

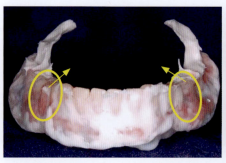
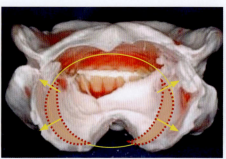

a：小臼歯の排列位置とmodiolus　　b：頬側圧に拮抗する舌側の棚

図㉕　小臼歯の排列位置と筋圧中立帯の成立

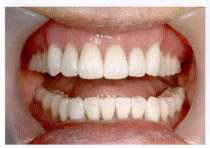
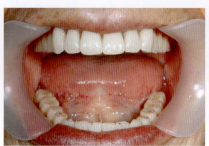
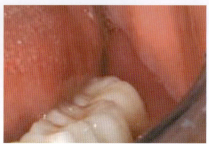

a：唇・頬圧＝舌圧　　b：唇・頬圧＞舌圧　　c：舌下ヒダと頬粘膜で臼後隆起を封鎖する

図㉖　舌の位置と辺縁封鎖

側からの粘膜圧に対する舌側の圧は、凹面状の研磨面（concave shelf）で拮抗させると筋圧中立帯で維持されることになる[10]。

しかし、大きな頬小帯や床縁がオトガイ孔を圧迫するような症例では、頬舌的な位置や歯軸傾斜をどうするかなど難しい部位である（図25）。

舌が安静位に収まっている場合は、唇・頬側と舌側の筋圧バランスがとれるが、舌が後退している場合には、この均衡が崩れ、下顎義歯床が不安定になる。臼後隆起を覆い、舌下ヒダと頬粘膜で封鎖されないと閉鎖弁が破綻する（図26）。

5）臼歯部人工歯の選択

顎位が適正に収束した症例は陶歯を選択、顎位がまだ変化しそうな症例や超高齢者では硬質レジン歯を選択している。

人工歯の近遠心径のサイズは、犬歯の遠心から臼後隆起の立ち上がりまでの距離を計測して選択する。スキーゾーンの対応は、調節湾曲の付与か歯数を減らして調整している。普通の女性では28mm、男性では30mmで、32mmの頻度は少ない。義歯床の幅に比べてあまりに大きな頬舌径の人工歯は、ニュートラルゾーンからはみ出したり、粘膜への咬合負担が大きくなり、床の安定が得られない。できるだけ調節湾曲を小さくし、平面対平面で対応すると側方力が働かず、咬合調整が簡単になる（図27）。ただし、ハノーの公式によれば、咬合平面の傾斜度が大きくなれば、人工歯の咬頭傾斜は小さくする必要がある。

歯槽堤の吸収が著明な症例の場合、咬頭傾斜角が大きな人工歯を使用すると側方分力が大きくなるので義歯床が安定しない。また、咀嚼サイクルが大きくシフトする症例では、無咬頭歯でも干渉を起こすので注意が必要である。

7．試適とデンチャースペース印象

人工歯を排列した仮床試適が咬合採得のスタートである。この過程で再現性のあるところまで念入りに行うと、重合してからの調整での手間が省ける。後方面観からハミュラーノッチとレトロモラーパッドのずれがないかを確認する（図28）。

構造設計しただけの技工物は咬合面も床縁も直線的であり、義歯を生体の器官として機能させるに

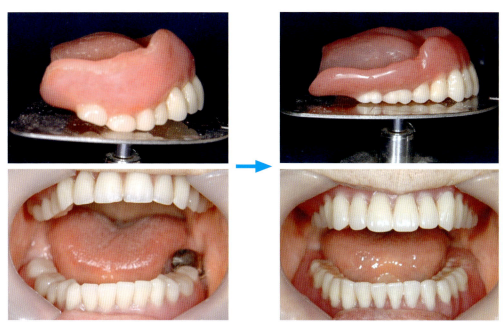

図㉗　義歯をやさしくする→咬合のシンプル化。調節湾曲を小さく、平面で対応する

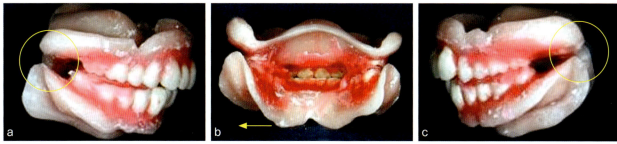

図㉘　試適時の咬合採得

は、チェアーサイドで歯科医師が肉付けする必要がある。無機質な外枠に、シリコーン印象材でその人の周囲粘膜圧を転写すると、固有の丸みを帯びた機能的な形態が表現されてくる。

また、石膏模型は圧がかかっても沈下しないが、歯槽粘膜は沈下する。粘膜の被圧縮度を補正するためには、上下一括したデンチャースペース印象で仕上げる必要がある。（図29）。

8．重合と研磨

重合操作後、作業模型から新義歯を外す前に重合歪みを咬合器上で修正しておくと、口腔内での調整が楽になる（図30）。歯科技工士も基本形態をしっかりとイメージして、床縁形態や小帯の動きを理解した研磨を行ってほしい（図31）。

口腔内で咬合調整を行う前に、手圧で義歯の重合歪みによる当たりを取っておく。上顎では上顎結節、下顎では顎舌骨筋線の周辺に当たりが出やすい（図32）。痛みがなく、床が吸着していないと、正確な咬合調整は行えない。

9．口腔内での咬合調整

咬合調整を簡単に言えば、"嚙んでも上下の義歯が可及的に動かないように、斜面の当たりを取る最終仕上げの作業"である。左右の上顎小臼歯部を親指と人差し指で保持し、上下の歯が接触した際の義歯床の当たりと動きを感知し、咬合紙が強く抜けた部分が一致していることを確認し、義歯を動かす斜面の"当たり"を取っていく。咬合採得と咬合調整が失敗する原因は、悪い習慣位を覚えている筋のスパズムに騙されることにある。

スタートをいかに顆頭位に誘導できるかが成功のポイントである。口腔内での調整は、以下のような手順で行う。

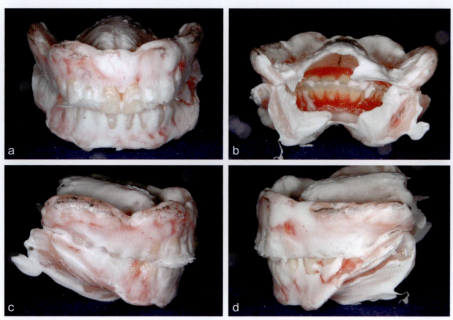

図㉙　最終デンチャースペース印象

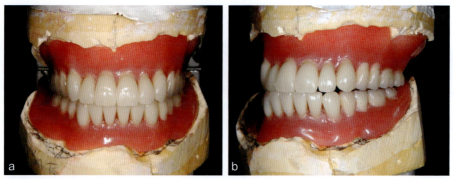

図㉚　重合歪みの補正。a：スタートの咬頭嵌合位の明示。b：平衡側の側方運動、最終的には口腔内で

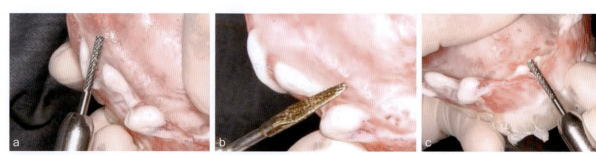

図㉛　小帯の走向を邪魔しない、研磨時のバーの挿入方向

▶①術者がオトガイ部を軽く保持し、顆頭安定位に誘導したタッピングを行い、上顎支持咬頭の4〜5点が下顎臼歯に均等に当たるように窩を形成する（**図33a、b**）。

▶②次に、患者主導の自律タッピングで顆頭安定位と咬頭嵌合位を近似させ、スタート地点を明示する。咬合紙が均等に当たってくると、澄んだ咬合音になる。

▶③上記の操作で上顎義歯が動かなくなったら、側方運動で作業側はBULLの法則に従い、平衡側

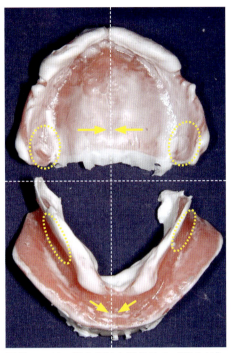

図㉜ レジン重合収縮と装着時の"当たり"。上顎は結節部、下顎は臼歯部舌側に重合歪みの当たりが出やすい

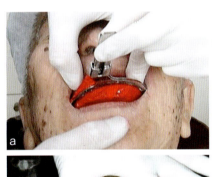
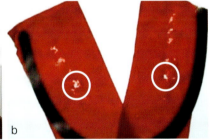
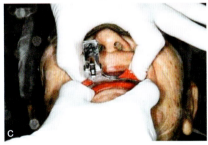

図㉝ 口腔内での咬合調整。a：誘導タッピング。b：咬合紙が均等に（5点）当たるまで調整。c：側方運動。上下の義歯が動かないように手指で保持

は支持咬頭頂を削合しないで展開角を調整する（図33c）。上顎義歯が動かなくなると、その人の側方顆路に合った湾曲が形成されてくる。次に、前方運動で下顎前歯切端と最後臼歯部の干渉に気をつけて、上顎は遠心斜面、下顎は近心斜面の当たりを取ると、その人の矢状顆路に合った前後湾曲が形成される。上顎舌側機能咬頭を描記釘とし

て、下顎臼歯咬合面に Go-A を描くイメージをもつ（図34）。

咬合調整で側方分力がかからなくなると、義歯の横揺れがなくなり、義歯の適合度は一段とよくなる。仕上げにカーボンペーストで自動削合を行い、フードテストでその日の調整を終え、翌日の来院を約束する。

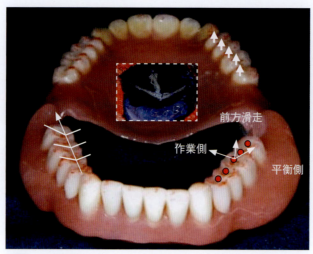

図㉞　咬合調整は「Go-A」を描くイメージ

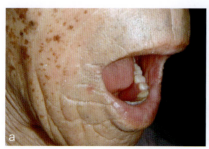
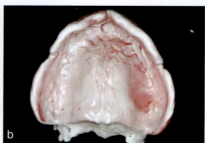
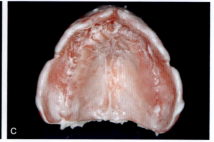

図㉟　吸着は辺縁封鎖と均等な咬合圧。b：咬合調整前、c：咬合調整後

＜適合試験材の読み方＞
1）咬合診査と咬合調整

　咬合の適否は、咬合紙だけでなく、粘膜適合試験における上顎義歯の内面で読める。下顎内面の適合試験の抜けはよくても、上顎内面の抜けが甘い（白い）のは咬合に問題がある（図35）。前歯部や片側に偏った抜けは咬合高径や平面に問題があり、偏圧がかかっている証拠である。これを口腔内の調整で均等にするのは至難の業であり、顆頭位でバイトを採って咬合器上で咬合調整を行うほうが早道である。

2）床縁の適合検査と調整

　適正な高径・顎位が設定された後に、外周に粘膜適合試験材を盛り、簡単な機能運動後、嚥下位で総義歯全体を抱き込んで硬化を待つ。抜けた部分は外形が長く、研磨面が厚いので削除し、白い部分は粘膜と床の間の封鎖性が不足しているのでレジンに置き換える。そして、その人の口腔機能を義歯形態に転写できると、具体的にデンチャースペース義歯が仕上がる。床縁部は、上顎も下顎も白く縁取りされていないと、粘膜が強く稼働したときに当たりが出る（図36）。

　治療用義歯を作ることが到達点ではなく、装着した後の変化に調整を加え、機能にマッチした総義歯を作り上げていくのである。

※各ステップで、筋圧中立帯に収まっているか否かを外回りの粘膜適合試験で確認すると、床縁形態や人工歯排列位置が簡単に修正できる（図37）。

デンチャースペースの確保を意図した立体的印象法

　総義歯の基本形態がイメージできると、旧義歯を利用して立体的な印象が採れる。各個トレーを作ることなく、障害のある人の在宅往診の際にも安全に簡単に活用できる「三木式印象法」を紹介する。

1．旧義歯を利用した印象法

　頭蓋骨の中に失われた歯と歯槽骨を総義歯で補

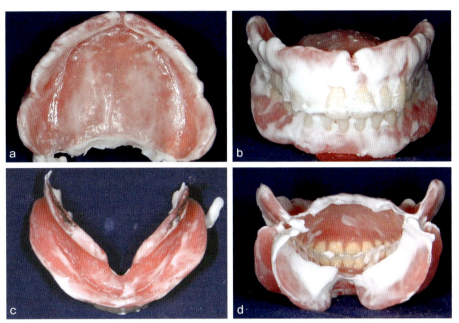

図㊱　床縁部は、上顎も下顎も白く縁取りされていないと、粘膜が強く稼働したときに当たりが出る

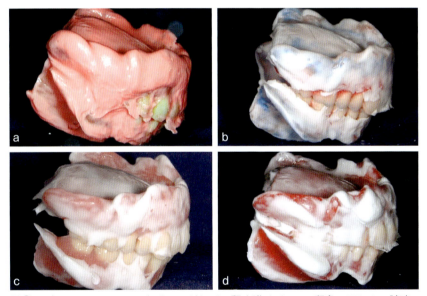

図㊲　デンチャースペースをイメージして工程を進める。a：印象・BT。b：試適・デンチャースペース印象。c：装着。d：メインテナンス

塡して、有歯顎時のマウスボリューム（口腔容積）を再現することを意図する印象法である。

　旧義歯の形態や咬合を補正しないで、そのままこの印象法を行うと、リップサポートと人工歯排列位置の関係や高径・顎位の問題点の診断ができる。印象材で人工歯が隠れるようでは排列位置が舌側寄りであり、臼歯部バッカルシェルフに厚く盛られると咬合高径が低く、咬合面に印象材が乗っている側の高径が低いなど、多くの情報が得られる（図38）。

　即日対応としては、旧義歯をイソコンパウンドやハイドロプラスチックで外形補正を行い、各個トレーとしてアルギン酸やシリコーンで印象を採り、作業用模型を作る（図39）。

　唇・頬フレンジは、過大に採れやすいので、硬化までに素早く"オ〜"の口、吸啜等の機能運動をさせながら周囲粘膜で絞り込ませ、余剰な印象材を

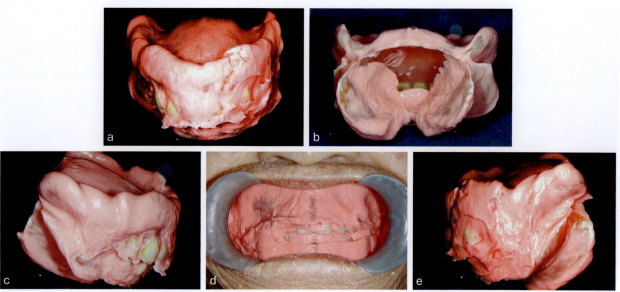

図❸ デンチャースペースを再現できると、旧義歯の問題点が判読できる。つまり、口唇線、リップサポートと上顎前歯の関係、頬筋中央筋束と咬合平面、人工歯排列位置の適否などが観察できる

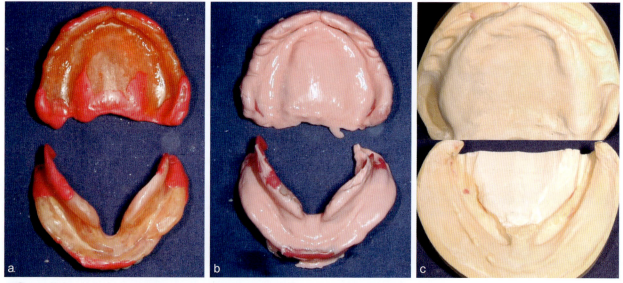

図❸ 旧義歯を簡易改造、各個トレーにしてスタートの印象

排除させた後、閉口位で硬化を待つ。

　指示が受け入れにくい人には、術者が上口唇と口角部を絞り、モダイオラス部を中心に口輪筋と頬筋等の周囲筋の粘膜圧を印象面に転写する（図40）。顔貌を観て、（オランウータン様に）大きく採れすぎていないか確認する。

　アルギン酸印象材が通常の混水比だと硬すぎるので、1.25倍の混水比を基本とする。上顎は下顎より軟らかめ、辺縁は厚めで内面は薄く、上顎前歯部内面はほとんど盛らないのがコツである。1回目は硬めで辺縁を、2回目は軟らかめで内面をウォッシュすると印象の精度は上がるが、咬合床の段階で調整するので、スタートの印象としては1回で済ませている（図41）。

　バイトワックスなどで咬合補正をすれば、次回は試適も可能となる（図42）。必ず模型上に旧義歯が収まるので、下顎位の補正も確認できる（図43）。

2．旧義歯を利用した立体的印象法の利点
①各個トレーを作らずに簡便に印象が採れる。
②口が小さい、口が開きにくい人でも、自分の義歯

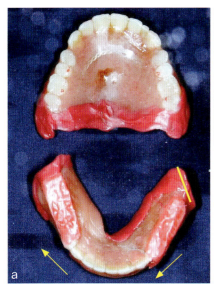
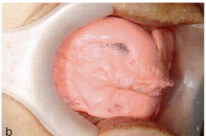
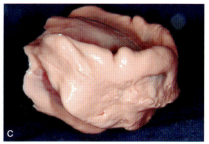

図⓮　旧義歯の床縁・咬合を簡易補正してデンチャースペースを確保する

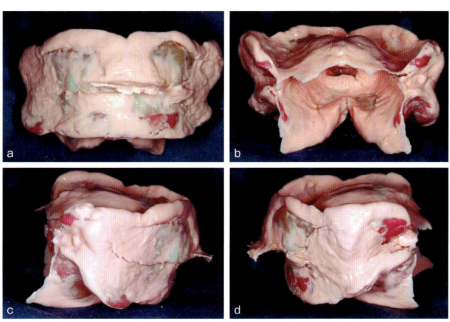

図㊶　デンチャースペース印象

をトレーにするので違和感がない。
③フローや硬化時間を調節すれば誤嚥の心配が減り、在宅でも安全にできる。
④咬合補正を行えば、上下で1杯のアルギン酸印象材で済むので安価である。
⑤石膏模型から外しやすく、破損しないので旧義歯を傷つけずに、即日返却が可能である。
⑥辺縁がほとんどできているので、上顎後縁と臼後隆起以外の床外形線を描かなくて済む。
⑦旧義歯を模型に重ねると顎位診査ができ、旧義歯の問題点が把握できる。

3．経時的対応

　患者さんの体力的な問題や時間的な制約がある場合は、床縁の修正や咬合面再形成等を数回に分けて義歯の改造を行い、治療用義歯とする。そこまでできたら、仕上がりの床縁が大きすぎないように、フローのよいシリコーン印象材を使用する（図44）。

いわゆる難症例も考え方は同じ

　著しい顎堤吸収やフラビーガムなど、いわゆる難症例と言われる症例は、器質的障害だけではなく、

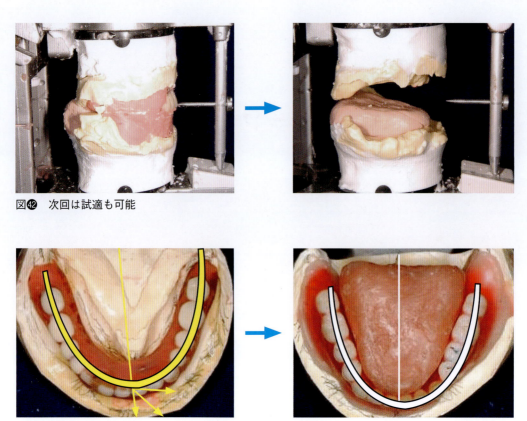

図㊷ 次回は試適も可能

図㊸ 下顎位の補正が読める

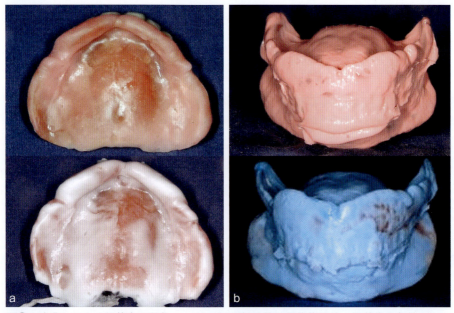

図㊹ 改造してから新義歯の印象。a：T-cond で経時的に形態修正後、旧義歯を各個トレーにシリコーン印象。b：咬合補正後、デンチャースペースを意図した立体的印象

顎機能異常を伴っており、簡単にはいかない。

しかし、顎堤吸収があっても失われた骨量を義歯床の厚みで補塡し、たるんだ粘膜の皺を伸ばして口腔周囲粘膜で辺縁封鎖を行えば吸着が得られる（**図45**）。

また、フラビーガムでも全体を抱き込んで辺縁封鎖を行い、同部に偏圧がかからないように、臼歯部 $\frac{7\sim4}{7\sim4}\frac{4\sim7}{4\sim7}$ で形成される上下の台形だけを均等に当てて咬合支持させればよい。さらに、側方分力が発生しないような咬頭傾斜角の人工歯の選択と、"遊

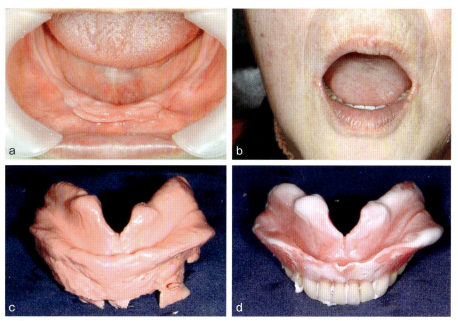

図㊺　難症例も同じ考え方で！

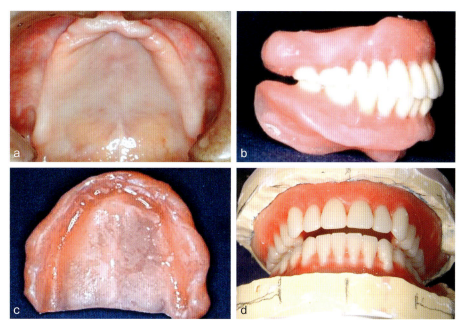

図㊻　フラビーガムも同じ考え方で！　フラビーガムに偏圧をかけず、全体を床縁で抱き込んで辺縁封鎖

び"をもたせた窩の形成が大切である。前歯の被蓋は前歯に早期接触が起こらないように、フラビーガムの沈下量を予測して通常より浅くする（図46）。

　上顎フラビー、下顎は著しい顎堤吸収で、しかもフラビーのような症例では、いきなり上下義歯を一度に製作するのは難しい。まずは上顎を吸着させてから、次に下顎に着手するなど、セオリーに囚われずに、いろいろな方法を選択してアプローチする。

舌圧と周囲粘膜圧の筋圧中立帯（ニュートラルゾーン）で維持させた義歯床の中央に、下顎臼歯を排列して舌房を確保し、それに合わせて上顎臼歯を排列する考えは、感覚麻痺や感覚異常などの機能障害のある人にも通用する。

　機能が改善すれば咬合と形態も変化するので、厳密な意味では、総義歯治療には終わりがないと言える。

5 装着後の変化とその対応
（作ってからが本当の義歯づくり）

三木逸郎　兵庫県姫路市・三木歯科医院

　適合しない義歯を長期に使ってきたダメージとして、治療用義歯で復元する期間に"痛みを伴う改造"に悩まされることがある。新義歯を装着した後の反応や変化への対応について述べる。

◻ 治療用義歯を使って咀嚼（下顎位）のリハビリテーション

　機能回復を目論んで下顎位を設定し直しても、その人の復元力やダメージの大きさにより、即座に順応できる人とできない人がいる。顆頭位に誘導しても順応できない人は、とりあえず再現性のある習慣位（筋肉位）でスタートするしかない。

　ところが、旧義歯の咬合高径を改造した後や新義歯を入れた後に下顎位が変わることがある。この現象は、咬合採得の誤りではなく、義歯床が周囲粘膜で辺縁封鎖されて吸着し、痛くなく噛める義歯が入ると、咀嚼筋が賦活されて下顎位が固有の安定した位置に動いたためである。好転反応と喜んで、人工歯の排列位置を修正しなければならない（図1）。

　そういった意味で、義歯を装着したら終わりではなく、「咀嚼のリハビリ」の始まりだと言える。

▶ "当たり"の読み方と調整法

　改造した後に、床が吸着してしっかり噛めると、"当たり"が出ることがある。当たりの出現部位により、どこに問題があるのか、ある程度は推測できる。垂直圧による歯槽頂の当たりや筋の収縮力による頬側の当たりはわかりやすいが、側方圧がかかる舌側に出る場合は慎重に対応する。

1）筋活動が活発になって当たりが出る場合
　　（垂直的受圧粘膜・床外形）

　義歯床がある程度維持されて咬合が改善してくると、頭頸部の筋も賦活される。筋の収縮圧による床外形の当たりは、咬筋切痕部や上咽頭収縮筋部、小帯部に当たりが出る（図2）。

　DentspotやFit Testerを局所に塗り、手圧で回転させた後に機能運動をさせて当たりを除去する。削除後も印記されにくい副小帯部は、必ず目でその走向を床縁が邪魔していないか確認する。

2）顎位が変化して当たりが出る場合
　　（床内斜面・舌側内面）

　当たりが出た側に早期接触があるとは限らない。作業側の早期接触が下顎の動きと義歯の動きにずれを生じさせ、対角線上の平衡側の舌側に当たりが出ることがある（図3）。

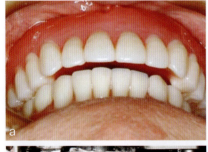
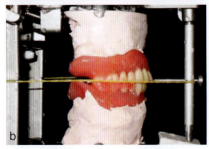

図❶　下顎位の変化と咬合の修正

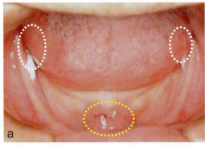
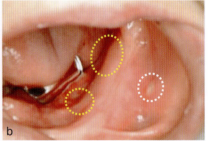

図❷　痛みの出現部位と原因。白点線丸：筋の収縮による床縁の痛み（咬合力アップ時の咬筋切痕部、嚥下時の上咽頭収縮筋の収縮）。黄点線丸：咬合干渉による床内面の痛み（平衡側の顎舌骨筋部、下顎後退時、上顎7番の干渉時の舌小帯周辺部）

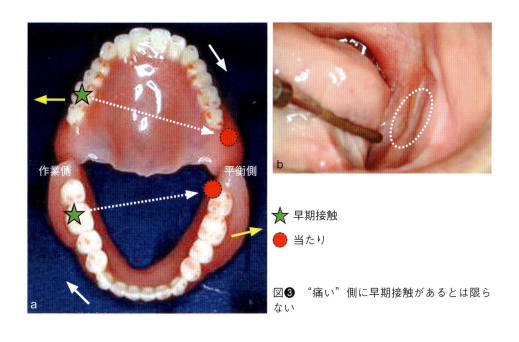

図❸ "痛い"側に早期接触があるとは限らない

★ 早期接触
● 当たり

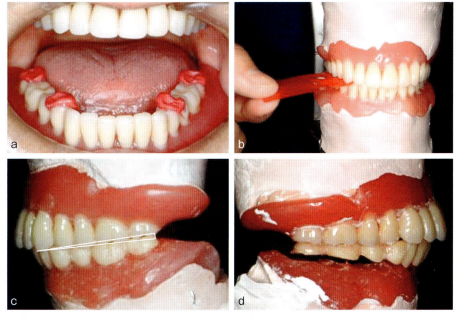

図❹ a：顆頭位でバイトチェック。b：高い所は削除、低い所は盛る。c：レジン添加。d：人工歯置換

　気をつけなければいけないのは、高い部位が高いと診査できているかどうかである。口腔内の咬合調整では、強く嚙んで低位側に偏位した状態でも、咬合面上に強く印記されるし、咬合紙は抜けるからである。そこを削除すると、さらに偏位してしまうことになる。この当たりを削除し続けると、ますます低位側が低くなり、泥沼に入り込むことになる。

　顆頭位でバイトチェックを行い、咬合器にリマウントする。咬合器上での咬合調整は、左右均等に当たるので、咬合紙が強く当たる部位や抜ける部位は高く、当たらない部位は低いと確実に読める。簡単に咬合調整だけで済まない場合は、咬合面再形成や人工歯置換を行い、スタート地点の顆頭位と咬頭嵌合位を一致させる（図4）。

　粘膜が沈下しない、動かない咬合器上で調整するほうが、動きやすい口腔内で調整するよりも精度が高い。ただし、最終的な側方・前方運動は口腔内で行う。

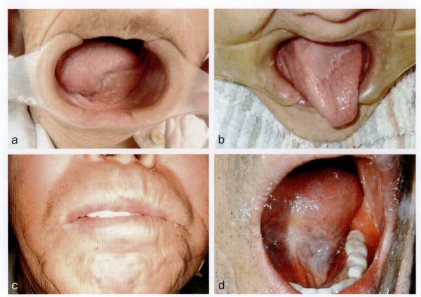

図❺　a：口の中で動き回る舌。b：口の外へ押し出す舌。c：麻痺による口唇閉鎖不全。d：後退する舌

表❶　総義歯を機能させる要件

①目が覚めているか（認知・学習）
　高次脳機能障害・認知症への感覚・運動刺激……かかわるすべての人
②身体機能（体幹保持・定頸）
　障害・廃用への身体リハビリ（下顎位・嚥下に影響）…PT・OT
③口腔機能（食べられる口になっているか）
　咀嚼・嚥下の協調運動を引き出す
　　……………………ST・歯科衛生士
④歯科の技量（機能低下への対応）
　残存機能下で総義歯の維持・安定を図る（リハビリができる装具の提供）……歯科医師・歯科技工士

PT：理学療法士、OT：作業療法士
ST：言語聴覚士

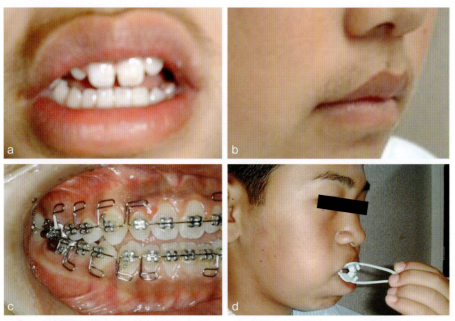

図❻　口腔機能が異常だと歯列不正に。a、b：鼻呼吸と口唇閉鎖。c、d：歯列矯正とMFT

口腔だけでは解決できない脳・身体機能障害の問題

　介護家族や他職種からは、「義歯を入れたら食べられる」という誤った認識をもたれていることもあり、意識レベルや機能障害を診ずに印象などに取りかかると、"やぶ医者"の烙印を押されかねない。介護にかかわる多くの職域の理解と協力なくしては、総義歯が機能しないことを理解してもらうことも必要である。

　真の難症例とは、高次脳機能障害や重度の認知症で指示が理解できない、義歯を使いこなす学習能力が乏しい症例だと思う。また、口唇、頬、舌などの運動機能に障害があると、義歯床周辺の辺縁封鎖ができないために維持できず、とくに下顎総義歯の装着を困難にする（図5、表1）。

　矯正治療において、"後戻り"現象を防止する目的で、治療と並行して不弄習癖を改善させる筋機能訓練法（MFT）がなされている（図6）。

　廃用を起こした口腔において総義歯を維持させ機

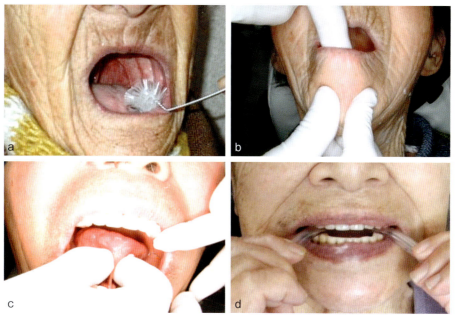

図❼　廃用を起こした口腔では、口腔リハビリが必要になる

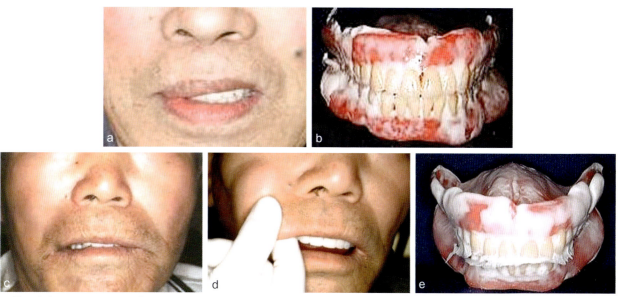

図❽　障害をもつ人にこそ「筋圧中立帯」の理論。a、b：左片麻痺。麻痺側は長く厚くなる。c〜e：右片麻痺。回復とともに形態が整う

能させるには、筋の凝り（拘縮）をとり、感覚刺激を与え、口腔周囲筋の協調運動を引き出す口腔リハビリが必要になる（図7）[11]。

1．口腔機能と義歯形態

脳血管疾患などの後遺症で麻痺や拘縮があって左右の筋平衡が異なっていると、義歯形態は対称にはならないが、咀嚼のリハビリと口腔リハビリを並行して行うと、機能回復とともに形態も整ってくる（図8）。

2．姿勢の歪みや頭位の傾きによる下顎位のずれ

咬合関係がある程度良好な義歯で咀嚼をすることにより、拘縮した筋群の筋肉の凝りや歪みが適正下顎位に是正されていくこともある。

一方で、身体が猫背や極端に曲がったり、杖歩行している人や頭位が極端に傾斜している人は、舌骨を介して繋がっている前頸筋群が下顎位に影響し、下顎位のずれが治らないことも事実である。これは、患者さんの前頸筋の収縮の左右差、人工歯咬合面の咬耗の度合、義歯の研磨面の厚みなどにも表現され

5．装着後の変化とその対応（作ってからが本当の義歯づくり）

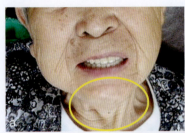
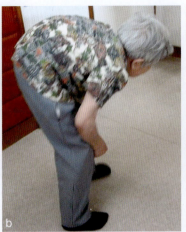
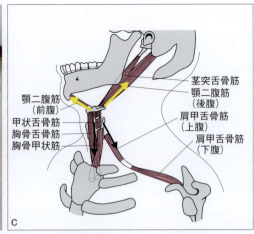

図❾ 姿勢・頭位と下顎の偏位
(図9cは「髙橋和人：口腔の解剖．下顎位に影響する舌骨筋群，南山堂，東京，1990：165.」より引用改変)

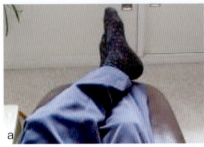
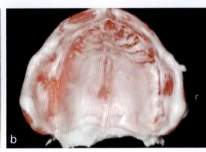
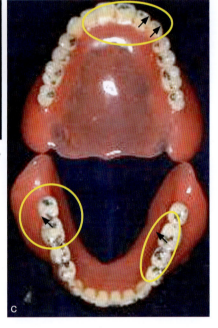

図❿ 足組みと顎位のずれ。a：左側偏位の人の足の組み方。b：左側偏位の粘膜面。c：左側へ滑走大

ている（**図9**）。

　このような症例では、まず義歯床を維持させてから、設定した咬合高径・咬合平面に対して生体がどう反応するか、試行錯誤して落ち着くゾーンを探していく。場合によっては、整体や身体リハビリなどで拘縮をとる必要もあるが、歯科では顎位が偏位した位置で咬合調整をしていくしかない。また、口腔内での調整は困難であり、必ずバイトチェックを行って咬合器上で咬合補正をするほうが確実である。

　有歯顎でも無歯顎でも、水平的バランスが悪い補綴物が入って下顎が偏位している人は、偏位した側の足を上にして組んでいる。上体が傾くのを倒れないように、下体で体幹を保持しているのである。咬合時の上顎義歯内面の適合試験や側方運動時の咬合紙の当たりにも表現されている。若くて復元力のある人は、水平的顎位を補正すると体幹も改善していくことが多い（**図10**）。

3．目指す総義歯形態のゴールと咬合調整のゴールは？

　患者さんが望んでいる義歯は、高すぎず低すぎない"快適ゾーン"の高径であり、きつすぎず緩すぎない床縁の大きさ、噛んだときには吸着が増す義歯である。
　その人の感覚や機能の邪魔にならない高径・咬合平面と過不足のない義歯形態が提供された時点が、

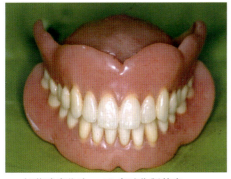
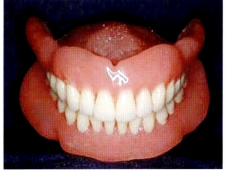

a：加藤武彦先生、43歳時作製義歯　　b：筆者、54歳時作製義歯
図⓫　理論が同じなら、目指すゴールもほぼ同じ

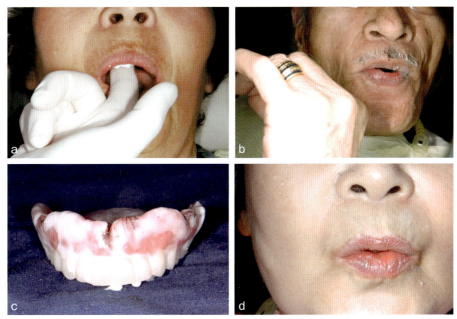

図⓬　日常生活での"装具"の調整。a："オ～"の口。b：フルートの演奏。c：粘膜適合試験材で離脱圧を回避して床縁を作り上げる。d：熱いお茶を啜る

短期のゴールである。総義歯を作製する理論が同じであれば、誰が作っても同じゴールに到達するはずである（図11）。その褒め言葉は、「考えなくても痛くなくよく噛める」、「入れている気がしない」などである。

熱いお茶を啜るような吸啜運動、楽器や口笛を吹く動作、詩吟や歌を歌うときの発声のしやすさ、唾液を飲み込む嚥下運動時など、具体的に粘膜適合試験材で作り上げていく（図12）。

また、立位でも仰臥位でも、多少姿勢がずれても義歯を動揺させないようなゆとりを咬合面にもたせた"遊び"を作ってあげる。

調節を終えた咬合面を観ると、極端な調節湾曲ではなく、口蓋骨水平版の延長線とほぼ平行な平面のなかで軽く咬合湾曲が付与されたぐらいが、咬合調整のゴールではないかと思う（図13、14）。

ニュートラルゾーン義歯は、外周りの口輪筋と頬筋、内周りの舌により維持されている。周囲の粘膜圧やモダイオラスの緊張度により、凹面の棚や凸面状の研磨面が形成される。後方面観から左右のノッチとパッドのずれの有無によって顎位の適否が確認できる。よくなっているのか、悪化しているのか、予後予測にも後面からの観察は大切である（図15）。

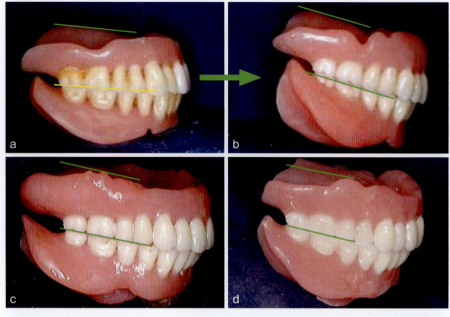

図⓭ 落ち着く平面は、口蓋骨水平板の延長線に平行。a：痛くて噛めない旧義歯の咬合平面。b：よく噛める新義歯の咬合平面。c、d：咬合調整が落ち着いた義歯の口蓋板と咬合平面の関係

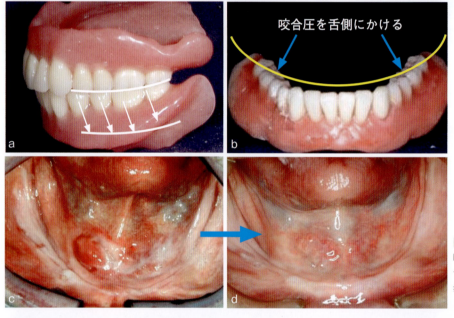

咬合圧を舌側にかける

図⓮ モーメントを起こさない咬合湾曲。歯槽形態と人工歯咬合面形態のゴール（咬合調整で）義歯床が安定すると、歯槽粘膜が回復する

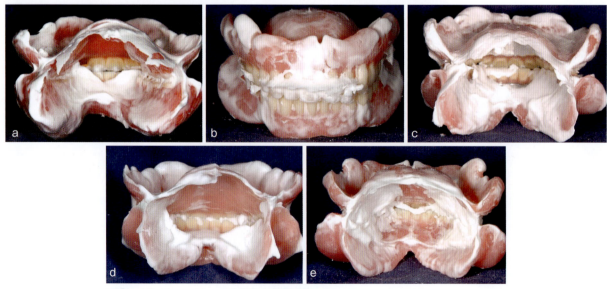

図⓯ デンチャースペース義歯の最終診査

6 生活支援の装具としての総義歯

三木逸郎　兵庫県姫路市・三木歯科医院

食支援で果たす歯科の役割

　一般開業歯科医が出会う食事の困難な人は、咽頭期の問題よりも準備期・口腔期に問題があることが多く、廃用が進行しない間に、しっかりとした咀嚼ができる環境を整えることが優先される。

　安定しない義歯では、いつまでもモグモグしていて飲み込みのタイミングがつかめず、嚥下と呼吸の切り替えがスムーズにいかない。そのためにむせや誤嚥を引き起こしたり、食事時間の延長や疲労するなどの悪循環になる。

　下顎義歯の吸着に問題があってリズミカルな咀嚼が行えず、結果として嚥下機能障害を引き起こしていることがある。義歯を安定させて咬合支持が得られると、下顎骨が固定され、しっかりと舌骨が挙上されて喉頭蓋・声門の閉鎖がなされ、力強い嚥下に繋がる。下顎義歯が吸着しないと、食支援のスタートが切れないのである[12]。

　国内で窒息事故で亡くなる人は、年間約9,000人で、そのうち8割が高齢者である。やり玉にあがった特殊な食品だけでなく、すべての食品にその危険性が

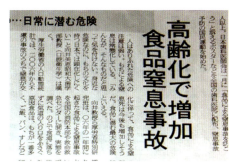

図❶　窒息事故死者数、年間9,000人［8割が高齢者］（2009年2月6日付、神戸新聞朝刊）

ある。その人の咀嚼機能や嚥下機能に合わせた食品の提供や、調理の工夫も大切なことである。嚥下にばかり目をやるのではなく、口腔を整えて、しっかり噛める総義歯を提供することは、窒息事故を防ぐことにもなる（図1）。

　患者さんがしっかり咀嚼して食感を楽しみ、自分の口で食塊を形成することが、安全な嚥下に繋がっていくのである（図2）。

　機能が低下した固有口腔を形態修復できるのは、歯科にしかできないことであり、食支援のなかで、歯科の重要な分野である。

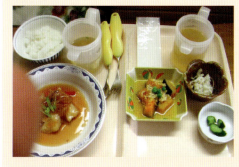

どんな食品もしっかり咀嚼して、ドロドロの嚥下食をつくり、低下した嚥下機能を助ける。そのため、咀嚼・嚥下機能に合わせた調理の工夫が必要である。
《歯科の仕事》
①しっかり噛める口腔機能の維持・回復
②しっかり噛める歯と咬合を守ること
③しっかり噛める義歯づくり

図❷　総義歯でもしっかり噛む

元気になるニュートラルゾーン義歯

使えていない義歯を残存機能に合わせて安定させ、咀嚼のリハビリが功を奏すと、食事時間も短縮され、発語も明瞭になる。また、義歯を入れて食べる刺激が血色をよく表情も豊かにし、活動範囲が広がるなど、介護予防に繋がる（図3）。

機能が改善すると咬合圧や粘膜圧も変化するため、それに応じて定期的な咬合調整や床縁形態の微調整が必要となる。義歯床外周に粘膜適合試験材を盛ることにより、その人の口腔機能や筋力が義歯形態に転写されるので、義歯形態を観れば、その人のADL（日常生活動作）が見えてくるのである（図4）。

義歯を入れたら終わりではなく、絶えず全身機能や口腔機能は変化しており、それに伴い義歯の微調整は必要になる。

総義歯が使えるようになると、笑顔に自信がつき、おしゃれになる。しっかり食べられると友人と外食へ出られるなど、閉じこもりの問題解決策も意外とこんなところにあるのかもしれない。

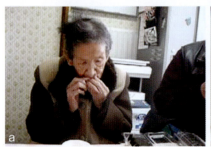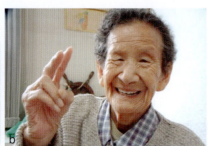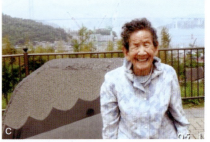

図3　元気に食べて里帰り。a：巻き寿司を1本完食。b：食の自立支援は介護予防。c：元気に里帰りができた

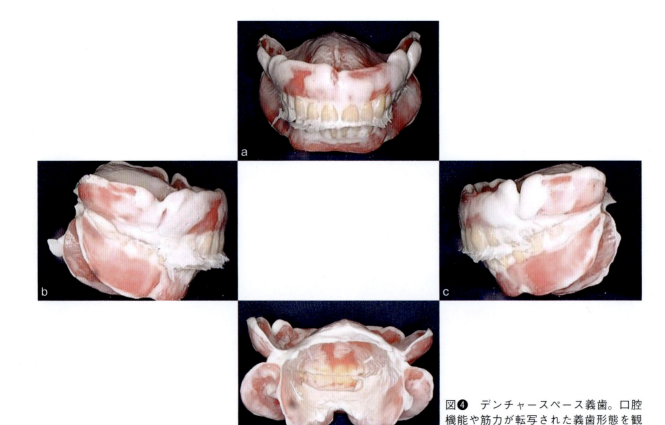

図4　デンチャースペース義歯。口腔機能や筋力が転写された義歯形態を観れば、その人のADLが見えてくる

7 「難症例」から逃げない、「難症例」を作らない

三木逸郎　兵庫県姫路市・三木歯科医院

◯「難症例」という壁を作っていないだろうか？

　"難症例"と言って、自分に壁を作れば、それ以上の技術の向上はない。

　加藤武彦先生に改造義歯の指導を受けた際、先生自らも技工を行い、何度も何度も各ステップで適合度や咬合の確認を取りながら、手間をかけて作業をする姿を見られたことは、たいへん勉強になった。"達人"と呼ばれる人がこんなに時間をかけているのだから、自分はもっともっと時間と手間をかける必要があると思った（図1）。

　以来、"難症例"と自らに壁を作らず、「まずは筋圧中立帯の論理で、上下の床を吸着させないと適正な顎位には入らない」という教えを念頭におき、セオリーを忠実に継続していくと、難症例になるほど結果が出てきた。あれほどうるさかった患者さんが、よい人になったのである。その患者さんに問題があったのではなく、結果を出せなかった私に問題があったのだ。

　天然歯が周囲粘膜の筋圧中立帯の中央に萌出して保定するように、総義歯においても同様に、筋圧中立帯で維持された床の中央に人工歯を排列すれば安定するのは自明の理である（図2）。

　そして、筋圧中立帯の理論は歯科医学の共通の理論であることが理解できた。先入観のない学生時代に、このような技術論や材料学に偏重しない、総論的に歯科医学を学ぶ教育を受けておけば、もっとシンプルに臨床ができていたのではないかと思った。いわゆる難症例には、表1のようなケースが考えられる。

　図3は、右上顎腫瘍摘出術後4ヵ月の症例である。右で嚙むと痛みが出たり、沈下して嚙めないので左側へ偏位させざるを得ない。このような場合、右の

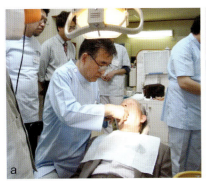
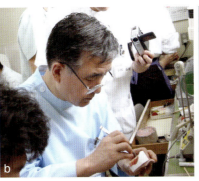
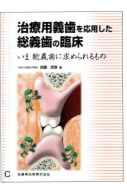

図❶　「できない自分をさらけ出しなさい」。総義歯実技セミナーの実習風景と加藤武彦先生の著書

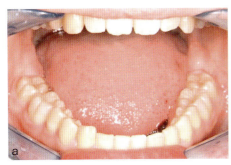
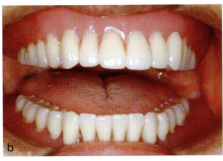

図❷　筋圧中立帯は自然な摂理。a：天然歯は筋圧中立帯の中央に萌出する。b：総義歯においては筋圧中立帯で得られた床の中央に人工歯を排列すると安定する

表❶ いわゆる難症例とは？

①著しい顎堤吸収
　（未発達な舌下ヒダ、斜面の歯槽堤、平坦な上顎結節）
②過大な上顎結節（咬合平面に影響）
③巨大な骨隆起（骨瘤）
④過大な頬小帯（床の幅が採れない）
⑤ルーズな顎関節の動き、⑥顎機能異常、⑦被覆粘膜が脆弱、⑧受圧条件の問題、⑨辺縁封鎖性を阻害する口腔機能（舌の肥大、オトガイ部の過緊張など）

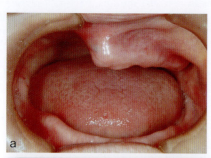
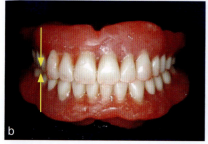
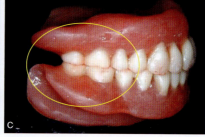
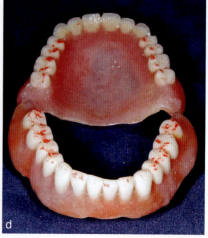

図❸　右上顎腫瘍摘出術後、右感覚麻痺、左側が主咀嚼側。欠損側の頬側研磨面を最大限に広く厚くして、転覆防止と感覚麻痺の代償を図る。1年7ヵ月後、粘膜の改善とともに右側でも噛め出した。器質＆機能障害にも通用するデンチャースペース義歯

頬側研磨面を最大限厚くすると、左で噛んでも義歯が転覆しない。1年7ヵ月後、受傷粘膜が強化され、右でも噛めるようになり、下顎位もほぼ正常になった。

　難症例と言われる、許容範囲が少ない症例にこそ、顎堤に主眼をおくのではなく、残存機能のなかで辺縁封鎖を行う発想をもてば、必ずや結果が出ると確信できた。もちろん、障害による機能低下や廃用を来した口腔には、感覚刺激やリハビリも並行しないと問題が解決しない症例があるのも事実である。

PDの段階で咬合崩壊の防止を図る

　咬合崩壊の終末期である総義歯に至る前に、局部床義歯（PD）の段階で食い止めて難症例の総義歯を少なくすることも大切だと考える。

　PDの段階で顎位を補正しておけば、たとえ総義歯に移行しても簡単に済ませる（図4）。

　また、総義歯治療を経験する機会が少ない歯科医師は、有歯顎補綴やPDの印象時にデンチャースペースを意識して採ると、外周は総義歯の印象と同じであることに気づくはずである（図5）。すれ違い咬合やシングルデンチャー（片顎が総義歯で、対顎はPDまたは有歯顎の症例）も筋圧中立帯で維持する考えは同じである（図6）。

　次に、上下の補綴学的咬合平面を均等に当てれば義歯は安定する。ポイントは、残存歯の歯根膜センサーと義歯床の粘膜センサーの混在する感覚をどう処理するかにある。

　平面から逸脱する残存歯を咬合に関与させないで、義歯床を動かす残存歯は強く噛んでも当たらないようにすればよいのである（図7）。

　片側最後臼歯のみが残存しているPDは、残存歯を頼りに咬合するため、平衡側の辺縁封鎖が破綻しやすく、総義歯より難しい。そのような症例でも、

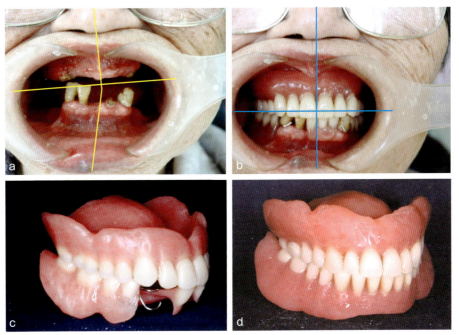

図❹ PD段階での咬合崩壊の歯止め。PDの段階で下顎位が収束していれば、FDになってもニュートラルゾーン内での変化のみの調整で済む

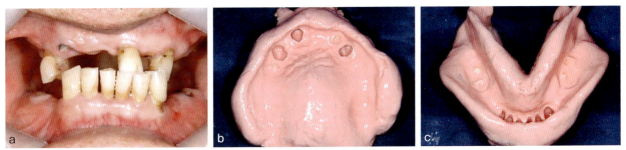

図❺ FDの症例が少ない……。クラウン・ブリッジやPDの印象時にデンチャースペース印象のトレーニング

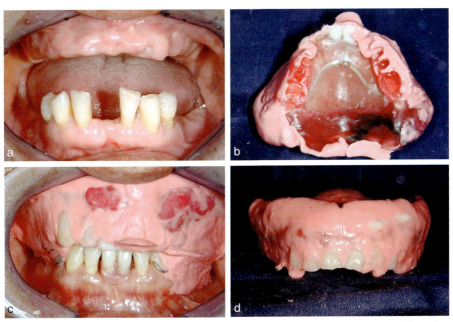

図❻ 上顎はシングルFD、下顎は両側遊離端PD。ワックスで咬合補正後、旧義歯でデンチャースペース印象を行う。PDも同じ考えでデンチャースペースを復元する

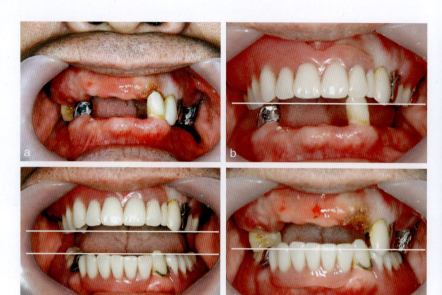

図❼ "すれ違い咬合"も考え方は同じ。補綴学的咬合平面から逸脱する残存歯を咬合に関与させない

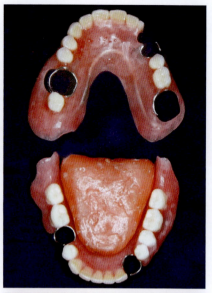

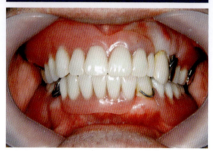

図❽ FDに近づくと辺縁封鎖が必要

表❷ スキルアップを図るには

①基本形態をイメージする（デッサンできる）
　咬合が悪いと形態が悪い。旧義歯・模型の観察
②判定基準をもって工程を進める
　正中線・水平面・標準寸法・アイデアルアーチ
③歯科医師も技工ができるようになる
　人工歯排列をすると、印象・咬合採得の不備がみえる
　咬合器上で調整すると、口腔内調整がうまくなる
④各ステップでデンチャースペースを診査する
　外回りのホワイト・シリコーンで機能解剖を読む
⑤写真や動画から機能面の評価をする
　チェアーサイドでは、みえないことがみえてくる
⑥難しい症例は、恥ずかしがらずに相談する
　インターネットで画像相談など

残存歯を床で抱き込んで辺縁封鎖を高め、平衡側のバッカルスペースの研磨面を可及的に厚くすることにより解決する（図8）。

総義歯臨床のスキルアップの秘訣

すべての患者さんの要望に応えるためには、筋圧中立帯の理論を基礎に治療を推し進めると、ゴールは見えてくる。作り方教室から、リハビリの装具として総義歯を仕上げていく発想へ"Change"していくことが求められる。

最後に、上達の秘訣を表2に示して稿を終える。

【参考文献】

1）田中久敏，松本直之　監修：バウチャー無歯顎患者の補綴治療．医歯薬出版，東京，2001．
2）原島 博，馬場悠男：人の顔を変えたのは何か．河出書房新社，119-150，1996．
3）井出吉信，小出 馨 編：チェアサイドで行う顎機能診査のための基本機能解剖．補綴臨床別冊，医歯薬出版，2004．
4）三木逸郎：実践歯学ライブラリー「総義歯には機能にマッチした形がある」．Dental Diamond, 31（16）：34-41，2006．
5）小林賢一：総義歯臨床の押さえどころ．医歯薬出版，東京，2001．
6）佐藤貞雄：下顎の側方偏位症例の咬合再構成．顎顔面のダイナミックスを考慮した不正咬合治療へのアプローチ，190-210，東京臨床出版，1991．
7）加藤武彦：治療用義歯を応用した総義歯の臨床．医歯薬出版，東京，2002．
8）堤 嵩詞：スマイルリップを用いて前歯部人工歯排列のイメージを視る．目で見る人工歯排列＆歯肉形成，歯科技工別冊，137，医歯薬出版，2005．
9）松本直之　編著：無歯顎補綴の臨床 Q&A．145-150，医歯薬出版，東京，2006．
10）早川 巖：コンプリートデンチャーの理論と臨床．82-89，103-106，クインテッセンス出版，東京，1995．
11）黒岩恭子：食べられる口づくり．Dental Diamond, 32（451）：29-47，2007．
12）山田好秋：よくわかる摂食・嚥下のしくみ．加齢に伴うからだの変化，117-121，医歯薬出版，東京，1999．

第III章

デンチャースペース義歯の作り方

1 デンチャースペース義歯製作のコンセプト

田中五郎 神奈川県横浜市・田中歯科医院

　ニュートラルゾーンとは、口腔周囲筋のバランスがとれたゾーンである。そもそも、歯や歯を支える歯槽骨は、力学的にその部分に誘導されて萌出し、発育してくると考えられるため、歯や歯槽骨はニュートラルゾーンにあると考えられる。また、失われた歯と歯槽骨が元々存在していたところであるニュートラルゾーンは、口腔内で力学的に安定した、バランスのよいスペースなので、そのスペースに義歯を製作すれば、安定した、違和感のない義歯となる。そのような考え方の基に作られた義歯がデンチャースペース義歯である。

ニュートラルゾーンを基準とした総義歯製作法

　歯や歯を支える歯槽骨は、頰筋、口輪筋、舌等の周囲筋に誘導されて発育してくる。従って、義歯の形態が、このスペースから逸脱すると周囲筋の機能を阻害する。

　従来の総義歯製作法は、残存している顎堤の頂点を基準に、梃子の原理を基本とした力学的に安定な状態を求めていたため、顎堤吸収の仕方や状態によって人工歯の排列位置が左右されていた。また、義歯の安定は咬合力と接着に頼っていた。これは、周囲組織の運動を義歯を動かす力と考えていたため、周囲組織の可動域には、なるべく義歯外形を設定しない設計にしていたためである。この結果、顎堤の吸収に伴い、人工歯の排列位置は可及的に内側へと向かう傾向となり、義歯の外形も小さくなる傾向となった。このため、支持域は小さくなり、義歯の咬合力による負担を受ける範囲が狭くなり、顎骨吸収が進む。また、舌房が極端に狭くなるため、違和感は大きくなり、咀嚼や発音に不具合が出はじめた。

　そこで、加藤武彦先生が第Ⅰ章で述べられているように、総義歯製作の基準を顎堤から、口腔内の力学的に安定したゾーン、つまりニュートラルゾーンを基準とした総義歯製作法に転換しなければ、対応できなくなってきたのである。

　このニュートラルゾーンは、以前はフレンジテクニックを使って位置を探していたが、いまは下顎骨からこれを求めることができる。歯の萌出位置がニュートラルゾーンだと考えると、歯槽骨の吸収が起きていない抜歯したばかりの顎堤はニュートラルゾーンにあるはずである。そして、顎堤吸収による上下顎顎堤の頰舌的な幅径の変化を考えると、上顎骨は頰側より極度に吸収し、下顎骨は舌側よりわずかに吸収する。すなわち、上顎顎堤は、頰舌径の変化が大きく、下顎顎堤は、頰舌径の変化がごく小さいと言える。従って、ニュートラルゾーンは、頰舌径の変化がわずかな下顎顎堤を基準に考えると求めやすい。下顎顎堤の顎舌骨筋線と外斜線の間の中央から数mm内方を中心とした範囲内がニュートラルゾーンと考えられる。つまり、下顎の顎堤の解剖学的メルクマールが転写された印象を採り、その模型から設計すれば、下顎のニュートラルゾーンが求められるわけである。

　上顎も、外斜線が下顎デンチャースペースの頰側限界と考えると、ほぼそれと同等の幅が上顎にも設定可能と考えられるので、下顎の外斜線と同等の幅をもった印象を採り、模型を製作すれば、ニュートラルゾーンが求められる（図1）。

　ニュートラルゾーンに製作された義歯は、従来の咬合力と顎堤での支持の力学的バランスだけではなく、周囲筋をも維持力に加えた、咬合面、粘膜面、頰舌研磨面の4方向からの力学的バランスを考えた義歯である（図2）。そして、上顎顎堤より外側に排列した人工歯にかかる力による上顎を転覆させる力（梃子の原理）に対しては、反対側の頰粘膜の辺縁封鎖、周囲筋の床の抱き込みによって、転覆を防ぐ構造となっている（図3）。

　義歯の外形や人工歯の唇頰舌的な位置だけでな

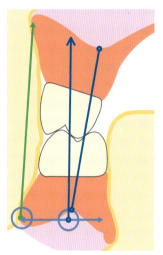
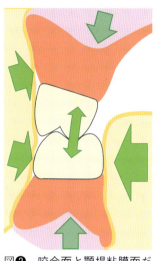
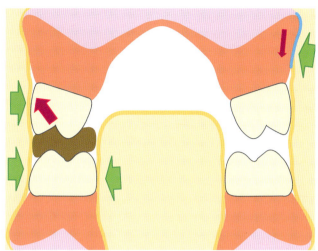

図❶ 筋圧中立帯のイメージ。頬舌的吸収のごく少ない下顎顎堤のほぼ中央をニュートラルゾーンと考え、下顎の外斜線を義歯全体の幅径の基準と考える

図❷ 咬合面と顎堤粘膜面だけの力学的バランスではなく、研磨面（頬側・舌側）も維持力に加え、4方向からの力学的バランスを考える

図❸ ニュートラルゾーン理論によるデンチャースペース義歯のイメージ

く、顎位についても同様のことが考えられる。幅だけでなく、上下顎の歯の嚙み合う位置も、咀嚼筋や周囲筋に制御される下顎の前後、左右、上下的な位置によって決定されるため、ニュートラルゾーンが存在するのである。咀嚼筋や周囲筋が自然体で筋活動できる下顎位を求めて、顎位を決定することが必要となる。これには、適正な下顎位を求めるためのリハビリテーションが必要で、治療用義歯を製作し、本義歯に移行する総義歯製作の手順が必要不可欠になる。

　元々歯や歯槽骨があった位置をニュートラルゾーンと考えると、「不正歯列だった患者さんはどうすれば？」という疑問が出てくる。有歯顎の患者さんを診ていると、すべての歯がニュートラルゾーンに萌出してくるとは考えにくい。なぜならば、歯の萌出を規制するのは周囲筋だけではないからである。しかし、無歯顎の患者さんの場合は、逆に咀嚼筋や周囲筋以外に制約されるものがない。従って、患者さんが本来もっているニュートラルゾーンを探し、その位置を最大限有効に利用することが可能となるわけである。

　また、ニュートラルゾーンを基準に義歯を製作すれば、顎堤吸収がほとんどないケースでも、吸収が著しいケースでも、ニュートラルゾーンそのものは変わらない。そのため、同様の基準で義歯製作ができるので、経験の多い少ないにかかわらず、適正な総義歯製作が可能となるのである。ぜひとも、若い歯科医師には顎堤吸収の進んだ患者さんの前であれこれ悩む前に、素直に取り組んでいただきたい方法である。

　本章では、ニュートラルゾーンの設定、そしてそのニュートラルゾーンを基準としたデンチャースペース義歯の作り方の実際の手順と、そのポイントを述べていきたい。

2 デンチャースペース義歯の製作

田中五郎 神奈川県横浜市・田中歯科医院

治療用義歯の製作

1．診査（図1～3）

ニュートラルゾーンを診査する。十分に視診と触診を行う。基準となるのは下顎の顎堤であるため、まず下顎の診査から始める。

下顎は、顎堤吸収が著しい症例では歯槽骨が粘膜に埋もれて見えない状態になっているため、周囲粘膜を十分に押し広げ、よく観察し、触診する。下顎頬側は、レトロモラーパッドから外斜線、頬小帯とオトガイ孔、オトガイ筋の起始部、下唇小帯、前歯部の骨幅を確認する。下顎舌側は、レトロモラーパッドから顎舌骨筋線、口腔底の張り、舌小帯を確認する。舌小帯部は、骨吸収の著しいケースでは小帯ではなく、その部分が幅広い骨体となって膨隆しているケースがあるので、よく触診し、その幅も確認する。

上顎は、ハミュラーノッチ、上顎結節、頬小帯、小筋束、上唇小帯を確認する。顎堤吸収の著しいケースでは、臼歯部の顎堤の頬側を下顎の外斜線の位置と比較して、吸収量を推測しておく。開口状態で観察すると、ここにスペースを見つけられないことがあるので、少し閉口してもらってエアーを吹き付けて確認する。前歯部がフラビーガムになっているケースでは、自然な口唇の張りを再現できる前庭部の幅をよく観察しておく。

次に、口角鈎などを用いて前方からも観察する。このとき、上下顎の顎堤吸収の左右差、前後差、上下顎の顎堤の大きさの差なども観察しておくことが重要である。

視診、触診から骨形態がわかっていれば、印象時に意識して印象採得を行うことが可能になるため、粘膜に覆われて見えない骨体の印象が可能になる。

2．スナップ印象

デンチャースペース義歯の印象は、文字通りスペースを採ってくるものである。そのため、スナップ印象をもとに治療用義歯の咬合床を製作し、それをもとにニュートラルゾーンを確認して咬合採得を行う。人工歯排列、試適後、蠟義歯をトレーとしたデンチャースペースの印象を行って義歯を製作する。

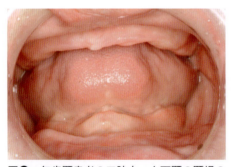

図❶　無歯顎患者の口腔内。上下顎の顎堤の対咬関係を診る

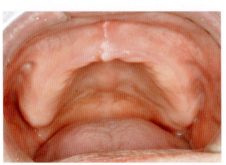

図❷　小臼歯部から前歯部にかけて頬側からの吸収がみられ、前歯部がフラビーガムの上顎

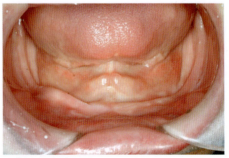

図❸　極度に吸収し、なおかつ左右で吸収の度合いに差がある下顎

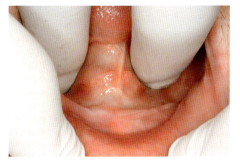
図❹　舌小帯部は、骨が膨隆している

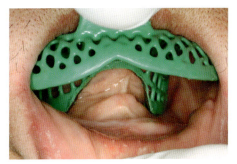
図❺　膨隆した舌小帯部に適合するように、トレーを改造して対処している

　その後、治療期間中に床外形や咬合高径、下顎位の補正を行い、義歯外形を作り上げていくのである。このように、1回でそのスペースを採ってくるのではなく、ステップごとに印象と確認を行ってデンチャースペースを求めていくのである。
　スナップ印象は、そのもととなるものであり、これには解剖学的メルクマールが十分に明示された顎堤の骨体が印記された印象が必要となる。すなわち、外斜線、顎舌骨筋線など床外形を決定するためのメルクマールを超えた印象採得を行う。解剖学的メルクマールを網羅した印象は、吸着してニュートラルゾーンを確認する咬合床を製作するうえで不可欠である。
　また、ニュートラルゾーンを基準にした総義歯製作において、上顎顎堤の吸収が著しいケースでは、歯槽頂の外側への人工歯排列となる。そのため、咀嚼時には上顎義歯に対して離脱の力が加わることがあるので、咀嚼側とは反対側の頬粘膜での強固な辺縁封鎖と周囲筋による抱き込みが必要となる。そのためには、上顎の頬側面の印象がとくに重要となる。
　印象採得は、基準となる下顎の印象採得から始める。筆者の印象法は、アルジネート印象材による2回法を行っている。トレーは、エイブ無歯顎用トレー（東京歯材社）を使用している。まず、トレーを口腔内に試適する。下顎の顎堤吸収が著しい場合は、舌小帯部分のオトガイ棘が骨膨隆となっており（図4）、エイブ無歯顎用トレーでそのまま印象を行うと、膨隆が当たって顎舌骨筋線の下までの印象が採れないため、トレーの小帯部分を削除して改造したものを用意している（図5）。
　1回目は、顎舌骨筋線と外斜線を超えた印象採得を行うので、標準よりも少し硬めの印象材で周囲組織を押し広げた印象採得を行う。
　舌と顎堤の間には、あらかじめ印象材を入れておく。その後、印象材を盛ったトレーを挿入して前歯部からゆっくりと圧接していき、同時に患者さんには、トレーの間から舌を軽く上方に上げてもらい、力を抜いた状態で閉口位をとってもらう。この動作は、印象前に練習しておくとよい。口腔周囲筋は、小帯を少し引っ張るくらいであまり動かさない。
　硬化後、口腔外に取り出したら、解剖学的メルクマールを書き込み、印象が採れているか否かを確認する。採れていない場合は、硬化した印象面をバーナーで炙って十分に乾燥させ、接着剤を塗布し、再度、不足部分に固めの印象材を盛って印象採得を行う。解剖学的メルクマールが確認できたら、表面をバーナーで炙って乾燥させ、接着剤を塗布して2回目の印象に備える。
　2回目は、標準よりも水の量を2倍にし、1回目の印象面に印象材を薄く塗布し、口腔内に挿入する。周囲の粘膜を少し押し広げるようにして小帯の印記を行い、硬化を待つ。硬化後、口腔外に取り出して不備がないかをチェックする（図6）。
　上顎は、下顎の印象面に印記された外斜線と口腔内のハミュラーノッチを目安にトレーを選択する（図7～9）。それは、上顎義歯の頬側面を下顎の外斜線を目安に決定するためである。
　上顎結節部の頬側と気泡の入りやすい口蓋部には、あらかじめ印象材を入れておき、トレーの後縁と左右のハミュラーノッチを結んだ線を合わせて、ゆっくりと後方から圧接していき、同時に患者さんには閉口位をとってもらう。1回目の印象で十分なチェックを行って2回目の印象を行えば、頬粘膜による辺縁封鎖や頬筋の抱き込みを期待できるきれい

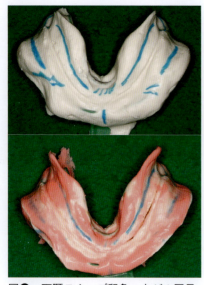

図❻　下顎スナップ印象。上が1回目。解剖学的メルクマールを書き込んで確認する。下がアルジネートでウォッシュした印象面

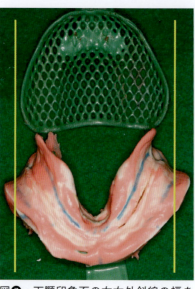

図❼　下顎印象面の左右外斜線の幅を基準に上顎トレーを選択する

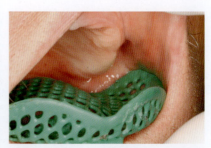

図❽　上顎トレーの試適。ハミュラーノッチと臼歯部頬側のスペースに適合させる

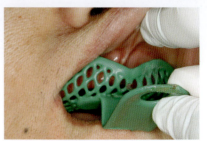

図❾　前歯部唇側のスペースとトレーの辺縁の位置を確認する

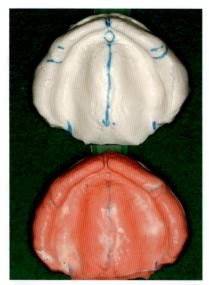

図❿　上顎スナップ印象。下顎同様解剖学的メルクマールを書き込んで確認する。下がアルジネートでウォッシュした印象面

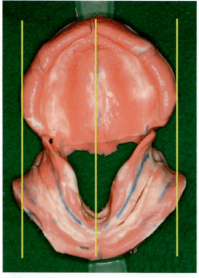

図⓫　下顎の左右外斜線の幅と上顎頬側面の幅が一致するように印象採得を行う

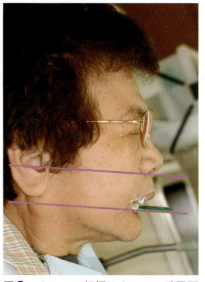

図⓬　トレーの把柄はカンペル氏平面に平行にしておくと、模型の台付け時に基準となる

な骨面の印象が採れているはずである（**図10、11**）。

また、印象時にトレーの把柄の角度をカンペル氏平面と一致させておくと、後の模型製作時の基底面の設定に役立つ（**図12**）。

3．模型製作と床外形の設定（図13～17）

　印象採得は頬側面までを意識して行っているので、石膏を注ぐときには印象の辺縁をオーバーするように盛り上げる。これが不十分だと、床の吸着に必要な模型が製作できない。また、印象採得時に把柄の角度をカンペル氏平面とほぼ平行にさせているので、模型に台を付けるときに、この把柄の角度と台の基底面を平行に設定する。このようにして製作された模型であれば、顎堤吸収の前後的、左右的な差や顎堤の傾斜が正確にわかるので、失われた骨を床で補うように仮床を製作するための情報が模型上に表現される。たとえば、吸収が強い側では床を厚

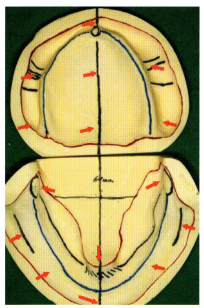

図⓭ 模型上に解剖学的メルクマールを書き込み、確認する。模型は必ず枠を付ける

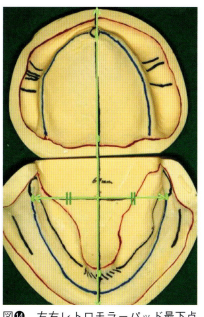

図⓮ 左右レトロモラーパッド最下点を結んだ線の中点と下唇小帯を結んだ線を下顎正中とする

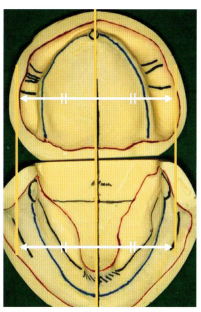

図⓯ 正中から外斜線までの幅は、ほぼ左右対称

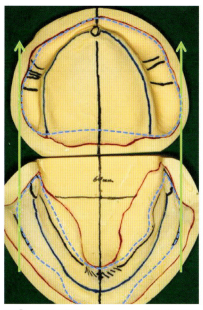

図⓰ 解剖学的メルクマールを基準に義歯の設計を行う

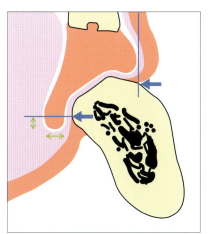

図⓱ 下顎の床形態。頰側は外斜線、舌側は顎舌骨筋線の動きを考え、顎舌骨筋線を越えた2〜3mmの位置に辺縁を設定する

く、吸収が少ない側では床を薄くというように、吸収差を補った仮床の外形に左右の対称性をもたらすことができる。これはまた、患者さんのニュートラルゾーンを設定してデンチャースペース義歯を製作するための基礎となる。

また、模型には解剖学的メルクマール、上下顎の模型上の正中線を書き込む。上顎の正中は、上唇小帯、切歯乳頭、正中口蓋縫線、左右口蓋小窩の中点を結んだ線とし、下顎の正中は、下唇小帯、舌小帯、左右レトロモラーパッドの最下点の中点を結んだ線として書き込む。

模型に解剖学的メルクマールと正中線を書き込んだら、その線をもとに床外形の設計を行う。

下顎は、レトロモラーパッドを覆い、頰側は外斜線いっぱいに設定し、頰小帯を避けて前方へ骨縁ぎりぎりまで延ばし、オトガイ筋の起始部は覆い、

下唇小帯は十分に避ける。舌側はレトロモラーパッドから垂直に下がり、顎舌骨筋線を越えて3～4mmの位置を顎舌骨筋線と平行に前方へ、舌小帯の手前までその深さをキープする。厚みはレトロモラーパッド付近では薄く、その後、徐々に4mm程度の厚みをもたせておき、舌小帯の部分は避ける形態にする。舌小帯の部分が骨の膨隆になっている場合は、顎舌骨筋線下部と同様の厚みをもって移行する。

上顎は、後縁を口蓋小窩の2mm程度前に設定して、ハミュラーノッチを避けて上顎結節部へ。ここでは下顎外斜線の位置を参考に厚みを設定して前方へ、頬小帯を避けて前方へ移行し、筋小束、上唇小帯を避ける。床縁の長さは、口蓋の深さを基準として長くなりすぎないように設計する。また、骨吸収の左右差に惑わされることなく、床外形が左右対称になるように意識して設計することも重要である。

また、口腔内を見ていない歯科技工士が、模型上で軟組織の状態を読み取ることは不可能なので、フラビーガムの範囲、オトガイ孔の位置、リリーフが必要な範囲なども印記しておく。

模型は、このレベルまでいってラボサイドに渡す。そうすることにより、模型から顎堤状態を正確に読み取れるので、咬合床を製作するうえで有利である。

4．咬合床の製作

模型上の設計線を守って咬合床を製作する。デンチャースペース義歯の咬合床は、咬合採得時にデンチャースペースそのものを印記する器具となるので、床製作にあたっては従来のモールド板を利用した均一の厚みで製作する床ではなく、デンチャースペースを埋めることができる厚みをもった床を製作する。基本的には、顎堤状況から骨吸収の度合いを見定め、吸収した骨を補った厚みをもたせる。とくに、下顎の頬棚の部位や上顎臼歯部の頬側は、吸収量を見定めて厚みを設定する。下顎の舌側は、長さよりも厚みが重要であり、長さは設計線どおりに設定し、厚みを十分にとる。また小帯の抜き方は、周囲筋の動きに合わせ、小帯の前方は鋭く括れた形態に、後方は緩やかな形態にする。最終的には、口腔内で微調整を行い、適合させていくため、口腔内でレジンを足すよりは削るほうが楽なので、少し大きめに製作しておく。

蝋堤の位置は、下顎臼歯部は床のほぼ中央に設定し、上顎臼歯部は上下顎模型の正中線を合わせたとき下顎に対咬するように設定する。前歯部は下顎の床縁を最外側としてアーチをもたせ、上顎はそのアーチに合わせて設定する。

高さは、下顎前方が床縁より18mm、後方がレトロモラーパッド2/3の位置に設定し、上顎前方が床縁より22mm、後方は下顎位によって変化するので、後方で5～7mm程度の高さに設定しておく。咬合床の詳細については、次章を参考にされたい。

5．咬合床の口腔内調整と咬合採得

正確に骨体の印象が採れ、その模型上で解剖学的メルクマールから設計された咬合床であれば、吸着が得られる形態になる（図18）。しかし、この状態では少し大きめに製作されているので、粘膜適合試験材を用いて咬合床の辺縁の微調整を行う。まず、開口した状態での辺縁調整を上下顎別々に行う。

下顎咬合床の粘膜面及び研磨面に粘膜適合試験材を塗布し、口腔内に挿入する。顎堤に圧接した状態で、「ア」、「オ」の発音及び舌の運動をしてもらい、辺縁の調整を行う。舌側の辺縁である顎舌骨筋線下は、口腔底の反発が強いケースでは長いと義歯を浮き上がらせてしまうため、顎舌骨筋線を越えること2～3mm程度にとどめ、厚みをもたせて閉鎖弁とする。また、レトロモラーパッド付近の床形態は吸着に重要な部分なので、細かく念入りに調整を行っておく。

上顎も同様に、粘膜面及び研磨面に粘膜適合試験材を塗布し、「ア」、「オ」の発音をしてもらい、小帯の動きや小筋束の動き、上顎結節部の厚みや辺縁の長さを細かく調整する（図19）。この部分は上顎義歯の維持にとても重要であるため、とくに丁寧に調整を行う必要がある。

また、前歯部の辺縁には小帯や小筋束が存在しているため、上唇の動きを阻害しないように細かな調整を行う。この前歯部辺縁が長すぎると、口唇閉鎖時に上唇が下がらないために下唇を上げようと下顎が前方に出てしまい、下顎位に影響が出ることがある。前歯部の厚みも同様で、厚すぎると鼻孔の形

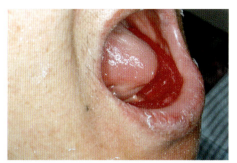
図⓲ 模型上で製作した咬合床を口腔内にそのまま装着しても、しっかりと吸着する

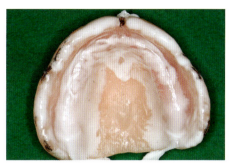
図⓳ 小帯の抜けを確認し、調整する

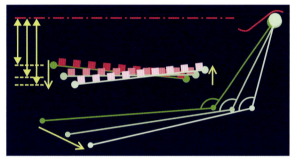
図⓴ Scheffの分類のⅠ～Ⅲ型のイメージ。咬合平面と顎位の違い

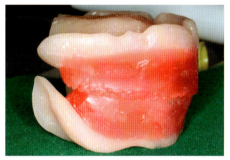
図㉑ 上顎を軟化し、チンポイント変法による第1回目の咬合採得を行う

態に影響したり、上唇の張りに不自然な感じが出てしまうので、注意が必要である。また、咬合したときに疼痛が出ると正確な咬合採得ができないため、この時点で指圧で咬合床を顎堤に押しつけ、疼痛が出ないことを確認する。

上下顎の咬合床が周囲組織に対して邪魔にならない形態になり、十分な吸着が得られたところで咬合採得に入る。筆者の咬合採得は、下顎に設定した咬合平面を基準にする方法で行っている。咬合平面は下顎の顎堤の前後的位置によって変わるため、従来の上顎の咬合面をカンペル氏平面に平行に設定した方法では、Scheffの分類のⅠ型のみが適応となる（図⓴）。また、下顎の蠟堤を軟化して咬合採得を行うことになるため、下顎咬合平面の後方設定であるレトロモラーパッド2/3が維持できなくなる。このまま咬合平面を基準に咬合器にマウントすると、咬合器上で蠟堤の修正を行う必要があり、修正後の咬合平面は咬合器のどの部分にも目安が残らなくなるため、人工歯排列時にエラーが起きやすくなる。従って、筆者は上顎の蠟堤を軟化し、咬合採得を行っている。

上顎の蠟堤を軟化し、チンポイント変法にて下顎位を誘導し、1回目の咬合採得を行う（図㉑）。

誘導した結果、蠟がはみ出た部分はカットし、平らな状態に戻しておく（図㉒）。このときの咬合高径は、下顎位がScheffのⅢ型でなければ、下顎の咬合平面がカンペル氏平面より少し後ろ上がりで、口唇閉鎖が可能な高径に設定する（図㉓）。この咬合採得は仮の咬合採得であり、この後いろいろな確認をしながら決定していくのである。

1回目の咬合採得が終了したら、粘膜適合試験材を用いて咬合した状態での咬合床の辺縁形態の微調整を行う。研磨面に試験材を塗布し、嚥下時の状態、「イ」、「ウ」の発音時の状態を印記し、調整を行う。とくに上顎結節部の形態は、上顎の吸着の要であるし、口腔周囲筋による抱き込みが行われるような形態を付与する。嚥下時の下顎頰小帯部分の抜き方は、レトロモラーパッド付近の床縁が頰側の粘膜と舌によって閉鎖されるためにとくに重要な形態であり、慎重に何度も確認して調整を行う。また、このときに舌や頰筋、口輪筋の圧力の状態も観察し、蠟堤の位置の修正を行う。ここで、模型上で設定したニュートラルゾーンを実際の口腔内で確認するわけである（図㉔～㉗）。

とくに、上顎前歯部の蠟堤の唇側面は顔貌に影響するため慎重に決定する。また、この部分は咬合

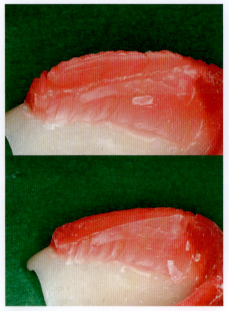

図㉒ はみ出した蠟はきちんとトリミングし直し、平らにする

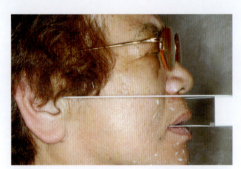

図㉓ カンペル氏平面よりも若干後ろ上がりに咬合平面を設定すると、同時に咬合高径も決定

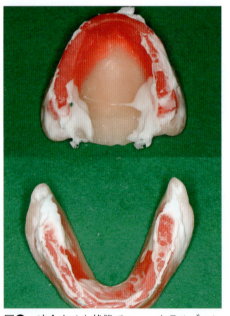

図㉔ 咬合させた状態でニュートラルゾーンの確認を行う

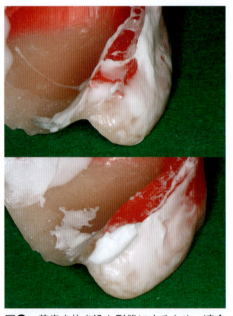

図㉕ 義歯を抱き込む形態にするため、適合試験材からはみ出た蠟堤は削除する

　高径にも影響されるため、高径が変化するたびに確認を行う。

　ニュートラルゾーンへの修正ができた上下顎咬合床で、2回目の咬合採得を行う。粘膜適合試験材を粘膜面に塗布し、咬合時に咬合力が左右、前後に均等に分散しているか否かを確認し、均等でなければ均等になるように上顎の蠟堤の高さを調整する（図28）。

　最終的な咬合高径は、顔貌により決定するのであるが、Willisの法則や安静位の状態を観察する方法も併行して行う。また、SchcffのⅢ型以外は咬合平面がカンペル氏平面より若干後ろ上がりになるように設定すると、下顎の咬合平面を基準として咬合採得を行う方法では、咬合高径と咬合平面が連動して設定されるため、エラーが少なくなる。

　下顎位については、旧義歯による悪習癖をキャンセルするために必ずチンポイント変法にて誘導を行う。その後、患者さんにタッピングをしてもらい、

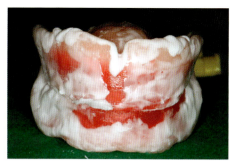

図㉖ ニュートラルゾーンの確認を終えた義歯正面観

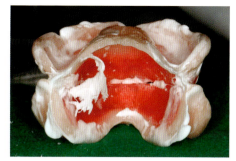

図㉗ 同、後方面観。舌房の広さが確認できる

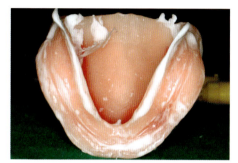

図㉘ 咬合採得後の粘膜面の適合状態が確認できる

 反復してその位置で咬合できることを確認する。咬合高径と咬合平面が適正に設定されていれば、その位置でタッピングしたときに上顎咬合床は動かない。咬合高径と咬合平面が適正でないと、上顎咬合床は前歯部が沈下するような動きをする。これは、上顎前歯部にフラビーガムがあるときに顕著に現れるため、上顎咬合床の安定が悪いときには、再度、咬合高径と咬合平面の設定からやり直すことが望ましい。水平的顎位に関しては、上下唇の小帯や模型上の正中を比較して確認を行う。前後的顎位に関しては、側頭筋後腹を触診したり、嚥下位を用いたり、ワルクホッフ氏の小球など数種類のチェックを行って確認する。

 また、咬合した状態で上下顎咬合床を取り出して側方から観察し、上下顎の後縁が一致していること、後縁部の上下咬合床のスペースが適正（5mm前後）であること、さらに後方から見たときに左右のハミュラーノッチとレトロモラーパッドの位置関係が同様であることなどからも確認できる。

 下顎位、咬合高径、咬合平面が決定したら、再度、上下顎の蠟堤は平らな面が接するように修正し、軟化しない蠟堤の状態で、前後、左右的なずれがないことを確認する。蠟堤に正中線、口角の位置、上下口唇線を書き込み、上下顎を固定して口腔外に取り出す。軟化したままの状態だと、前後、左右的なずれがわからないため、必ず硬化した蠟堤で最終確認を行って固定する。筆者は、上下顎蠟堤にクサビ状の切り込みを入れてシリコーンで固定している。

 このように数種類のチェックを行い、丁寧に咬合採得を行う。本製作法では、この咬合採得時がニュートラルゾーンを見極め、デンチャースペース義歯の形態を決定する段階なのである。すなわち、ここで得られた上下顎の咬合床の形態こそがデンチャースペースを満たした形態であり、最終的な義歯形態となるため、時間をかけて丁寧に仕上げる。

6．咬合器付着

 フランクフルト平面、カンペル氏平面、咬合平面と、何を基準とした咬合器を用いるかによって違ってくるであろうが、筆者は咬合平面を基準として咬合器に付着する方法を行っている。フランクフルト平面を基準にした咬合器を使うのであれば、フェイスボウトランスファーが必要であろうし、カンペル氏平面を基準に咬合器付着を行うのであれば、蠟堤の基準面はカンペル氏平面に平行にすべきであろう。しかし、顎運動を正確に再現できる咬合器がなく、また煩雑な操作はエラーを惹起する可能性が高くなるため、筆者は咬合位のみを再現できる平均値咬合器を用いて、排列基準を明確にできる咬合平面を基準とした咬合器付着を行っている。

7．ラボサイドへの正確な情報伝達

 以上のような印象採得、咬合採得を行えば、患者さんの情報が十分に模型上や咬合器上にトランスファーできるため、ラボサイドも模型上の解剖学的メルクマールを参考にして、比較的楽に口腔内での修正が少ない咬合床を製作できる。また、デンチャースペースが明示された咬合床、蠟堤があれば、咬合

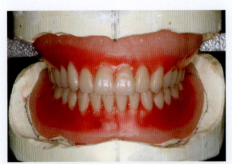

図㉙ ニュートラルゾーンに排列された人工歯。顎堤吸収に左右されない排列

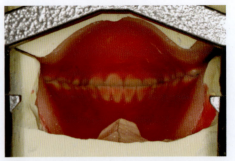

図㉚ 後方から見た排列。上顎機能咬頭を下顎中央窩にきちんと嚙ませる

器付着も正確に行えるし、人工歯排列も悩むことなく、蠟堤に忠実に排列が行えるはずである。また、歯科医師と歯科技工士がデンチャースペース義歯という共通の考え方のもとでコミュニケーションが図れるようになれば、歯科医師にとっては、間違いがわからないための再咬合採得や再試適、調整などを繰り返すことがなくなり、歯科技工士にとっては、情報のない模型上で悩んだり、適切な指示のない再排列のジレンマなどの混乱から解放され、よりよい総義歯製作が可能な環境になるのではないかと考えている。実際、筆者は現在、患者さんごとに細かい指示をほとんどすることなく、適正な技工物を技工所から得ることができている。

8．人工歯排列

ニュートラルゾーンが正しく示された咬合床があれば、人工歯は蠟堤に忠実に排列し、上下顎を正常咬合で咬合させればよいわけで、とくに難しいテクニックや法則といったものは必要ない。この点が、シンプルな義歯製作法といわれる所以である。従来の人工歯排列法では、上顎顎堤の頰舌的な吸収度合いによって複雑な排列を行ったり、複雑な咬合形態を与えなければならなかった。このことは、歯科医師、歯科技工士両者にとってとても大変なことであったし、一番残念なのは、従来の上顎歯槽頂を基準とした排列では、舌房を極端に狭くする傾向があるため、患者さんが受け入れてくれない、もしくは受け入れてくれても満足してもらえなかったことである。とくに上顎の歯槽頂を基準とした義歯製作法では、排列位置が舌側に位置するのと同時に、上顎の義歯床縁が十分でないケースが多くみられ、義歯の不安定を来していたようである。

筆者が大学を卒業した20年以上前であれば、上顎顎堤の吸収が著しいケースはまだ稀であり、うまくいかない難症例として片付けることもできたが、いまやこの超高齢社会では上顎顎堤が著しく吸収しているケースに当たり前のように遭遇し、難症例で済ませることができない時代となっている。

一方、この総義歯製作法は、顎堤の吸収に左右されることなく、ニュートラルゾーンに設定されたデンチャースペースに正常な上下の咬合関係をもった人工歯を設定すればよいので、簡単でシンプルに義歯が製作できる。SchefｆのⅢ型以外は、交叉咬合も反対咬合もないため、その後の調整もどのケースも同じように対応できるのである。つまり、一度覚えてしまえばいろいろな場面で応用がきく、いたってシンプルな総義歯製作法なのである（図29、30）。

Ｓｃｈｅｆｆ Ⅲ型の場合は、骨格性の下顎前突であるため、臼歯部は交叉咬合もしくは反対咬合、前歯部は切端咬合となる。

9．口腔内試適

人工歯排列が終わったら口腔内に試適する。患者さんは、ここで初めて具体的な形態の義歯を口腔内に装着するため、このときの装着感や審美性は、ファーストインプレッションという意味からも今後のコミュニケーションのあり方を考えるとかなり重要である。

上下顎が吸着すること、顎位に変化がないことを確認しながら、患者さんにはそっと咬合をしていただく。咬合にずれがあるまま強く嚙むと、その瞬間に義歯が転覆したり、痛みが出たり、人工歯が移動したり、脱落が起こる。そのような場合には、上顎臼歯部人工歯を取り外し、蠟堤に置き換えて再度咬合採得を行い、人工歯の再排列を行う。こまめに

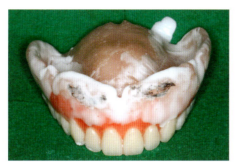

図㉛　唇側の出方を修正

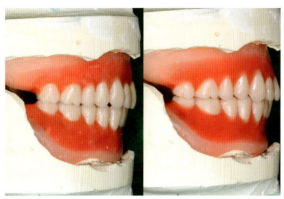

図㉜　チェアーサイドで前歯部の排列の修正を行う（左が修正前、右が修正後）

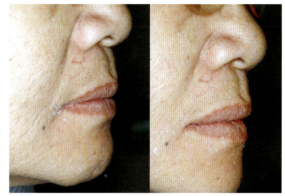

図㉝　排列の修正による上唇の張り、出方の違い（左が修正前、右が修正後）

チェックを行い、1つ前のステップに勇気をもって戻ることが、総義歯製作では失敗しないコツである。

　顎位に変化がなく、無事に咬合ができた場合には、患者さんとともに前歯の排列状態をチェックする。口唇の張りや口角の位置、ほうれい線の出方など、患者さんの希望に合っているか否かを確認する。患者さんによって求める口元はさまざまである。歯があった頃の雰囲気を望む方、きれいな歯並びを求める方、顔が変わるのが嫌なのでいままでの義歯の雰囲気のままがよい方など、患者さんの希望を十分にお聞きし、チェアーサイドで対応する（図31〜33）。

　咬合採得時の蠟堤の修正時にも希望を確認しているが、実際に歯が並ばないと患者さんは装着時のイメージがわかないので、この時点でも十分に確認を行う。また、これは治療用義歯であるために使用することで表情筋も変化するし、発音の問題も実際に使用してみないとわからない。そのため、日常生活での家族の感想なども織り込みながら修正していくことを説明し、今後も修正が可能であることを伝え、安心していただいている。

　審美的な確認を行ったら、人工歯の咬合状態を確認する。排列時には適正に排列されても、ワックスの収縮によって人工歯の位置が微妙に移動していることがあるため、臼歯部の上顎機能咬頭が下顎の中央窩に咬合しているか、咬合面の湾曲がずれていないかなど、咬合紙や目視で確認し、微調整を行う。

　また、研磨面に粘膜適合試験材を塗布して口腔内に装着し、発音や嚥下などの生理的運動を行ないながら、再度、人工歯の位置、床の形態がニュートラルゾーンにあること、また口腔周囲筋が抱き込める形態であることを確認する。とくに、第2大臼歯の排列位置は頰側からの抱き込みに重要となるため、確認して微調整を行う。

10．デンチャースペース印象

　試適が終わったら、蠟義歯の粘膜面、研磨面に流れのよいシリコーン印象材を塗布し、蠟義歯全体をウォッシュする形でデンチャースペースの印象を行う。

　まず、下顎の印象から行う。下顎の粘膜面、研磨面に接着剤を塗布し、十分に乾燥させる。その後、流れのよいシリコーン印象材を粘膜面、研磨面に薄く塗布して口腔内に装着し、次に上顎の蠟義歯も装着して咬合させ、まずは嚥下位をとってもらう。その後、開口して舌の突出、「ア」、「オ」の発音をし

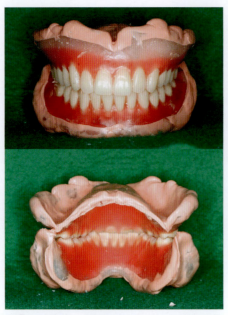
図㉞ 試適後、デンチャースペース印象を行う。正面観、後方面観

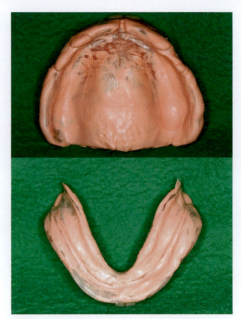
図㉟ 同、上顎粘膜面観、下顎粘膜面観

てもらう。この間、下顎の蠟義歯は念のため指で押さえておく。その後、静かに咬合して、「ウ」、「イ」の発音を順番に数回してもらって静かに硬化を待つ。硬化後、口腔外に取り出して蠟義歯の表面に一層の印象材がまわっていることを確認し、人工歯部の印象材やバリは除去する。

続いて上顎であるが、上顎は適合がよい咬合床の場合、口蓋部の流れが悪くなるため、下顎よりも流れのよい印象材を用いる。上顎も下顎と同様に接着剤を塗布し、印象材を粘膜面、研磨面に薄く塗布して口腔内に装着する。このとき、顎堤への圧接は80%にとどめ、印象が終わった下顎の蠟義歯を口腔内に装着し、上下顎が咬合することで上顎の圧接を完了させる。このとき、上下顎の人工歯の咬合がずれないように、下顎が噛み込んでくるときにきちんと咬頭対窩が咬合するように上顎の床を持って少し揺すりながら合わせる。その後、「ア」、「オ」、「ウ」、「イ」の発音を行ってもらい、前歯部唇側は術者が十分に口唇を動かして小帯の印記や辺縁形成を行い、硬化を待つ。

硬化後、口腔外に取り出して余剰な部分の印象材を除去する。印象材の辺縁は頰粘膜に密着した辺縁封鎖に重要な形態であるため、歯肉形成時には移行的な形態とし、印象材の形態を保持するように努める（図34、35）。

11. 治療用義歯のセット

まず、粘膜面の適合からチェックする。重合法によってレジンの歪みは大きく変化するため、いままでの作業を無駄にしないためにも精度の高い重合法を選択することが重要である。また、同じ重合法でも技工操作によって重合精度に差が出るため、筆者は、重合精度の高いシステムとそれを十分に使いこなしている歯科技工士に依頼することで、チェアーサイドでの調整を少なくしている。これによって、歯科医師の調整のストレスが少なくなることも重要であるが、患者さんにとっては完成した義歯を口腔内に初めて入れたときの装着感がよいという点で非常に有利である。

粘膜面の調整時には、上下顎別々に指圧で顎堤に押しつけて適合をチェックする。その後、開口時の辺縁形態をチェックする。粘膜適合試験材を辺縁にまわし、「ア」、「オ」の発音、舌の運動を行ってもらい、微調整を行う。ここで、上下顎の吸着を確認し、咬合調整に移る（図36、37）。

義歯の咬合を考えると、咀嚼に対して上下顎の咬合面が接触するのは短時間であるため、咬合面形態や咬合接触状態よりも排列位置や義歯の維持安定のほうの影響が強い。また、上下顎咬合面が接触するのは、主に嚥下時やクレンチング、グラインディングを行っているときであり、咬合面形態、接触点

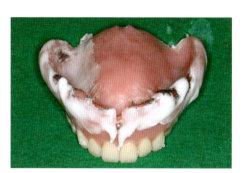
図㊱ 重合後の治療用義歯の辺縁を修正する

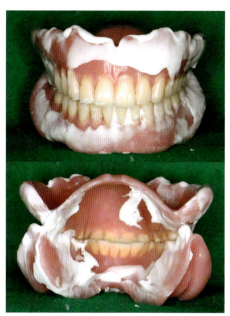
図㊲ 完成した治療用義歯がニュートラルゾーンに作られているかを確認する

が影響すると考えられる。

　従って、咀嚼時には義歯の力学的安定が重要である。上下顎の人工歯の間に食物が介在して嚙み砕いているときには、平衡側の接触はないために片側での維持安定が必要となる。そして、嚙み込んでいって食物が切断される間際には、平衡側がわずかに浮き上がるが、平衡側のバランシングコンタクトによって義歯が安定する。上下顎の人工歯は、咀嚼時よりも嚥下、クレンチング、グラインディングを行っているときに圧倒的に長い時間接触するため、このときに義歯が動いて当たりにならないように、下顎位の補正や咬頭展開角の調整が必要となる。そして、就眠時を含めて24時間、口腔内に義歯を装着していられるには、それに対応した咬合調整が必要である。

　咬合調整は、誘導タッピング、自律タッピング、側方運動、前後運動、自動削合の順で行う。治療用義歯の咬合は、上顎頰側咬頭内斜面はガイドさせない上顎機能咬頭を主咬頭とした両側性平衡咬合とする。咬合紙は、両側性の咬合紙ホルダーに固定し、咬合紙の抜けを見て咬合の強さを観察して調整を行う。咬合紙の抜け方で咬合の強さを判断するため、咬合紙は1回ごとに交換する。

12. 咬合調整テクニック

1）誘導タッピングの調整

　誘導タッピングは、上下顎の義歯を吸着させた状態で、チンポイント変法で行う。患者さんにはリラックスして顎の力を抜いてもらい、顎の下に術者の右手の人差指を曲げて添え、親指は顎の上からそっと添える。手首のスナップを利かせながら、顎を上方に弾ませるようにしてタッピングを行う。このとき、力を入れて下顎を固定したり、無理に後方に誘導してはいけない。

　咬合紙ホルダーは、上顎の咬合面に平行になるようにアシスタントに持ってもらい、術者の左手は親指と人差指を上顎義歯の左右の犬歯、小臼歯部に当てて義歯の動きを察知する。

　上顎機能咬頭を主咬頭とするため、まずは上顎頰側咬頭内斜面が咬合しないように削合し、その後、上顎機能咬頭が下顎の中央に嚙み込むように下顎頰側、舌側咬頭のそれぞれ内斜面を削合していく。咬合紙の抜け方が全体に均等になるように調整を行う（図38）。

2）自律タッピング

　誘導での調整が終わったら、患者さんにタッピングをしてもらう。誘導と自律では、旧義歯の習癖が残っているため、微妙にタッピングポイントに違いがあるので修正を行う。

3）側方運動の調整

　作業側、平衡側での機能咬頭がガイドされる部分をあらかじめ頭に入れておくと、調整ポイントが

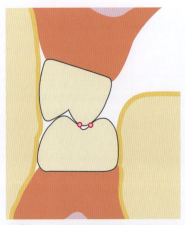
図38 タッピング時の咬合調整のイメージ。上顎の機能咬頭を優先にした咬合を作る（広義のリンガライズドオクルージョン）

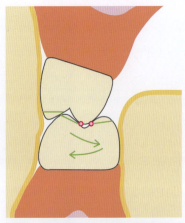
図39 側方運動時の咬合調整のイメージ。緑のラインが削合するラインのイメージ。下顎の動きに合わせた咬合面を作る

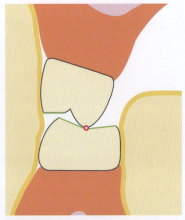
図40 B、Cコンタクトが一致した形態。実際の臨床ではこうなる

わかりやすい。上顎頰側咬頭内斜面は当たらないように削合してあるため、作業側では下顎舌側咬頭内斜面の調整のみとなる。第1小臼歯から第2大臼歯までの下顎舌側咬頭内斜面が均等に咬合紙が抜けるように調整を行う。平衡側は下顎頰側咬頭内斜面の調整となる。作業側と同様、均等に咬合紙が抜けるように調整をする。このときの調整は、タッピングポイントを削らないように、色の違った咬合紙でマークをしておき（筆者は側方運動を赤、タッピングポイントを青で色分けしている）、斜面の角度を浅くするように削合する（図39、40）。

4）前後運動の調整

旧義歯から治療用義歯に変わったとき、患者さんにとって大きく変わるのは咬合高径と下顎位である。とくに、低位前方咬合だった患者さんの下顎は、咬合高径の回復とともに後方へと変化しているため、旧義歯の習癖としては前方にいきたがる傾向にある。咀嚼筋のリハビリテーションが起きる前に、この傾向を無理に制御しようとすると義歯の当たりが出てしまい、正常なリハビリテーションが起こらないため、とくに前方運動の調整は重要である。

側方運動と同様、タッピングポイントと区別するため色を変えてマークする。前後運動では、前歯切端と下顎舌側咬頭の内斜面に遠心方向にマークが出るため、均等に当たるように調整を行う。臼歯部排列のときに前後湾曲をつけないと、前後運動時の臼歯部ガイドが弱くなり、前歯が被蓋のない状態になってしまうため、臼歯部の前後湾曲をきちんと規定どおりにつけておくことが大切である。

5）自動削合

カーボランダムペーストを用い、タッピングと側方運動、前後運動を約20回ずつ行い、調整面をなめらかにする。自動削合で咬合面を作ることはしないほうがよい。あまり長時間行うと、ガイドの削合のみにとどまらず、上顎機能咬頭の摩耗をもたらし、咬合高径を下げてしまうため、表面を研磨する程度にとどめて削りすぎないように注意する。

咬合調整が終わり、治療用義歯が口腔内になじんだ時点で、再度、粘膜面と研磨面のチェックを行う。口腔周囲筋、表情筋もなじんできているため、「ア」、「イ」、「ウ」、「オ」の発音や舌の運動などを行ってもらい、最終的にデンチャースペースに治療用義歯が収まるように調整を行い、テストフードを試食してもらってセットを完了する（図41～44）。

治療用義歯の期間

旧義歯使用時の患者さんは、人工歯の咬耗などにより下顎位は低位となり、低位咬合のために下顎位は前方に出ている。また、左右の人工歯の咬耗の差などによって、左右どちらかにも下顎は偏位している。そして、顎堤の吸収によって義歯が不適合になったり、不適切な人工歯排列、義歯形態により、義歯を押さえるような舌癖や口腔周囲筋の緊張があるケースが少なくない。こういったいわゆる悪習癖が残った状態で治療用義歯をセットしているので、

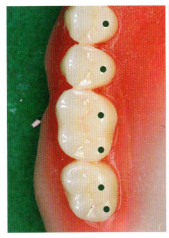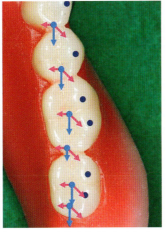

図㊶　リンガライズドオクルージョンでの咬合点とガイドライン

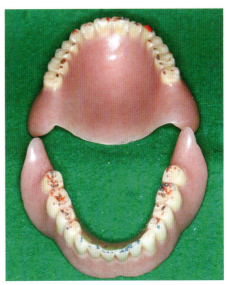

図㊷　実際の治療用義歯の咬合調整後

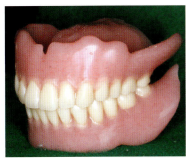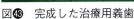

図㊸　完成した治療用義歯

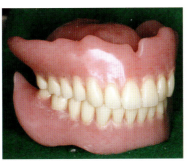

図㊹　口腔内に装着された治療用義歯。歯があったらと考えて可能な限り回復したい

　誘導した顎位で治療用義歯を製作しても、患者さんの下顎位は治療用義歯製作時には完全に正常な位置には戻っていない。治療用義歯製作時点に誘導した咬合位は、あくまでも治療用義歯製作時点でもっとも適正咬合位に近い、その時点で回復可能な顎位である。そのため、治療用義歯を使って咀嚼筋をはじめ口腔周囲筋のリハビリテーションを行い、適正な下顎位を求める必要がある。

　リハビリテーションが起こると、偏位していた下顎位は、誘導した位置よりも後上方（かつ左右どちらか）へと移動してくる。また、義歯を押さえるために行っていた舌の緊張、口輪筋の緊張にも変化がみられる。

　これは、粘膜面の当たりや吸着の変化、表情の変化として現れてくる。このとき、正確にその原因を突き止め対応する。当たりが出た場合、まず下顎がどの方向に動いてきているかを観察する。

　治療用義歯製作時の咬合器上で、あらかじめ上下顎の模型上の正中線を比較し、下顎が上顎に対してどちらの方向に偏位しているかを観察しておき、リハビリテーションによって補正される方向を予想する。また、粘膜面の当たりの部位でも判断ができる。つまり、下顎が後方に移動しているときには大臼歯部の平らな面、前歯部舌側に当たりが出る傾向にある（図45）。また、左右の偏位に対しては動く方向と逆の面に当たりが出る傾向がみられるため、よく観察して参考にする。

　そして、今の変化がその方向と一致すればリハビリテーションは正常に行われていると判断し、そうでなければ、咬合高径と咬合平面の再設定を行う。

　正常にリハビリテーションが行われていると判断できた場合には、それに対応した調整を行う必要がある。顎位の変化が起こるということは、それに対応して咬合平面を変化させていかなければならない。下顎の後退に伴い、咬合平面は第1大臼歯あたりを頂点に回転するように、後ろ上がりに変化して

2．デンチャースペース義歯の製作　105

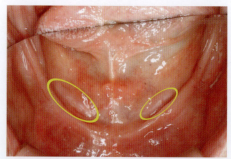

図㊺　下顎位が後上方へと補正されたために下顎前歯部舌側に当たりが出た

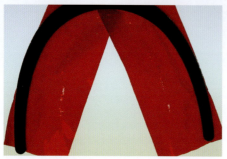

図㊻　咬合紙は第2大臼歯の部分のみ強く抜けている

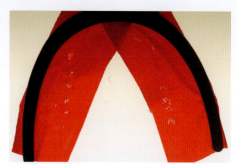

図㊼　上顎第2大臼歯の機能咬頭を調節すると均等に抜けるようになった

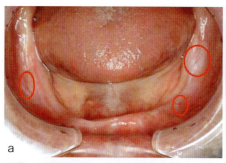

図㊽　両側臼歯部、前歯部舌側の計4ヵ所に粘膜の変化がみられた

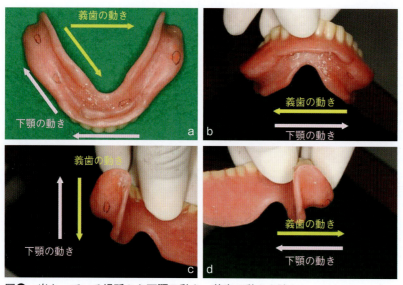

図㊾　当たっている場所から下顎の動き、義歯の動きを読む

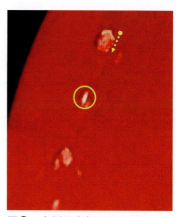

図㊿　左側臼歯部にイレギュラーな咬合紙の抜けがあった

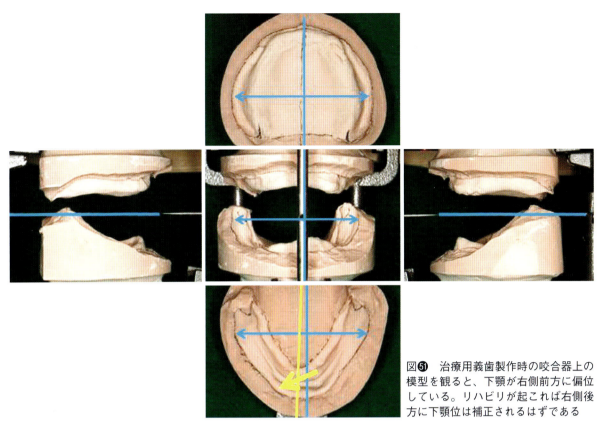

図❺1　治療用義歯製作時の咬合器上の模型を観ると、下顎が右側前方に偏位している。リハビリが起これば右側後方に下顎位は補正されるはずである

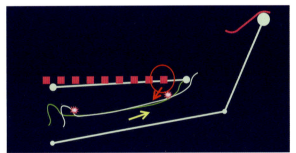

図❺2　治療用義歯によって変化する下顎位。顎位が補正されることで起こる疼痛のメカニズム（後方編）

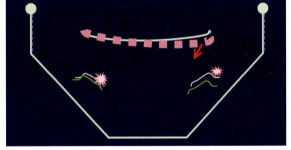

図❺3　下顎の右側偏位の補正。顎位が補正されることで起こる疼痛のメカニズム（側方編）

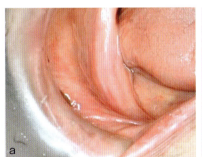
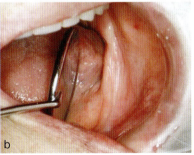
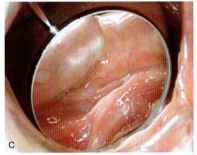

図❺4　下顎の動きに対応した咬合調整をすることにより、粘膜面には手を付けずに当たりが消えた

くるため、第2大臼歯が強く当たってくる（図46、47）。そのため、上顎機能咬頭を平らにすることなく、形態を保ったまま削合する。それ以外は、下顎移動に伴って咬合面の斜面に当たりが出てくるので、斜面を落とすように削合する。

咬合面の傾斜についても、この治療用義歯の期間をとおして下顎の運動にマッチするように展開角を調整していく（図48〜54）。

下顎位の変化に伴ってニュートラルゾーンも微妙に変化してくる。治療用義歯製作時のニュートラ

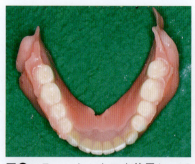
図⑤ ティッシュケアを使用し、10分後の状態。長時間適合試験材として使用できる。ニュートラルゾーンを確認するのに適した材料である

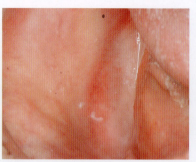
図⑥ 口腔周囲筋の活性が上がったことによって出てきた当たり

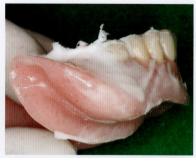
図⑦ 筋肉が活性化されることにより、辺縁も少しずつ変化してくる

ルゾーンの検査には粘膜適合試験材を使用するが、これは硬化時間が短いため、その瞬間を印記しているにすぎない。そこで、治療用義歯の期間には、ティッシュケア（トクヤマデンタル）を使って検査を行う。この材料は、長時間硬化することなく、周囲筋の圧力に対して変形していく材料であるため、ティッシュケアを治療用義歯の研磨面に盛り上げ、5～10分患者さんと会話したり、生理的運動をしてもらうことにより、より正確なニュートラルゾーンの確認が可能となる（図55）。

下顎位の変化が大きな場合は、咬合面が接触しないようにイソコンパウンドなどを用いて咬合採得を行い、咬合器上で咬合調整を行うか、人工歯の再排列を行って対応する。この治療用義歯が最終的に製作する本義歯の咬合床となり、治療用義歯での落ち着いた顎位が最終的な下顎位となるため、この治療用義歯の期間は非常に重要となる。

また、リハビリテーションが起こることによって、周囲筋の活性が上がり、当然、デンチャースペースは小さくなるため、義歯辺縁にも当たりが出てくる（図56、57）。治療用義歯の大きさはリハビリテーションに伴って若干小さめになっていく。

数週間～数ヵ月、治療用義歯の期間をとおしてリハビリテーションを行い、顎位の補正や咀嚼の問題、審美的問題、発音の問題等をクリアし、患者さんの了解をもらったら本義歯へと移行する。

本義歯製作

治療用義歯は、数回の修正を繰り返して適正な顎位、適正な義歯形態を得て、患者さんの満足を得たデンチャースペース義歯であるため、この義歯を用いて印象採得と咬合採得を同時に行う。流れのよいシリコーン印象材を用いて、周囲筋を十分に動かしてもらい、治療用義歯の粘膜面、研磨面全面の印象（デンチャースペース印象）を行う。

硬化後、咬合面に咬合採得用のシリコーンを介在させて咬合採得を行い、硬化後、口腔外に取り出し、石膏を注いで咬合平面を基準に咬合器にマウントする（図58～61）。

治療用義歯は、この時点で印象材を取り除いて本義歯完成まで使用してもらうため、患者さんにお返しする前に、ラボサイドへの情報として治療用義歯の印象を採り、石膏の複製義歯を作っておく（図62）。

咬合平面が設定された咬合器上に、上下顎のマウントされた模型と、この石膏義歯があれば、ラボサイドでは、治療用義歯に則った本義歯の床製作と人工歯排列が可能である（図63、64）。

このように、治療用義歯を用いて直接口腔内でデンチャースペース義歯を製作しているため、本義歯製作においては、治療用義歯の情報を正確に本義歯に盛り込むことのみに専念すればよく、とくにテクニックは必要としない。

また、本義歯では下顎位の補正が済んでいるので、顎位の変化はほとんど起こらない。起こってもごく少量であるため、顎堤条件の極端に悪いケースでなければ、上顎頬側咬頭内斜面も作業側の下顎機能咬頭の滑走面として機能させる（図65）。これによって患者さんに対し、噛みしめたときの義歯の安定感、

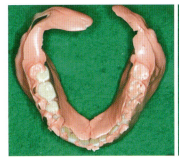 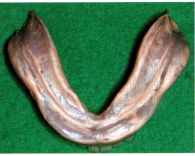 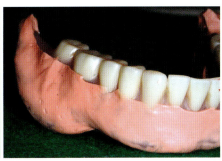

図❺❽ 本義歯製作のための治療用義歯によるデンチャースペース印象（下顎）

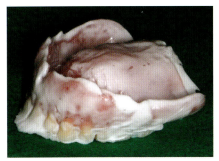 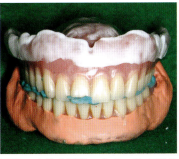 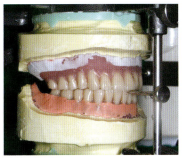

図❺❾ 本義歯製作のための治療用義歯によるデンチャースペース印象（上顎）

図❻⓿ 本義歯製作のための治療用義歯によるデンチャースペース印象と咬合採得

図❻❶ そのまま模型を作り、咬合器付着まで行える

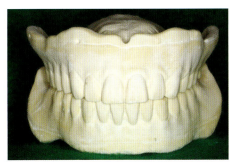 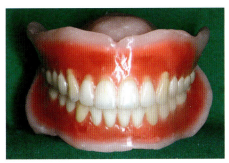

図❻❷ 治療用義歯は患者に返すので、ラボへの情報として石膏の複製義歯を作製

図❻❸ 本義歯の人工歯排列

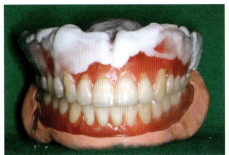 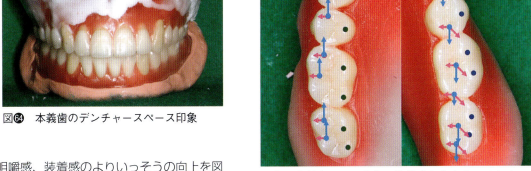

図❻❹ 本義歯のデンチャースペース印象

図❻❺ 本義歯では、患者の装着感を向上させるために、条件により上顎頬側咬頭内斜面もガイドさせる。いわゆるフルバランスドオクルージョンである

咬合感、咀嚼感、装着感のよりいっそうの向上を図る。

完成したデンチャースペース義歯は、有歯顎者と同様なマウスボリュームを回復できるため、審美性が高く、舌房も阻害されない。上下顎の義歯も吸

2．デンチャースペース義歯の製作 | 109

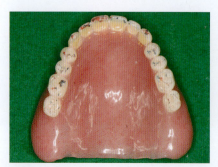
図66 本義歯完成（上顎咬合面観）

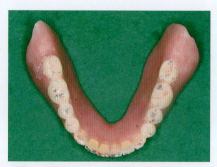
図67 本義歯完成（下顎咬合面観）

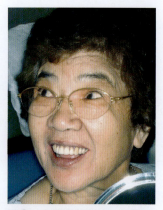
図68 本義歯装着時の顔貌

着で安定し、咀嚼も満足できるため、患者さんには大変喜んでいただける義歯である（図66〜69）。

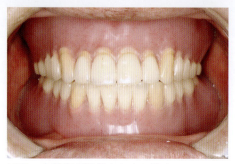
図69 本義歯が装着された口腔内

　以上のように、各ステップごとに正確な作業を行うことにより、特別なテクニックを要することなく、デンチャースペース義歯は完成する。総義歯製作では、ステップごとに正確な作業を行うことが重要であり、どこかですべてのエラーを一気に修正することは不可能なため、エラーが発見されたときは、ラッキーだと思ってワンステップ戻って修正することが望ましい。

　総義歯製作は、積み木を積み重ねるようなもので、一つひとつの工程の積み重ねで精度の高い義歯ができると考える。「急がば回れ」ということである。また、デンチャースペース義歯製作法は、従来の義歯製作法とは根本の考え方が違うため、歯科医師、歯科技工士がともに同じ考えで取り組まなければならない。しかし、一度理解してしまえば、患者さんの顎堤吸収条件に左右されないため、とても楽な製作法である。

【参考文献】
1) 河邊清治：臨床総義歯学. 永末書店, 京都, 1972.
2) 加藤武彦：治療用義歯を応用した総義歯の臨床. 医歯薬出版, 東京, 2002.
3) 加藤武彦, 他：総義歯に求められるものは何か（Part 1）よい模型の判断基準はここにある. 歯科技工, 16（3）: 247-293, 1988.
4) 加藤武彦, 他：総義歯に求められるものは何か（Part 2）模型から読む解剖学. 歯科技工, 16（4）: 398-408, 1988.
5) 渡辺宣孝：総義歯に与える咬合の原則. デンタルダイヤモンド, 33（10）: 44-51, 2008.
6) 渡辺宣孝：総義歯の一次印象を考える―顎堤のより的確な印象へのアプローチ―. 補綴臨床, 21（1）: 83-97, 1988.
7) 渡辺宣孝, 村岡秀明, 榎本一彦 編：総義歯という山の登り方. 医歯薬出版, 東京, 2009.
8) 田中久敏 訳：バウチャー無歯顎患者の補綴治療. 医歯薬出版, 東京, 2008.
9) 小林賢一：総義歯臨床の押さえどころ. 医歯薬出版, 東京, 2001.
10) 上條雍彦：図説 口腔解剖学5 内臓学. アナトーム社, 東京, 1974.
11) 阿部二郎：誰にでもできる下顎総義歯の吸着. ヒョーロン・パブリッシャーズ, 東京, 2004.
12) 田中五郎：デンチャースペースにマッチした義歯床外形設定と人工歯配列の実際. 歯科技工, 35（4）: 453-463, 2007.
13) 田中五郎：顎堤吸収の著しい総義歯にどう向き合うか. デンタルダイヤモンド, 33（10）: 22-31, 2008.
14) 松本直之：無歯顎補綴の臨床Q&A. 医歯薬出版, 東京, 2006.
15) 中尾勝彦：無痛デンチャーの臨床. 医歯薬出版, 東京, 2002.
16) 豊田静夫, 鬼塚智仁：総義歯製作ガイダンス. デンタルダイヤモンド社, 東京, 2001.
17) 豊田静夫：総義歯Q&A. 永末書店, 京都, 2006.
18) 豊田静夫：コンプリートデンチャー実習書. クインテッセンス出版, 東京, 1997.
19) 早川 巖：コンプリートデンチャーの理論と臨床. クインテッセンス出版, 東京, 1995.
20) 丸山剛郎：臨床生理咬合. 医歯薬出版, 東京, 1988.
21) 佐藤貞雄, 玉置勝司, 榊原功二 編：ブラキシズムの臨床　その発生要因と臨床的対応. クインテッセンス出版, 東京, 2009.
22) E.Piehslinger 著／佐藤貞雄, 石川達也, 青木 聡, 渡邉 誠, 豊田 實 訳：臨床家のための歯科補綴学　顎機能と機能障害の診断を考慮した歯科治療. クインテッセンス出版, 東京, 2007.

第IV章

デンチャースペース義歯を歯科技工で実現するために

1 デンチャースペース義歯と歯科技工士とのかかわり

加藤武彦 神奈川県横浜市・加藤歯科医院

● 歯科医師が義歯を作れないことによる弊害

　歯科の国家試験で、実技が行われなくなって久しく、歯科医師は総義歯の人工歯排列ができなくなってきている。筆者らの先輩歯科医師は、自分で印象を採り、咬合床を作り、そして咬合採得を行った後、人工歯を排列していた。そのため、当初はおぼつかない総義歯であっても、臨床を重ねるたびによい総義歯ができるようになったと思われる。現在よりも顎堤条件の悪い人は少なかったかもしれないが、人工歯をどこに排列すれば安定のよい義歯ができるのか、そして、重合や研磨までを行ううちに徐々に学習効果を得て、皆が総義歯のベテラン歯科医師に育ったものと思われる。

　翻って、現代の歯科教育を考えてみると、実技実習がなくなって以来、歯科技工は歯科医師が行うことではないという暗黙の了解があるかのごとく、ちょっとした前歯の排列位置の変更でも技工所に戻ってくる現実をみると、いかに手の動かない歯科医師が増えてきているかがわかる。患者さんの個性にあった前歯の排列位置などは、試適段階で歯科医師がチェアーサイドで直接修正を加えて、それをまた試適することで、その患者さんらしさが出せるわけである。

　歯科医師が自身で人工歯を排列しないことから、顎堤条件の悪い下顎などでは、どこまで咬合圧を受けられる骨面かも把握せず、指示もなく模型のみを技工所に送ってしまうため、歯科技工士が「これで、どこに排列したらよいのか」と、途方に暮れてしまいそうなケースも多々見られる。筆者が、このようなメルクマールが表現されていない模型では排列基準が採れないからと、再度印象をしてもらうようにアドバイスしても、歯科医師からは「顎堤条件が悪いので、これしか採れないんだ」との返事があるそ

うで、歯科技工士はお得意様の歯科医師が減ってしまうことを考えれば、その模型で作らざるを得ないとのことであった。

　もう1つ、技工指示書にも問題がある。本来歯科技工士は、歯科医師からの指示書に記載されている情報や直接模型に記載されている情報をもとに、仮床の製作や人工歯の色、形態などを選んで排列するわけである。しかし最近、筆者が多くの技工所に携わっていると、技工指示書に記載されている情報があまりにも少なく、義歯の設計などが記載されているケースを見ることは大変稀である。また、パーシャルデンチャーにおいても、クラスプの設計やバーの形態などが記載されている模型はほんのわずかである。

　このような現実になってしまった理由を考えてみると、やはり、根本には歯科医師自身が技工をできないため、「このように作ってほしい」という指示が出せないから、歯科技工士任せの製作になってしまうのではないだろうか。技工指示書どおりに作り、なおかつ装着時に不備があれば、責任の所在も明瞭になるわけであるが、現実には技工指示書に明確な指示がないにもかかわらず義歯製作が行われているわけである。そのため、責任の所在が不明瞭になり、意味のない再製作を強いられるという現実が起こっているのである。

● 歯科技工を魅力ある仕事に！

　以前の歯科医師のように、自分で印象を行った症例では、自分で排列も行うようにすれば、このようなことはないはずである。そして、その延長線上には、やはり咬合採得の失敗があり、またその先には無料での義歯再製という現実がある。ここに、義歯を製作している技工所の一番の不採算部門があり、義歯関係に携わる歯科技工士の離職率の高さや、歯

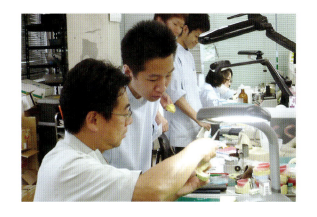
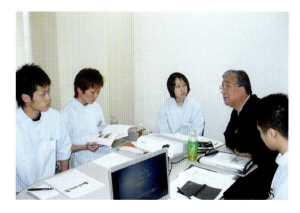

科技工士専門学校の閉校という問題の原因の一部にも繋がっているのではないだろうか。歯科技工士専門学校で教わったとおりにやろうと思っても、教育で教わった総義歯排列実習の模型と、現実に就職先の技工所で与えられた模型とのあまりの格差に、どうしてよいのかわからないで悶々としているのが現実である。

ではここで、歯科技工士教育について少し考えてみる。実習では、㈱ニッシンの顎堤吸収のない優形な顎模型を使い、いかに上下咬合面をバランスよく合わせて、きれいに人工歯を排列するかを学ぶ。このような優形な模型ならば、上下の顎堤間には歯槽頂間線法則がしっかりと合うし、何の矛盾もなく排列できてしまう。そのため、「技工所に勤めても、総義歯はこのように排列すればよいのだ」、「私の仕事は患者さんに喜んでもらえるはずだ」、「意義のある仕事だ」と胸をふくらませていると思う。ところが、現実は高齢社会で女性の平均寿命が86歳、ましてや在宅往診ではその年齢をはるかに超えた患者さんが診療の対象なのである。つまり、歯科技工士学校で見たような模型は、皆無に等しいのが現実なのである。だから筆者は、顎堤吸収が強い模型を使い、仮床作りから人工歯排列までをカリキュラムに入れ、卒業したての新人の教育・指導を行っている。また、㈱ニッシンにお願いして顎堤が著しく吸収した模型を作り、これを普及させて多くの歯科技工士教育に役立てるべく奔走している。

歯科技工士法に示されているように、過去に起こった問題から、歯科技工士は患者さんの口腔内には触れられないということであるが、このような悪法が現存していることに腹立たしさを感じている。なぜかというと、筆者のテクニックでは辺縁封鎖による吸着を求めるわけであるが、しっかりしたスナップ印象を採った後、吸着を得られる仮床を歯科技工士に製作してもらっている。メルクマールのはっきりした印象が採れていれば、失われた骨を床で補うという考え方で、義歯形態はほぼ想像がつき、床の厚みや外形は設定ができるので、これを歯科技工士に指示することで製作依頼が可能になる。このとき、歯科技工士に模型の状態をより理解してもらうためには、まず、実際に患者さんの口腔内で、仮床が辺縁封鎖によって吸着していることを体験してもらわなければならない。それを体験しないと、仮床の外形の善し悪しの判断ができないのである。また、顎堤吸収が強くなると顎舌骨筋線がシャープになり、なぜここをリリーフしなければならないのか、実際に触診して感覚を覚えてもらっている。このようなリリーフの場所などは、総義歯製作の過程で歯科技工士が理解しておかなければ、痛くなく噛める義歯はできないのである。

それともう1つ、現在の教育では、仮床の製作がモールド板による1〜2mmの薄いレジンで行われているが、これでは我々が求めるデンチャースペース義歯の仮床にはならない。本来のデンチャースペースは、臼歯部は上顎の吸収形態から考えても下顎外斜線にほぼ匹敵する厚みがないと、辺縁封鎖を求めることも人工歯排列の基礎床となり得る床の幅とはならない。だから、仮床作りのときに、抜歯さ

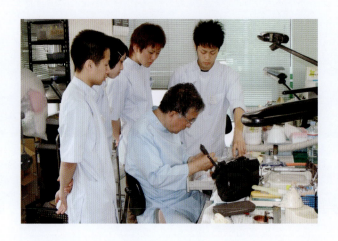

れた直後の吸収する前の本来の顎堤形態を再現することを考え、仮床製作を行わなければならないのである。前歯部においても、昔の口元の再現を考えれば、同じように失われた骨組織を仮床の厚みをもって回復しなければならない。多くの高齢者は、歯を失って総義歯になり、口元の引っ込んだ老人醜を何とかしてほしい、そして、できることなら歯があったときの自分の口元に治してほしいと願っているはずである。

求められる時代に即した義歯治療

歯科技工士に喜んで総義歯の技工をしていただくためには、歯科技工士教育だけを変えればよいというものではないことは重々わかっている。3Kの職種であり、そのうえ給料が少なくては、歯科技工士になろうとする人が減るのは火を見るより明らかである。やはり、総義歯の保険点数を仕事時間に見合うだけのものとして歯科界が得ていないのが大きな原因である。

義歯は不採算部門だと言われ、歯科医師が本気で義歯治療に向かっていないのも現実である。筆者は以前、日本歯科医師会雑誌での対談のときに厚労省の原 徳壽 医療課長（当時）に提言したことがある。それは、「保険診療では、義歯の再製作の期限を半年と決められているため、義歯をビニール袋いっぱいに持参して新義歯製作を依頼に来る患者さんもいるように、医療費の無駄がここにあると思うので、真剣に作った義歯の値段を今の3倍に上げてもらい、その代わりに一度作った義歯は4～5年は保証する」というものであった。このようなことは、雑誌の対談で決められるものではないので、日本歯科医師会から中医協に出席されておられる代表の方に、日本歯科医師会がこの提言のコンセンサスをしていただければ、患者さんも喜び、歯科医師も潤い、歯科技工士の生きる道に通じるのではないかと思っている。

言うまでもなく、歯科技工士教育を見直すには歯科医師の教育を見直さなければならない。本書での提言の基本をなしている部分は、今までの歯科大学・歯学部、歯科技工士専門学校での教育では、高齢社会の顎堤吸収の強い患者さんが当たり前の現在には通用しにくくなっているということである。筆者が大学を卒業した1960年当時、顎堤吸収の強い症例は稀に遭遇する程度であり、難症例として避けて通れた。しかし現在は、技工所に届く模型を見ても顎堤条件のよい症例は稀であり、いわゆる顎堤吸収の強い難症例の模型が大半を占めている。

この現実を大学教育や国家試験に携わる先生方に真剣に考えていただきたいのである。現在は、大学卒業後の臨床研修に国家の費用が注ぎ込まれている。これは、とりもなおさず「社会に役立つ歯科医師の技術レベルを向上させてください」という国の意志の現れである。歯科界全体の協力のもと、患者さんに役立つ歯科医師を輩出する責任が歯科大学・歯学部にはあるのではないだろうか。

2 デンチャースペース義歯の理論を技工所へ採り入れて

山本洋一　神奈川県横浜市・株式会社メディナ

● 歯科医師と歯科技工士の連携、そのあるべき姿と現状

　本来、総義歯を製作するうえで最も重要なことは、歯科医師と歯科技工士がともに製作する総義歯を、機能的にも審美的にも患者さんに満足していただけるための、共通のゴールの姿をお互いが描いて製作を進めることである。たとえば、一軒の家を建てるときでも、1人の大工が最初から最後までのすべての作業工程を行うわけではない。依頼主の希望を取り入れながら、地盤の善し悪しなども考えて専門家が作った設計図というものを基準に、多くの職種の方々が1つのはっきりとしたゴールを頭に描きながら作業を行い、完成させるわけである。総義歯製作も同じことで、歯科医師と歯科技工士がそれぞれの分野での専門家として、さまざまな違う環境のなかでも、ある一定の基準において設計図を作り、お互いの協力のもとに、そのゴールに向けてそれぞれの役割をきっちりと果たしていくことが重要である。

　我々歯科技工士は、患者さんに受け入れていただける総義歯を製作するために、患者さんの情報をより多く求めている。それは、性別、年齢、身長、若いころの顔写真などである。そして、その情報のなかで最も重要なものは、歯科医院から預かる印象模型のなかにある、総義歯を製作するうえで設計図を起こすための基準点となる「解剖学的メルクマール」である。この「解剖学的メルクマール」がしっかりとわかる模型でなければ、設計図は起こせないし、最終的に患者さんに満足していただける総義歯は製作できない。そして、その基準点は顎堤吸収の度合いが強い、弱いにかかわらず必要不可欠な情報なのである。

　コマーシャルラボに従事している歯科技工士が、すべての患者さんの診療に立ち会うことは現実的に不可能である。仮に、診療時に立ち合う機会が得られたとしても、歯科技工士法により、歯科技工士が患者さんの口腔内を直接触診することは禁じられている。骨吸収が進み、骨が鋭利になっている部位や顎舌骨筋線など、リリーフする部位などは歯科医師の指示がなければ、口腔内を触ったことのない歯科技工士が判断するのは困難であり、本来、技工指示書や直接模型にそのような情報などが記載されていなければならないのである。しかし、技工指示書には、性別や年齢すらも記載されていなかったり、時には「試適」、「完成」と次の工程のみが記載されているだけで、リリーフ部位などについては、明確な指示が記載されていることは非常に少ないのが現状である。

　デンチャースペース義歯の理論において、最終的によい総義歯を製作するための最大のポイントは、実は基礎床の製作にある。とくに、顎堤吸収の著しく進んだ症例では、しっかりと吸着の得られる基礎床が製作できなければ、咬合採得時に中心位を求めることが非常に困難であり、咬合採得の失敗を招きやすくなる。加えて、吸着の得られる基礎床を製作するためには、基準点となる「解剖学的メルクマール」のはっきりわかる印象模型が、歯科医院から技工サイドへ届く必要がある。

　「失われた骨を床で補い、辺縁封鎖にて維持を求める」ことのできる基礎床を製作するためには、どこにどんな口腔周囲筋があるのかだけでなく、どのような形態を付与すれば、どのような筋の働きによって吸着が得られる基礎床を製作することができるのか、そして、どのような床の形態が口腔周囲筋の動きを阻害して邪魔になってしまうのか、ということを知ることが大切である。そのためには、歯科技工士も口腔の機能解剖を学ぶことが重要になるのである。

　我々歯科技工士の仕事は、歯科医師からの指示に基づき補綴物を製作することであるが、とくに難症例総義歯の製作に関しては明確な指示がないこと

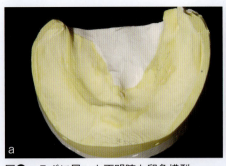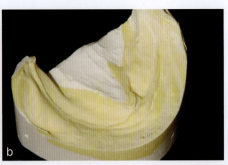

図❶ ラボに届いた不明瞭な印象模型

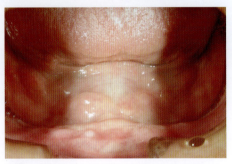

図❷ 歯科技工士が口腔内を見せられても……

が多く、その製作方法を誰からも教わったことがなかった。不明瞭な印象模型に対して、それを歯科医師に尋ねても、「難症例なので口腔内もこんな感じで、これ以上の印象も採れないんだよ」という答えが返ってくる。また、歯科技工士も仕事を失ってしまうことの恐れと、実際に口腔内をそれほど見たり触ったりしたことがないことから、歯科医師のその答えに対して、印象の採れていない部位を的確に指摘できず、言われるがままに歯科医師の言葉を信じ、そのまま製作してしまうことがある（図1、2）。

当然、そのような模型で製作した咬合床が吸着するわけもなく、歯科医師も吸着の得られない咬合床で咬合採得を行うため、咬合採得の失敗が多く、その再排列を無料でやらされているのが現状である。そして、歯科医師と歯科技工士のお互いが、総義歯を製作していくうえでの基準をどこにおいてよいのかがわからず、ゴールの姿を描けないまま手探り状態で製作を進め、それを完成させてしまうため、負のスパイラルに陥ってしまっていることが多い。以前は、正直言って、われわれの技工所も同じような状態であった。いま思えば、「負のスパイラルに陥っている」というよりも、「それが当たり前」と、半ばあきらめの気持ちで総義歯製作を行っていた。

デンチャースペース義歯との出合い

あるとき、取引先の歯科医院で行われた加藤武彦先生の患者実習に参加する機会を得て（図3）、デンチャースペース義歯の理論とテクニックによる総義歯の製作からセットまでを見ることができた（図4）。そして、患者さんがテストフードの煎餅やおしんこをバリバリと音を立て、痛くなく食べることのできる喜びから、涙を流している姿を見たのである（図5）。そのとき、「本当に困っているのは、歯科医師でも歯科技工士でもなく、不良な義歯を入れていて食事も満足にできない、患者さんなのだ」ということに気付かされ、「歯科技工士も勉強してよい義歯を作ることができれば、患者さんや歯科医師に心の底から喜んでいただける」、「歯科技工士とは、実はこんなにもやりがいのある仕事なんだ」ということを、改めてその患者さんから教わった思いがした。

この貴重な経験を機に、我々歯科技工士も勉強をしなくてはならないことはもちろん、「技工所に届く模型がしっかりした模型でなければよい義歯はできない」という観点から、技工所主催による取引先の歯科医師を対象とした総義歯セミナーを開催し、歯科医師と歯科技工士がともにデンチャースペース義歯の理論を学ぶ機会を作ったのである（図6）。そして、このセミナーに参加してデンチャースペース義歯の理論を学んだ歯科医師を対象に実習を企画し、希望された歯科医師の医院において患者実習を行い、実際にそのテクニックを見て学び、自身の臨床に取り入れていただいている（図7）。その結果、義歯製作を進めるうえで、お互いが共通のゴールの姿を描けるようになり、取引先の歯科医師と歯科技工士がいままで以上に連携を図れるようになったのである。

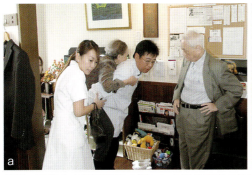
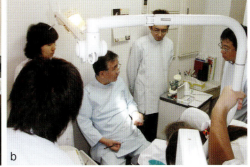

図❸　取引先の歯科医院で行われた患者実習の風景

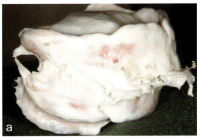
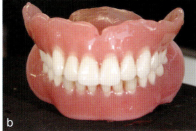
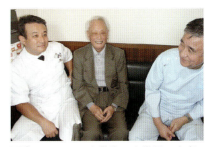

図❹　デンチャースペース義歯の理論により製作された総義歯

図❺　セットした義歯に大満足の患者

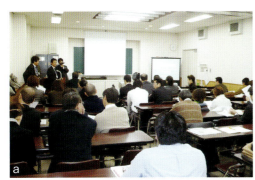
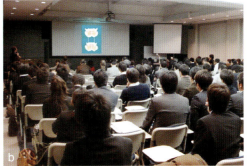

図❻　取引先の歯科医師を対象としたセミナー（a：平成20年横浜開催、b：平成21年東京開催）

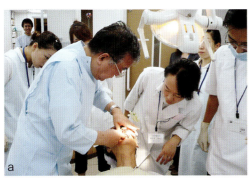
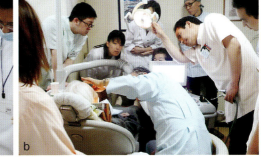

図❼　歯科技工所が主催した患者実習

2．デンチャースペース義歯の理論を技工所へ採り入れて

3 歯科技工サイドによるデンチャースペース義歯

山本洋一 神奈川県横浜市・株式会社メディナ

● 模型製作

基準模型を製作するうえでのポイントは、印象採得時にトレーの把柄がカンペル氏平面と一致するように印象を採ることである（図1）。その把柄が作業台と平行になるように石膏を注げば（図2）、カンペル氏平面と模型の基底面が平行な作業模型が出来上がる（図3）。そのような模型であれば、顎堤吸収の左右差や水平的、垂直的な吸収の度合いがよくわかり、基礎床を製作するうえでの基準がわかりやすくなる。印象に石膏を注ぐ際、印象の床縁から約5mm上にラインワックスでボクシングを行う。この床縁の厚みを再現することが辺縁封鎖にとても重要となる。

出来上がった模型に、上顎は正中口蓋縫線と口蓋小窩を基準に正中を決め正中線を入れ、下顎はレトロモラーパッドの最下点を左右結んだ線の中点と、舌小帯の起始部を結んだラインを下顎のセンターラインとして線を入れる（図4）。

このとき、上顎はハミュラーノッチの延長線に、下顎はレトロモラーパッドの中央（骨面の中央を延長したライン：図5）に線を引いておけば、歯科医師が咬合採得時に、模型を後ろから見てこの上下の線の関係が左右対称に「ハ」の字になっているか（図6）、上下の位置関係を確認しながら、咬合採得を行うことができる。

● 模型の読み方

解剖学的メルクマールは、以下のとおりである。
▶上顎（図7）
アーライン、口蓋小窩、ハミュラーノッチ、上顎結節、頰小帯、上唇小帯、上顎起始の小筋束、切歯乳頭、正中口蓋縫線
▶下顎（図8）
レトロモラーパッド、外斜線、頰小帯、オトガイ筋起始部、下唇小帯、舌小帯、顎舌骨筋線

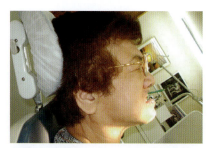

図❶ 把柄がカンペル氏平面と平行になるように印象を採る

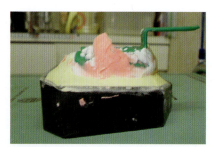

図❷ 把柄と作業台が平行になるように石膏を注ぐ

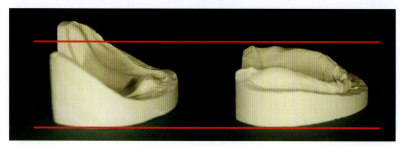

図❸ 模型の基底面とカンペル氏平面が平行に出来上がった作業模型。このような模型なら、顎堤吸収の左右差や水平的、垂直的な吸収の度合いがよくわかる

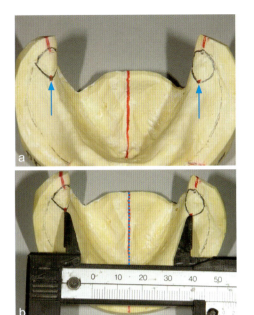

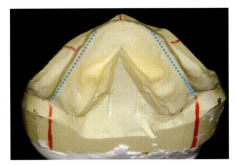

図❺ 骨面の中央を延長したライン

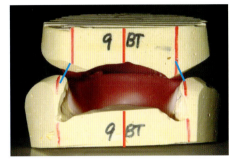

図❻ 「ハ」の字の関係

図❹ 下顎にセンターラインを入れる。a：レトロモラーパッド最下点。b：最下点の中点を測り、ラインを入れる

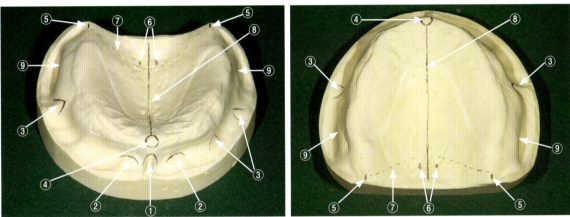

図❼ 上顎の解剖学的メルクマール。①上唇小帯、②上顎起始の小筋束、③頬小帯、④切歯乳頭、⑤ハミュラーノッチ、⑥口蓋小窩、⑦アーライン、⑧正中口蓋縫線、⑨上顎結節

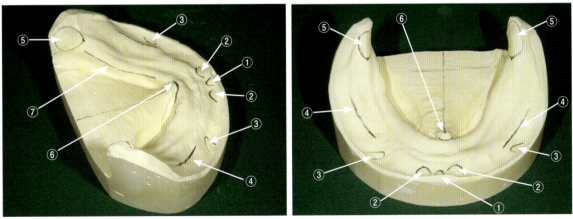

図❽ 下顎の解剖学的メルクマール。①下唇小帯、②オトガイ筋起始部、③頬小帯、④外斜線、⑤レトロモラーパッド、⑥舌小帯、⑦顎舌骨筋線

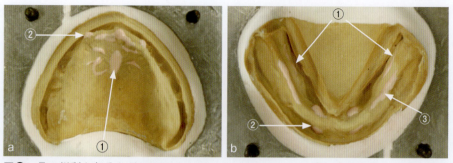

図❾ 骨の鋭利な部分などはあらかじめリリーフする。a：上顎（①硬口蓋、②骨の鋭利な部分）、b：下顎（①顎舌骨筋線、②オトガイ筋起始部、③骨の鋭利な部分）

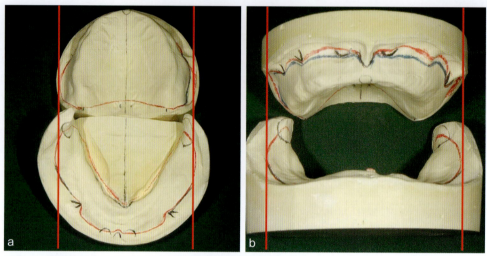

図❿ 上顎の床の厚みは下顎の外斜線を基準に決定する

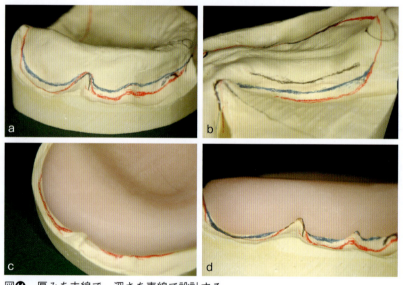

図⓫ 厚みを赤線で、深さを青線で設計する

リリーフ部位

顎舌骨筋線、骨隆起、硬口蓋、口蓋隆起、オトガイ筋起始部、骨の鋭縁な部位は、重合前に石膏やカッパーシールセメントなどにて、あらかじめ模型上でリリーフしておくとよい（図9）。

基礎床の設計・製作（図10～12）

ここでいう基礎床は、従来の咬合採得を行うための厚さ1～2mmのモールド板を用いた基礎床ではない。将来の義歯製作を想定し、吸収して失われた骨組織を回復し、ある程度デンチャースペースに合

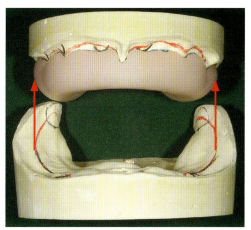

図⓬　下顎の外斜線を基準に上顎結節部の厚みを回復する

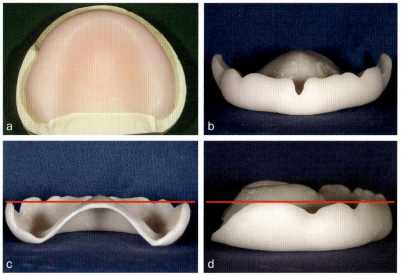

図⓭　失った骨を床で回復した上顎の基礎床。c：床縁が口蓋の深さとほぼ一致。d：床縁のラインが口蓋水平板とほぼ平行

致した基礎床である。吸着する基礎床の形態は、顎堤吸収が著しい場合でも、そうでない場合でも義歯の外形はほぼ同じ形を呈している。なぜなら、それは外側からの頰筋、口輪筋、内側からの舌によってデンチャースペースが決められているからである。

上顎の基礎床（図13）

床後縁の設定は、口腔周囲筋の抱き込みと辺縁封鎖により維持を求めるこの考え方では、長さはあまり重要ではなく、個人差はあるが、口蓋小窩よりやや前方に設定する。頰側床縁の設定は、上顎結節を十分に覆い、頰小帯は避ける。このときの上顎結節部の床縁の深さが口蓋の深さとほぼ一致してくるか、それよりも多少深くなるはずである。前歯部も上唇小帯、上顎起始の小筋束を避けたラインとし、側方から見たとき、前歯部から臼歯部にかけての床縁のラインが咬合平面とほぼ平行になり、前歯部が臼歯部の床縁よりはるかに深くなることは滅多にない。

重要なことは、失った骨を床で補い、頰筋上方線維により抱き込むことのできる床の厚みなのである。上顎結節部の厚みは、下顎外斜線から垂直に線を上に引いた部分まで必要とする。「辺縁封鎖」という考え方からすると、頰粘膜は上下でそれほど違いはないはずである。すなわち、その床の厚みが「失った骨」であり、その厚みを「床で補い」ながら、筋突起の動きを阻害しない形態を付与するのである。そして、それは左右の顎堤吸収の度合いにとらわれず、床の外側が左右対称になるはずである。前歯部

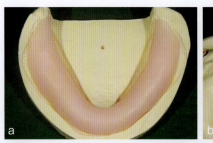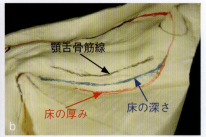

図⓮　失った骨を床で回復した下顎の基礎床。b：顎舌骨筋線より4～5㎜下方に設定

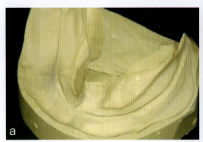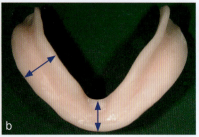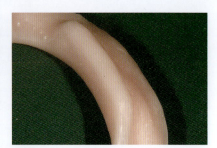

図⓯　a：オトガイ棘が膨隆となったケース。b：膨隆を覆う　　図⓰　3～5㎜の十分な厚み

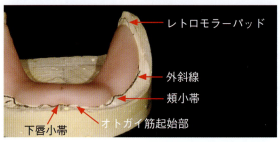

図⓱　頰側へ向けての設計

は吸収してしまった骨の厚みを想定し、上顎結節部の厚みから丸みをもたせ、小臼歯部あたりの頰小帯部分で少し絞られ、床の唇側、頰側が左右対称となるように前歯部の厚みに移行する。

下顎の基礎床（図14）

舌側の床縁は、舌小帯を避けて顎舌骨筋線の下4～5㎜を下縁とする。顎堤吸収が強くなるとオトガイ棘が膨隆となる場合があり、これを避けてしまうと吸着が得られない。そのためには、基礎床の臼歯部の頰舌的な幅と同じくらいになるように、この膨隆を覆うラインとする（図15）。

舌側の下縁の形態は長ければ長いほどよいというわけではなく、むしろ長さよりも3～5㎜程度の十分な厚みで接触面積を多くとることが辺縁封鎖には重要である（図16）。嚥下をするとき、舌根部が床後縁を押すため、その邪魔にならないように、S字状カーブの変曲点から後方にかけて移行的に薄くする。レトロモラーパッド上はなるべく薄く、舌と頰筋による封鎖弁を求めるためには最低2/3は覆う必要がある。

頰側に向かっては膨らみをもたせ、辺縁をおおむね外斜線とし、頰小帯を避けるラインとする（図17）。厚みは、骨吸収が強ければ床が厚くなり、反対に優形な骨ならば床は薄くなり、いずれも頰小帯で絞られる。頰小帯は高齢になるほど張りが弱くなり、印象で押し潰され、模型上に現れないことが多々みられる。そのようなときでも、下顎のセンターラインと舌小帯起始部とが直角に交わるライン上にほぼ小帯があることを想定して基礎床のその部分を避けておく。このような形態を与えておけば頰筋下方線維で抱き込むことができる。

唇側は下唇小帯を避け、長さは、顎堤吸収が強

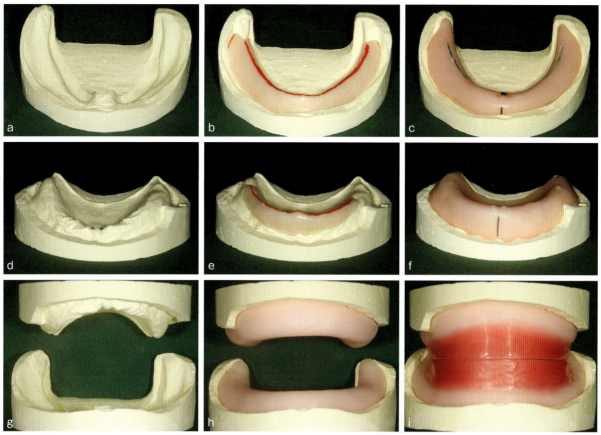

図⓲　咬合床の製作。失った骨を回復するイメージで基礎床を製作する

くなると下唇の跳ね上がりが強くなり、床を押し上げる力が働いてしまうため、あまり長くはせずにオトガイ筋起始部を域内に含む程度に収める。

基礎床製作のポイント（図18）

　基礎床の製作のポイントは、口腔周囲筋の働きと辺縁封鎖により維持を求めるための、吸収された骨の厚みを再現することである。このとき、水平的な吸収だけでなく、垂直的に吸収された骨も再現したうえで、既製のワックスリムが"スッ"とのるようなことをイメージして製作する。

　また、技工サイドでは、上下基礎床の吸着に重要な部分の厚みと長さに多少の余裕をもって製作し、最終的にはチェアーサイドで適合試験材により、床縁の厚みや長さ、そして口腔周囲筋や小帯の動きを確認して調整していただき、大きすぎずに吸着し得る必要最小限の大きさと厚みを求める。

ワックスリムの製作（図19～23）

　上下顎堤の骨吸収の左右差、前後的吸収の補正を行った基礎床に、天然歯が元あったであろう位置に人工歯を排列する目的でワックスリムを製作する。ワックスリムの高さの基本は、上顎前歯部が基礎床の辺縁から22㎜、臼歯部はハミュラーノッチから5㎜、下顎前歯部は基礎床の辺縁から18㎜、臼歯部はレトロモラーパッドの2/3の高さに設定する。上顎前歯部のワックスリムの角度は、出来上がった基礎床の唇側傾斜角度に合わせる。切歯乳頭は、顎堤吸収がかなり進んだ症例では、フラビーガム状態などになっていることがあり、合わなかった旧義歯などで潰されてしまったり、押されるように前に出てきてしまっていることが多く、元あった位置とはずれていることがあるため、前歯部の位置の指標にはあまりならないことがある。

　下顎前歯部のワックスリムは、基礎床のほぼ中

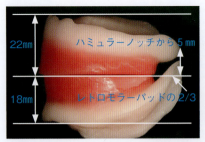
図⑲　ワックスリムの高さの基準

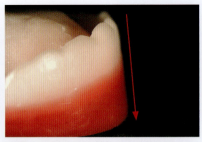
図⑳　基礎床の傾斜角に合わせる

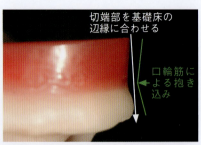
図㉑　切端部を基礎床の床縁と合わせる

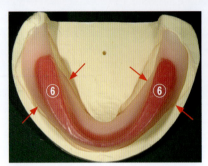
図㉒　臼歯部は利用できる床の中央に

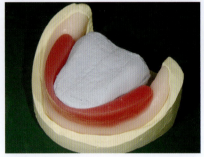
図㉓　舌模型を使ってワックスリムの位置を確認する

央にのせ、切端部を基礎床の唇側床縁と一致させる。臼歯部は筋圧中立帯を意識し、第1大臼歯を排列する位置が床の中央にくるように載せ、上顎臼歯部は下顎に合わせるのが基本になる。ワックスリムの高さは、フラビーガムの強い場合や顎堤吸収の度合いにより、上顎では22〜25mmに、下顎では19〜22mmにするなど症例に応じて調整を行う。

人工歯の選択（図24〜26）

人工歯の選択は、歯科医師がチェアーサイドにおいて患者さんに合った形、大きさ、シェードなどを選択し、歯科技工士に指示するものである。しかし、歯科医院からの情報のなかに、患者さんの若いころの顔写真や年齢、性別、身長などがあれば、技工サイドである程度は判断し、人工歯を選ぶこともできる。

加藤武彦先生の患者実習で、「以前に作ってもらった義歯は、入れてみたら別人で私じゃなくなっちゃったの」と、旧義歯に対して訴えていた患者さんがいた。本来、「昔の若いころの自分に戻してほしい」と願って来院する患者さんにとって、人工歯の選択はとても重要なことであり、患者さんの昔の顔写真を参考に、若いときの患者さんの口元の再現に努める。現実的にはそのように細かく、シェードや形態、大きさの指示があることは稀であるが、詳細な指示があれば、我々歯科技工士は、患者さんにより満足していただける義歯を製作することができるのではないだろうか。

人工歯排列（図27、28）

人工歯の排列は、デンチャースペース義歯の理論により製作された咬合床を、咬合採得時に適合試験材を使ってワックスリムの位置と筋圧中立帯とが一致していることを確認し、そのワックスリム上に人工歯を排列する。すなわち、人工歯の排列は天然歯が元あったであろう位置、「筋圧中立帯」に排列することが大切である。その位置をはずして排列すると、口腔周囲筋の運動を阻害してしまい、義歯の維持安定にも影響が生じる。

歯科技工士専門学校で教わった歯槽頂間線法則での排列位置は、上顎の外側からの骨吸収により小さくなった顎堤に対し、下顎を内側に排列したり、反対咬合にして力学的な安定を求めるなど、顎堤吸収の度合いに応じて排列位置をその都度変化させていた。しかし、デンチャースペース義歯の理論によって排列される人工歯の位置は、顎堤吸収の度合いにとらわれず、どんな症例でも出来上がった咬合床のほぼ同じ位置に排列される。それは、天然歯が脱落した後、顎堤がどのように変化しようとも、天然歯

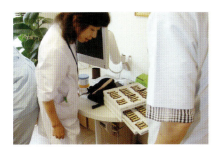
図㉔ 人工歯の選択

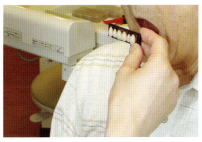
図㉕ 人工歯の選択は、その人らしさを出すためにはとても大切

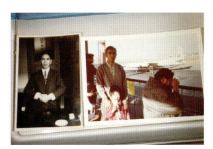
図㉖ 若いころの顔写真

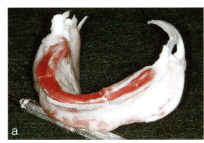
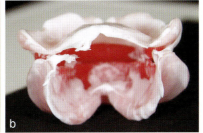

図㉗ ワックスリムの位置が筋圧中立帯と一致しているかの確認を行う

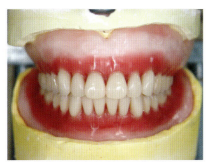
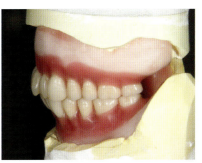

a：人工歯排列後の正面観　　b：前歯部個性排列

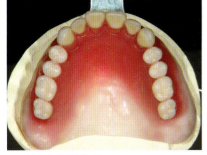
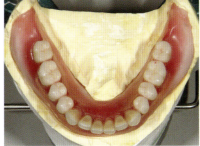

c：前歯部個性排列　　d：下顎臼歯部はニュートラルゾーンへ　　e：調節湾曲をしっかり付ける

図㉘ 人工歯排列

が元あった位置は変わるはずがないからである。

　上顎前歯は審美を考慮し、のっぺりとした排列にせず、凹凸をはっきりつけた、その人らしさを出すための個性排列をしたほうが、口腔内に義歯を装着したときにより自然観が出る。上顎前歯の排列傾斜角は、前歯部の失われた骨を想定して作製した基礎床の唇側傾斜角と人工歯の唇側面のラインを移行的に合わせる。犬歯はあらかじめ尖頭を削除して人工歯に年齢をもたせ、唇側遠心面の角度が臼歯を排列したときの流れと合うようにして、角度や近心の張らせ具合で"男性的あるいは女性的"の雰囲気に差をつける。

　下顎前歯は通常、上顎に対してオーバージェット、オーバーバイトを2mm程度つけ、傾斜も上顎の傾斜角に合わせると人工歯の歯頸部は床縁より内側に入る（図29）。天然歯が残っている人の顔を見ても、

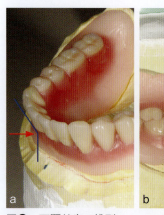
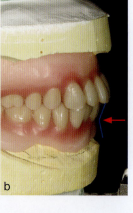

図㉙　下顎前歯の排列

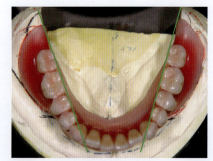

図㉚　下顎臼歯はパウンドラインを基準に

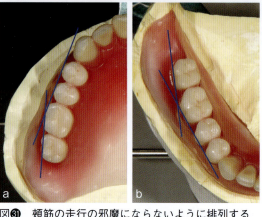

図㉛　頰筋の走行の邪魔にならないように排列する

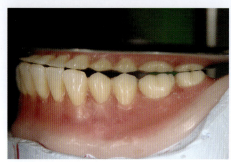

図㉜　調節湾曲は8インチ球面板を参考にする

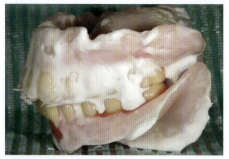

図㉝　直線的な排列によりブッカルサポートを得られていない

　唇と顎の間は窪んでおり、この窪みの位置に天然歯の歯頸ラインがきている。義歯も同じで、この部分を床縁より内側に入れ、天然歯が元あった位置に排列することで、口輪筋により抱き込むことができ、より吸着を増すとともに自然な口元になる。
　臼歯の人工歯排列は、難症例総義歯においては従来の歯槽頂間線法則の考え方だけでは通用しない。
　下顎臼歯の排列はパウンドラインを基準に（図30）、機能を最優先した「ニュートラルゾーン」に排列する。優形な顎堤ならば、このニュートラルゾーンと歯槽頂間線法則との排列位置は一致するが、顎堤吸収が著しく進んだ症例では、上顎が外側から吸収が進んで小さくなっている顎堤に合わせて下顎を排列すると、内側に入ってしまい舌房を狭め、窮屈で不快な義歯になってしまう。そのため、小臼歯は犬歯の唇側面と合わせて内側に入りすぎないようにする。そして、第1大臼歯は床のほぼ中央に、第2大臼歯は、小臼歯から第1大臼歯への移行的なラインより、遠心を少し内側に向けて、翼突下顎縫線から連なる頰筋下方線維が床を抱き込むときの邪魔にならないように排列する（図31）。調節湾曲は、8インチ球面板を参考に、スピーの湾曲をしっかり付ける（図32）。
　上顎臼歯は、排列された下顎に対して正常咬合にして第1大臼歯から排列する。下顎に付与した調節湾曲に合わせて1歯対2歯の関係で、上顎機能咬頭である舌側咬頭が、下顎の中心窩にきれいに連なるように排列する。小臼歯を排列するときは、犬歯と第1大臼歯の頰側面のライン上に多少弧を描くイメージで内側に入りすぎないように注意して排列する。ここをあまりに直線的、もしくは内側に排列してしまうと、モダイオラスによるブッカルサポートを得られない（図33）。

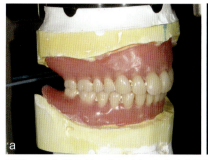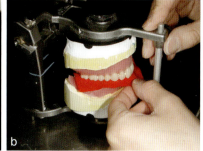

図❸④　重合後のリマウントによる咬合調整

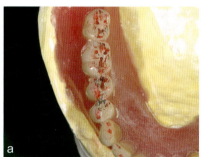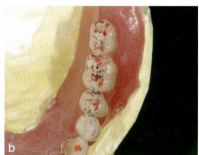

図❸⑤　上顎舌側咬頭を主咬頭とした両側性平衡咬合

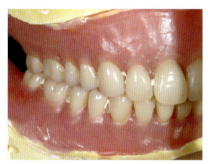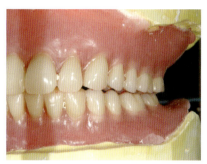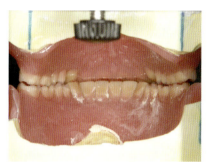

図❸⑥　作業側　　　　図❸⑦　平衡側　　　　図❸⑧　舌側面観

重合と咬合調整

1．重合

　重合は、65℃で12時間かけて行う。長時間低温重合にて重合し、できるだけレジンの歪みを少なくするためには、重合後の放冷を長くとる。

2．重合後のリマウントによる咬合調整
（図34〜38）

　咬合器上での中心咬合位の咬合調整は、基本的には重合の歪みによる上下人工歯の咬合関係の修正であり、中心咬合位で良好な接触状態にしていくことが一番の目的である。

　咬合様式は、上顎舌側咬頭を主咬頭としたフルバランスドオクルージョンを付与するが、顎堤吸収が著しく進んだ条件の悪い症例においては、リンガライズドオクルージョンでの両側性平衡咬合にして、噛むときになるべく内側に力が加わるようにすることで、より義歯の安定を図る。

　咬合器上での側方運動のゴールの目安は、上顎第1、第2大臼歯の舌側咬頭が下顎の第1、第2大臼歯の頬側咬頭内斜面を滑走し始めたところまでに留め、そこから先は、セット時、チェアーサイドでの調整のノリシロとして残しておき、生体にあった咬合調整を歯科医師に行っていただくのである。

　前方運動は、上下顎の中切歯と側切歯がスムーズに接触滑走するところまで調整する。

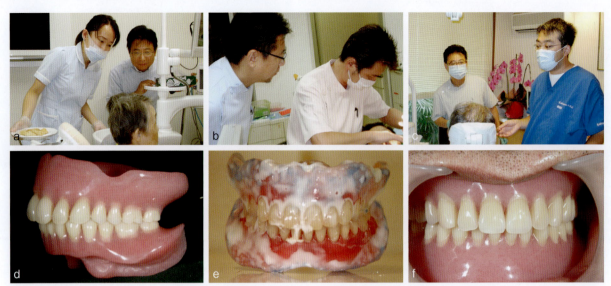

図㊴ 歯科医師と歯科技工士が共通のゴールを描けるようになったことで、いままで以上に連携が図れるようになった

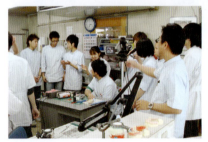

図㊵ 自分たちで企画する社内研修会

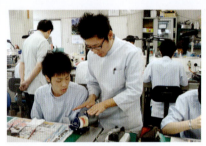

図㊶ 率先して指導する先輩歯科技工士

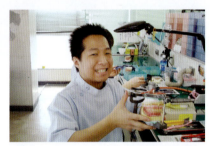

図㊷ 先輩に教わりながら何とかできた総義歯の排列

デンチャースペース義歯がもたらした義歯臨床への誇り（図39〜42）

このデンチャースペース義歯を取引先の歯科医師と歯科技工士がともに勉強し、総義歯製作を進めるうえで共通のゴールの姿を描けるようになってからは、いままで以上に意思の疎通が図れるようになり、以前に比べて患者さんにより満足していただける総義歯が製作できるようになった。先生方も「この理論とテクニックを身につけ、1人でも多くの困っている患者さんを食べられるようにしてあげたい」と、いまでは真正面から難症例総義歯に取り組んでおられる。

そして、総義歯臨床における歯科技工士が担っている重要性を、歯科医師に十分理解していただいたおかげで、技工所のスタッフも自分たちの仕事に誇りをもち、「もっと勉強してより患者さんに満足していただける義歯を作る」ことを目標に、いまでは自分たちで社内研修会を定期的に行っている。そして、以前と変わった自分たちに自信をもち、自然に先輩技工士が新人や若い技工士を率先して指導し、仕事にやりがいをもって臨んでいる。

【参考文献】
1）加藤武彦：治療用義歯を応用した総義歯の臨床．医歯薬出版，東京，2002.
2）加藤武彦，黒岩恭子，田中五郎：食べられる口づくり 口腔ケア＆義歯．医歯薬出版，東京，2007.

第Ⅴ章

顎堤条件の悪い症例の経過

1 経年経過16、32、34年の症例から見えてくること

加藤武彦　神奈川県横浜市・加藤歯科医院

● 経年経過16年の症例（図1～4）

　上顎の前歯部に骨が少なく、下顎はフラットでオトガイ膨隆、いわゆる顎骨吸収からみれば難症例である。患者さんは、子どものころに反対咬合の矯正をされ、早い時期に上顎前歯が喪失の憂き目に遭い、以後、義歯生活での口元の若さを求めて16年前に当院を受診した。

　この当時の筆者は、すでにデンチャースペース義歯のテクニックを自分のものにしており、それほど不安をもって人工歯の排列を行ったという記憶はない。しかし、上顎前歯部を切歯乳頭から1.5～2cmはあろうかと思える位置に排列しないと、患者さんが求める口元にはならなかった。

　そのため、前歯部の厚みから前歯の排列位置を求め、自然な形で、口元が患者さんの若いときの雰囲気を醸し出せるようにと、気を遣った記憶がある。そして、犬歯から小臼歯へは自然なアーチが出せて、治療用義歯で何でも食べられるというところまでになったため、本義歯の製作に取りかかった。

　このように、上下顎の顎堤の吸収差がある症例の場合、下顎は利用できる床の真ん中への人工歯排列を行い、上顎は歯槽頂を外しても舌房の確保を優先させた人工歯排列を行う。そうすることで、患者さんの審美的満足を得るだけでなく、いわゆる生理的運動を阻害しない邪魔でない位置に研磨面や人工歯が排列できていることが、いかに患者さんに満足していただけるかという1症例であった。

　実は、この患者さんはトクヤマソフリライナーを使用した症例である。本来、この材料は長くても4～5年で接着機能が弱くなり、レジンから剥離する場合が多いのであるが、セット後16年を経て、突然に来院され、「4～5年と言われましたが、こんなに長持ちしました」と、自慢げに話され、裏打ちのやり直しの依頼を受けた。

　当院で当日お待ちいただいている間に、間接法にて再調整を行い、セット後16年の経過を考えなが

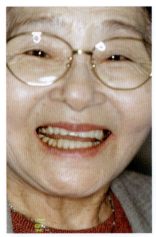

図❶　上顎歯槽頂から外側に外して人工歯排列を行い16年

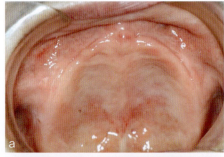
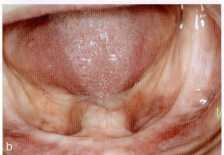
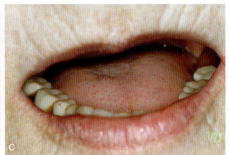

図❷　患者の顎堤条件

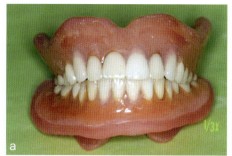

図❸ この条件で何でも食べられる

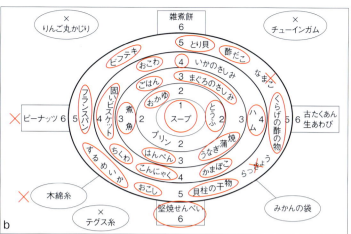

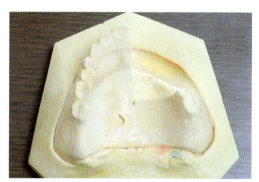

図❹ 歯槽頂から人工歯が外れている（スーパーインポーズによる）

ら患者さんにユニットにお座りいただき、関節に合った咬頭展開角という考え方で咬合調整を始めようとしたところ、「先生、この義歯は何でも噛めるのですから、ほかのことは何もしないで結構です」と、咬合調整を拒否されたのである。そのとき、カルテに平成元年の咀嚼能率判定表があったので、「いまでもこの程度のものが噛めておりますか？」とお聞きしたところ、「以前と同じように何でも食べられています」との返事であった。それで、歯槽頂とどれくらい人工歯がずれているかを調べたくて、義歯をお預かりして石膏義歯を製作し、その模型上に義歯を乗せてスーパーインポーズ法にて調べたところ、これほど歯槽頂から外れているにもかかわらず、転覆せずこんなに喜んでもらえるものかと納得した次第であった。

この人工歯の位置は、Gysi氏の梃子の原理からみれば、間違いなく転覆をして噛めない義歯のはずであるが、患者さんは何でも噛めると言っている。そこで、この現象を筆者なりに少し解説してみると、

力を入れて噛んだとき、上顎結節の外側には頬筋があるが、これは前後に走り横走する筋線維であるため、義歯形態を理想的にしたとしても、その頬筋をバックアップしてくれる縦に走行している咀嚼筋がこの転覆力を防いでくれているのではないかと思い、前方は咬筋であり、上顎結節後縁あたりは側頭筋付着部あたりではないかと思う。

また16年間、顎位が変わらなかったのは、人工歯に陶歯を使用したためである。そして、発音や審美、咀嚼等、義歯の具備すべき条件は、すべて整っている。また、天然歯の元あった位置、元あったであろう空間を埋めるという考え方のデンチャースペース義歯は、本当に患者さんにとって邪魔にならないし、義歯を意識しない快適な状態ではないかという意味で「快適義歯」という名前を命名したいと思う。

経年経過32年の症例（図5〜14）

筆者のデンチャースペース義歯での長期経過観察で、最も経年が長い症例である。昭和52年の製作であるが、この患者さんのご主人が治療に来られており、その出来映えを見たうえで来院されたという経緯がある。まず第一に「上の前歯が見えないのですが、これは何とかなりませんか」ということで治療がスタートした。しかし、下顎の歯列に$\overline{43|34}$の天然歯が残存しており、歯冠崩壊があったため、メタルボンドポーセレンで修復し、咬合平面を整えたうえで、上顎義歯の製作に取りかかった。

上下総義歯ではなく、下顎の天然歯に上顎の人

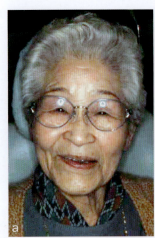
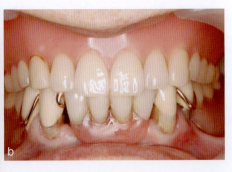

図❺　顎堤吸収の強い32年経過の症例

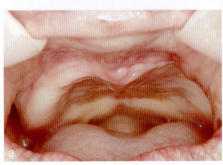
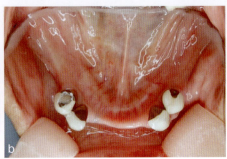

図❻　条件のよくない上顎顎堤。下顎には $\overline{43|34}$ が残存

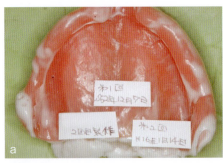
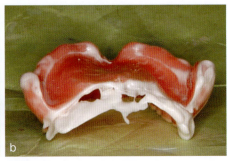

図❼　第2作目の義歯であるが、適合はこのレベル

　工歯の排列位置を規制されてしまうため、当時の筆者の総義歯臨床にはまだ取り入れられていた歯槽頂間線法則も活用した新しいニュートラルゾーン、デンチャースペース義歯への移行期の症例である。しかし、このような症例においては、やはり治療用義歯を最初に作り、患者さんの咀嚼をとおして満足を得たうえで、本義歯製作に移行した。

　当時は、まだ自信をもってデンチャースペース義歯を手がけていた時代ではないが、患者さんの第一の希望である前歯を見栄えのよい位置に排列すること、そして下顎に犬歯と小臼歯の残存歯が位置しているために上顎の人工歯をハーモニーをもたせて排列することを考えると、図5のような義歯にならざるを得ず、テストデンチャーで納得を得たうえで本義歯を製作した。

　その後、残存歯のプラークコントロールで定期検診を行っていたが、80歳を過ぎた平成19年に来院したとき、残念ながら無髄歯の1歯にう蝕を認めたため、充塡処置を行ったが、あとは何の不都合もなく嚙めるとのことであった。本来、30年前に来院されたときの主訴は「前歯が見えない」というものであったが、このとき患者さんから「先生、もうちょ

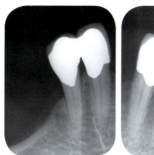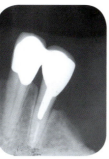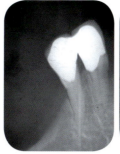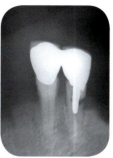

a：初診時のデンタルX線写真　　　　b：平成19年6月21日のデンタルX線写真

図❽　残念ながら30年目で無髄歯のう蝕発見、骨吸収はなし

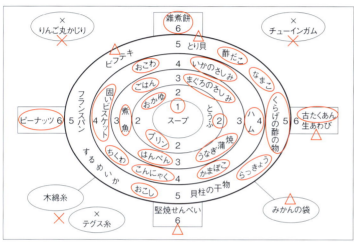

図❾　咀嚼能率判定表にて「何でも噛めます」との表現

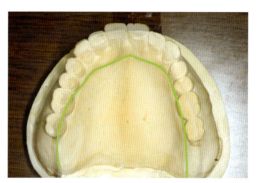

図❿　歯槽頂からこれだけ離れた排列でも転覆せず、審美的にも満足している

くちょく来られませんから、最後にお嫁に行けるよい歯を作ってください」との訴えがあった。この訴えに対して、下顎義歯はそのままにして、上顎だけを咬合挙上し、口元を以前の見栄えのよい状態で再製を行った。つまり、床形態、人工歯の排列位置は、以前のままで咬合高径だけを変えたのである。この新義歯ができたとき、患者さんは本当にうれしそうに「どんな指輪よりも、これが一番の財産と毎日鏡を見るたびに思うのです」と話ししてくれたが、この言葉がいまでも記憶に残っている。

この32年経過症例も人工歯は陶歯である。筆者は、河邊清治先生の元で修行し、先生の臨床で見せていただいた人工歯が陶歯で作られたことから、筆者も迷わず陶歯を使用していたことが、30年経過しても顎位が変わらないことの証になった。

本症例もスーパーインポーズ法で見る限り、人工歯はすべて歯槽頂から外れて外側に排列されている。ここに提示した症例から、ニュートラルゾーン理論によるデンチャースペース義歯の考え方を理解していただければとの思いで紹介した。

これだけ口腔ケアのチェックをしていたにもかかわらず、残念ながら30年目で、無髄歯の歯頸部にう蝕を発見。80歳を過ぎるとブラッシングの精度が落ちるのかと思った。

その後、ブラッシングチェックに3年間のブランクが空いた。すると、電話があり、入院していたとのこと。病院で抜歯をしてもらい、応急の治療をしてもらったのだが、「よく噛めないので往診願えますか？」とのことだった（図11）。さっそく、改造義歯を行って噛めるようにはしたのだが、将来のもしもの場合を考えて、床形態を総義歯様に治すことを提案したところ、「よろしくお願いします」と承諾してくれた（図12）。もしも、反対側がダメになったときには、即、総義歯に移行できるように形態修正し、トクヤマ・ライトリベースにてパーシャルデンチャーのリライニングを行った（図13）。こ

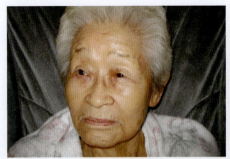

図⓫　入院後。3年ぶりの往診

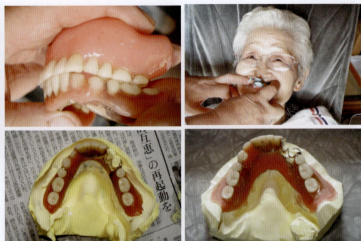

図⓬　将来を見込み、総義歯形態とした

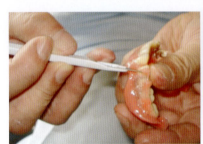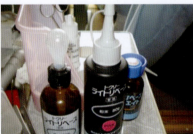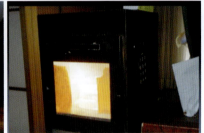

図⓭　訪問でのケースが多い部分床義歯に対するライトリベース（トクヤマ）と光重合器

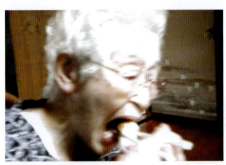

図⓮　義歯調整後にお寿司を食べていただく

のように、ライトリベース（光重合）は、訪問診療では出番が多くなるため、筆者は往診用のライトリベースの重合器を開発した。

その後、訪問したところ、お寿司をごちそうしてもらい、筆者とともに美味しくいただいた（図14）。

経年経過34年の症例（図15〜21）

昭和59年、世田谷の歯科医師から紹介があった。紹介状には、"フランス語の発音を重視していただきたい"との但し書きがついていた。さっそく、患者さんからお話をうかがうと、フランス映画の字幕ライターとして有名で、また自身も小説、詩などを執筆される山崎剛太郎氏であった。現在の顔貌は、いわゆる3級顔貌で、バイトが低く、下顎が前方に出ていたため、「お若いときのお写真をお見せいただけますか」とお願いしたところ、フランスの映画俳優と一緒に撮られたダンディーな山崎氏がいた。筆者は、「現在の義歯では、映画界に胸を張って出て行かれない」と直感し、バイトを1cm以上挙げて改造義歯とした。

山崎氏に鏡で顔貌を見てもらい、納得していただいたが、フランス語を話すのに、この義歯では外れてしまうと言われた。下顎前歯を一時いまの口唇の機能である少し内側に入れたところ、問題もなく、ご納得いただいた。その義歯で1〜2ヵ月使っていただいたのち、本来の上下顎の対咬関係のよいところに排列し直した。下顎の顎堤は、吸収が強く、骨鋭縁の突出もあったため（図16）、軟性裏装材を使用した。その山崎氏の顎堤模型の画像と最終の本義歯の模型の画像とを重ねてみると、いかに歯槽頂から外れて人工歯が排列されているかがわかると思う。

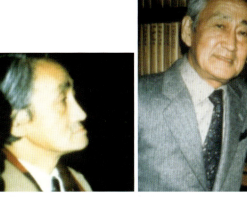

図⓯　旧義歯装着時の顔貌（左）と新義歯装着時の顔貌（右）

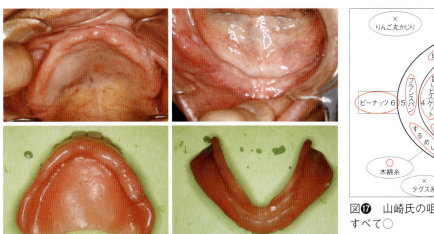

図⓰　上下顎顎堤と新義歯。下顎はシリコーン義歯

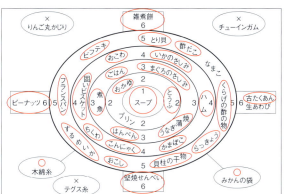

図⓱　山崎氏の咀嚼能率判定表。リンゴ丸かじり以外はすべて○

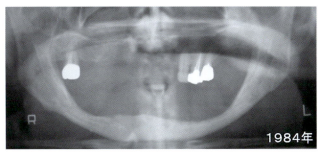
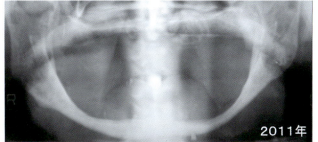

図⓲　27年間の顎堤の変化

　また、咀嚼能率判定表では硬いものもよく噛めていると報告していただいた（図17）。

　その後、上顎の歯の抜歯などを経て（図18）、平成10年、審美的に多少の問題が出たので、咬合高径を回復し、年齢相応のダンディーな顔立ちが得られる新義歯を製作した。当時94歳の山崎氏は、語学学校として有名なアテネフランセで、女性を相手にフランス映画のよもやま話の講演をなさるそう

で、トレードマークのこの顔貌が何よりの誉れと写真を送ってきてくれた（図19〜21）。

　そして現在、山崎氏に本書の執筆をお知らせしたところ、100歳になられたそうで、未だに何でも食べられると報告してくれた。そして、「本当に先生のおかげで、人前に出ても恥ずかしくない口元になり、世間の人と接することができる」と喜んでおられた。

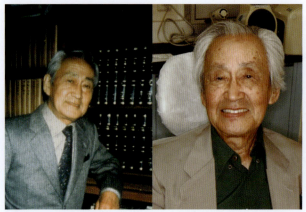

図⓳ 67歳時の顔貌（左）、94歳時の顔貌（右）。顔貌維持のため、一度再製作

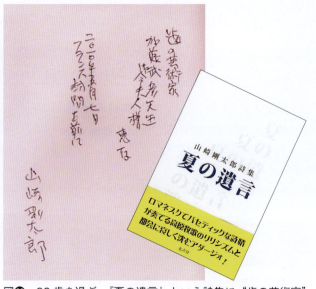

図⓴ 90歳を過ぎ、『夏の遺言』という詩集に"歯の芸術家"と書いていただいた

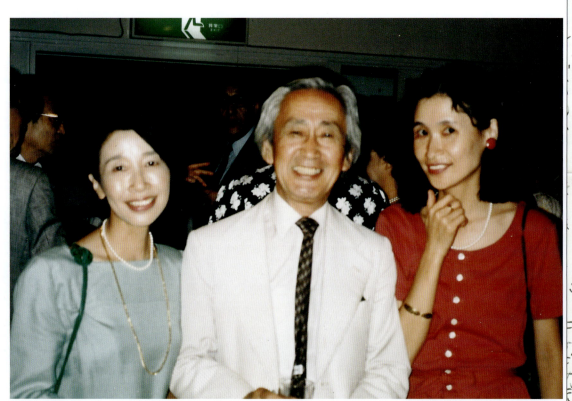

図㉑ 写真とともに「学術誌などにご利用頂いても結構でございます」とお手紙をいただいた。写真は、軽井沢でのパーティーで94歳という年齢を感じさせない笑顔を見せる山崎氏

2 「筋圧中立帯の理論」で機能回復を図った症例

三木逸郎　兵庫県姫路市・三木歯科医院

　長期にわたって使用できている総義歯を観察すると、歯槽堤がしっかり保存され、上下顎とも義歯は横揺れしない。形態に多少の不備はあっても顎位がある程度保持されていれば、長期にわたる使用が可能なのである（図1）。

　歯周病の進行した歯は、過去には早めに抜歯されていたように思う。それが、結果的に歯槽骨を優形に保存することになり、顎位も適性位置に入りやすくなる。筋圧中立帯の中央に人工歯を排列できると舌房も確保され、有歯顎時の機能が維持されたのではないかと推察する。

　また、陶歯を使用すると摩耗しにくく、メインテナンス調整を繰り返すことで長期使用が可能になる。

　これは先人のお手本である。

なぜ、難症例が増えたか

　有歯顎補綴からPD（局部床義歯）、そしてFD（総義歯）へと、大雑把な咬合採得で作製された義歯でも、軟らかい人工歯なら自然に削合され、グラインドしながら何とか使えていることも現実には多い。また、FDが適正顎位で作製されていたとしても、軟らかいレジン歯の場合、咬耗が進むと次第に顎位が変化していく。多少顎位がずれても、痛くなく落ち着くところを探して噛み、とことん使えるまで辛抱している人もいる。そのような人の義歯の咬合面形態を観ると、支持咬頭が摩耗してアンチモンソンの湾曲を呈している。こうなると義歯が動かないように顎を前後左右に滑らせてグラインドさせるなど、食事時の苦労が垣間見られる（図2）。

　いよいよ耐えられなくなって歯科医院を訪れるころには、骨組織や粘膜組織だけでなく、顎機能にも問題を起こしていることがあり、間違いなく難症例となる。

　そうならないために、まず難症例を作らないという視点が必要である。予備軍であるPDの段階、その前のクラウン・ブリッジなど有歯顎の段階で咬合崩壊を食い止め、歯周病が重度に進行した歯は早めに抜歯を行い、歯槽骨を保存するという選択が正

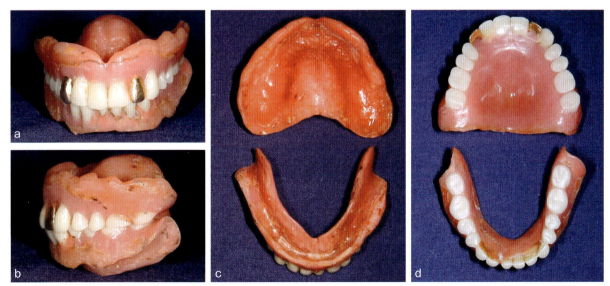

図❶　35年間長持ちした81歳の患者の総義歯。横揺れしない高口蓋で優形な歯槽堤、陶歯使用で適正顎位が保持されている

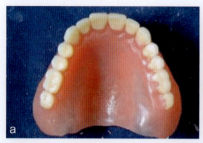
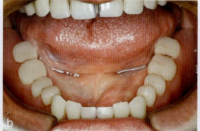
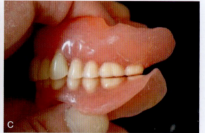

図❷ 前歯の早期接触、不安定な床、咬合圧の偏在、床下 Dul、フラビーガム、歯槽堤の吸収等の問題が観察された

しいこともあるのではないだろうか。

しかし近年、抗凝血剤や骨粗鬆症のBP（ビスフォスフォネート）製剤の服用者も増加しており、その場合、残根や重度歯周病の歯をいつ抜歯するのか、悩むことも多い。

咬合崩壊と脆弱な歯槽粘膜

スタートの嵌合位からズルッと前や左右どちらかに下顎が大きくずれて、義歯床が動いて収拾がつかない症例がある。そのような症例は、上顎結節が平坦、下顎歯槽堤も平坦をとおり越して舌側に傾斜し、臼後隆起も不鮮明で、上下に大きなフラビーガムが存在していることが多い。すなわち、維持する歯槽堤がなく、力がかかれば推進力が働き、強く噛むと脆弱な粘膜に痛みが出る。それを避けようとして、さらに義歯が動く、といった具合で、もはやお手上げ状態である。

歯槽骨の吸収が高度に進むと、上顎では鼻腔底や上顎洞に接近するほどになり、下顎では下歯槽上壁やオトガイ孔が露出するほどになり、インプラント義歯の選択も不可能な厳しい症例となる。

また、長寿社会になり、総義歯の長期使用による顎堤吸収、さらには多剤服用や唾液分泌の減少による口腔乾燥など、脆弱な歯槽粘膜も総義歯治療を難しくしている。

顎堤吸収異常は、単に歯槽骨が少ないというだけでなく、実は顎運動の異常も引き起こしており、なかなか下顎位が定まらないので1回では完成義歯に到達しない。旧義歯の問題点を改善し、それを治療用義歯として使いながら咀嚼のリハビリを行い、顎機能の回復を図る必要がある。

本稿では、いわゆる"難症例"義歯で手間はかかったが、考え方がシンプルな「筋圧中立帯の理論」で治療用義歯を作製し、機能回復を図った症例を紹介する。

経過症例

患者は、47歳のときに重度の歯周病で歯を喪失し、無歯顎になった男性である。70歳ごろから義歯が合わなくなり、数軒の歯科医院で総義歯を作ってもらったが、うまく食事ができず、見た目にも不満であった。結局、自分で義歯安定剤を使用しながら過ごしていたが、知人の紹介で2007年7月、80歳になって筆者の医院に来院した。

初診時、上下の総義歯の内面に多量の義歯安定剤を貼り付けて何とか食事をしているが、義歯安定剤の費用も馬鹿にならないとのことであった。

1．初診時の現症
1）顔貌の診査

3年前から軽度の左顔面麻痺があり、左顔面、口角の垂れ下がりでスマイルラインが不自然であった。頭位が右に傾き、不安定な義歯を維持しようと口元に力が入っており、このことから辺縁封鎖性、咬合高径や平面にも問題があることが推測された（図3）。

側貌は下顎が前突しており、咬合設定が不備で周囲粘膜と調和しない総義歯が装着されていることがわかる（図4）。

2）口腔内診査・診断

上顎前歯部にはフラビーガムがあり、口腔外から切歯乳頭が満月様に認められ、上顎結節も平坦であり、辺縁封鎖性を図るにはかなりの唇頬側フレンジの幅が必要であることが診査からわかった。

下顎では、オトガイ棘が膨隆し、臼歯部歯槽堤が斜面状で鋭縁な顎舌骨筋線が触知された。臼後隆

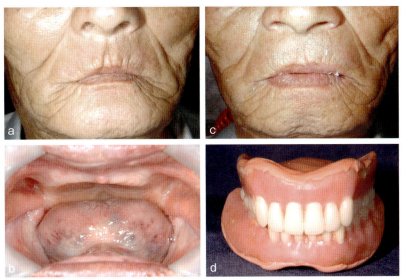

図❸　上下の顎堤条件が悪い症例。初診時の正貌と口腔内所見（a、b：無歯顎。c、d：総義歯装着）

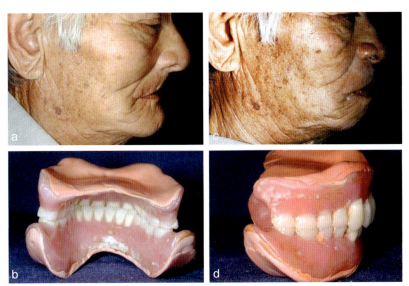

図❹　初診時の側貌と装着義歯。a：無歯顎。b：総義歯装着。c：義歯後方面観。d：義歯側方面観。顎堤吸収異常は顎機能異常も随伴

起は不鮮明で歯槽骨の吸収が著しく、舌が後退し、舌下ヒダの発育も少なく、オトガイ筋の緊張があった。義歯床を辺縁封鎖して維持させるにはいずれも厳しい条件である（**図5**）。

　義歯が乗る顎堤が著しく吸収しており、周囲粘膜で抱き込まないと義歯床の維持は不可能である。指で軽く押しただけでも強い痛みが出る右のシャープな顎舌骨筋線部には、リリーフだけでは対応困難と判断し、局所的に軟性裏装材を使用することにした。

3）旧義歯の診査

　いくつかの旧義歯を並べて観察すると、平坦な顎堤からの横揺れ防止のために低位に設定された義歯、逆に高径を上げて歯槽頂らしき皺を基準に排列した義歯など、作り手が試行錯誤した苦労の跡が垣間見られた（**図6**）。

　そのなかで、患者さんが選んで使っている義歯の内面にはかなり厚く義歯安定剤が盛られ、辺縁封鎖よりも咬合の不備を調整していたようである（**図7**）。

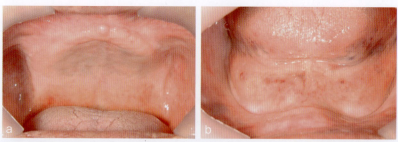

図❺　顎堤吸収が進行した口腔。a：前歯部フラビーガム、満月様切歯乳頭、平坦な上顎結節。b：歯槽堤吸収、オトガイ棘の膨隆、不鮮明な臼後隆起、斜面状の歯槽堤、未発達な舌下ヒダ、舌の後退など

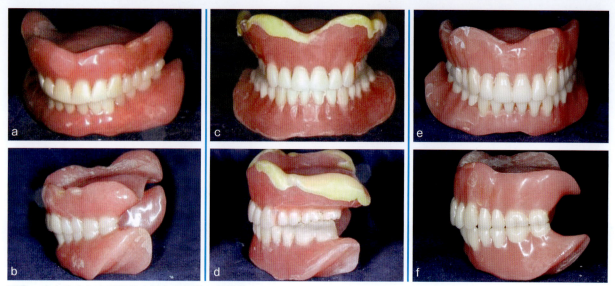

図❻　咬合設定や床縁形態の異なる歴代の総義歯

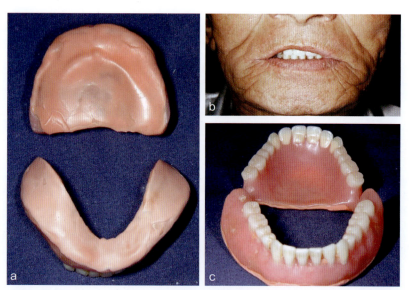

図❼　顎位の偏位と非対称な義歯形態と排列位置。幅の狭い上顎の床を優先して排列し、それに合わせて下顎を排列したため、歯列弓が狭くなり、機能時の安定性が悪い

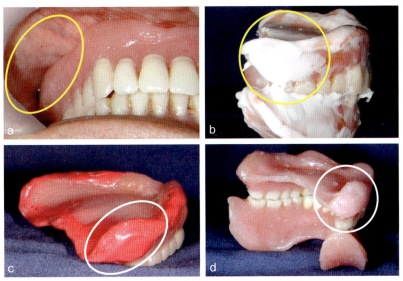

図❽　床縁の厚みと辺縁封鎖性。a：上顎結節部の床の幅と厚みが不足。b：粘膜適合試験材による不足量の診査。c：イソコンパウンドで不足量を補正。d：T-cond で簡易補正

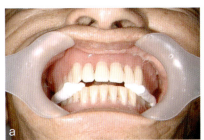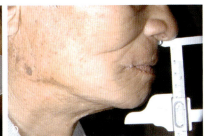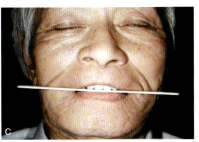

図❾　下顎位の診査。a：ロールワッテで挙上量の診査。b：ノギスで顔面計測。c：舌圧子で水平的顎位の診査

2．治療方針

1）辺縁封鎖

　高度に吸収した歯槽堤はもはやあてにならず、周囲粘膜の抱き込みによる辺縁封鎖を最大限に利用して上下義歯床を維持させるしか方策はない。

　上顎は上顎結節がフラットであり、著しい骨の吸収量を研磨面の厚みで補正して周囲粘膜で抱き込みを図り、後縁部は選択的加圧が必要である（図8）。一方、下顎では、舌の後退、未発達な舌下ヒダ、不鮮明な斜面の臼後隆起、歯槽堤上まである頬粘膜が辺縁封鎖を難しくしている。"横揺れ"を防止して封鎖性を得るには、シャープな顎舌骨筋線であっても弛んだ粘膜の皺を伸ばし、最低でも2～3mmは乗り越えていかねばならない。リリーフ量を加味して床の厚みを決め、筋の反発には適合試験で長さを決める。

　臼後隆起は不鮮明で指標にならず、奥舌の側縁と頬粘膜で抱き込めるか、足したり引いたりの試行錯誤で何とか維持させたい。

　また、下顎前歯部の骨吸収も大きく、オトガイ筋の付着部が露出し、唇側床縁の厚みがとれないため、下顎前歯歯頸部を舌側に傾斜させて、口輪筋の抱き込みで維持させることにした。

2）咬合の診査

　ロールワッテを臼歯部に、舌圧子を小臼歯部に噛ませ、顔貌や患者さんの反応を診ながら、咬合高径と水平的顎位の診査を行う（図9）。

　下口唇が突出してオトガイ部が緊張している様子から、咀嚼筋が働けるだけの高径が不足していることがわかる。また、水平的顎位が右へ偏位していることもわかる。下顎の歯槽堤も近遠心的に湾曲し、舌側にも傾斜しているため、咬合力をどこで受けるか、できるだけ内側に力がかかるように咬合湾曲に留意する。

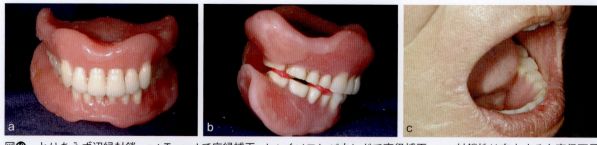

図⓾ とりあえず辺縁封鎖。a：T-cond で床縁補正。b：イソコンパウンドで高径補正。c：封鎖性は向上するも高径不足

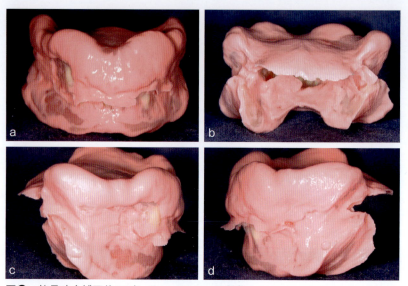

図⓫ 簡易咬合補正後のデンチャースペース印象

3．治療用義歯の作製

初診時、硬めの T-cond（粘膜調整材）でボーダーモールディングを行い、とりあえず吸着させた。

咬合高径の挙上量は、筋感覚の受容と歯槽堤の吸収度合いや咬合時の床の安定性からみて、一度に高くするのは困難と考え、厚めに盛られた義歯安定剤の量とした（図10）。

1）印象

使用できている義歯を各個トレーとして利用して、スタートの印象を採得した。印象材の辺縁部の厚みからは、現在の義歯の床縁の過不足や人工歯の排列位置の不備が診査できる（図11）。

上顎では、唇側フレンジと上顎前歯の排列位置、平坦な上顎結節部の維持力不足を補うために臼歯部頬側フレンジの厚みを十分に採りにいく。

下顎では、骨吸収が著しい臼後隆起や右側顎舌骨筋線窩の反発する舌側フレンジ、斜面になった左側バッカルシェルフの立ち上がり、オトガイ筋の緊張がある付着部に気をつける。

2）作業用模型と咬合床の作製

「上の前歯が見えない」ことを患者さんは不満に思っていた。昔の顔をとり戻すには、切歯乳頭を指標に十分な唇側フレンジのある印象模型が基盤となる。

ベースプレートを一様の厚みで薄く作ると咬合床の辺縁封鎖性が低下し、また床縁までワックスでカバーすると印象材が剥がれやすいので、研磨面は即時重合レジンで完成義歯に近い形で作製する（図12）

3）咬合採得

コマーシャルラボに依頼した咬合床は、患者さんの来院までに必ず確認しておく。標準寸法で基準に従って作製されていればほぼ問題ないが、ラボの仕事の適否を歯科医師が是正できないと、とんでもない低位前噛みの総義歯ができてしまうことがある。咬合高径が低く、人工歯による支えが不十分で口角部が弛緩すれば、口唇・頬の機能や表情筋の機能が

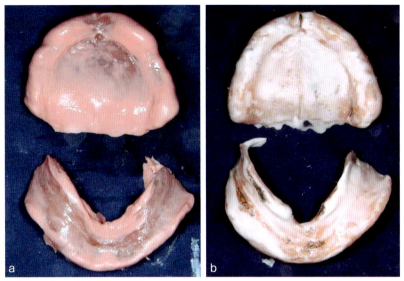

図⓬　印象と咬合床

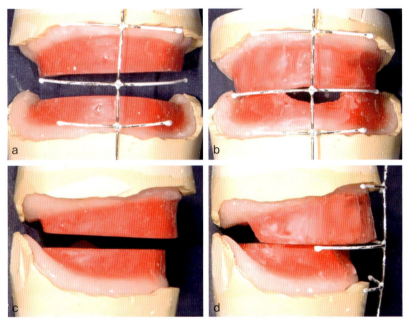

図⓭　ラボに依頼した咬合床はチェアーサイドで確認・修正を行う

損なわれる。

　咬合採得に先立って、上下の咬合床を仕上げに近い形態で吸着させておく。上下別個に維持できてから、上下の咬合床の咬合高径、平面が想定と合っているか否かを診査、補正する（**図13**）。

　本症例では、長年にわたって右寄りに咬合力が偏在し、旧義歯の筋力や筋感覚も記憶されていたため、このような悪習慣をいったんキャンセルさせてから、新たに咬合高径や咬合平面を設定し直す必要がある。少しの咬合圧で偏位しやすい顎堤であったため、上下の咬合床を人差指と親指でしっかり保持して、咀嚼筋が強く働かないように軽く閉口させて採得する。

　下顎はやや前突気味であるから、右手の中指の脇腹でオトガイ部に軽く添えてタッピング、何度か行って再現性のある位置に落ち着いたところで上下を固定する。その位置で正中線と口唇線、鼻翼からの垂線、口角線を記入する。

　顎変形で鼻が歪み、切歯乳頭、正中口蓋縫線とも偏在しており、審美的正中線と解剖学的正中線の補正・確認のため、できるだけ正面から写真を撮っておくとよい（**図14**）。

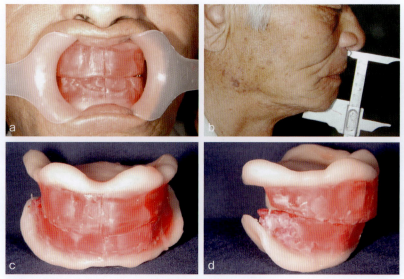

図⓮ 審美的正中線と解剖学的正中線の補正・確認のため、できるだけ正面から写真を撮っておくとよい

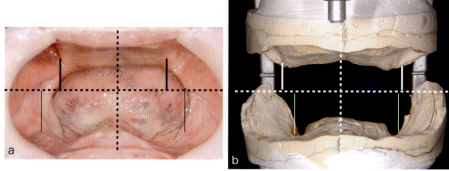

図⓯　a：歯槽頂上排列なら交叉咬合に。b：下顎を優先して床の中央に排列し、それに合わせて上顎を正常排列する。舌の安静位を咬合器上に再現

4）正中線と咬合平面を意識して咬合器にマウント

咬合器へのマウントの基本は、正中と水平である。いくら立派な咬合器を使っても、マウント時にこれらがずれていると、以降の工程は無意味になる（**図15**）。

5）人工歯排列

①前歯部排列

笑っても上顎の歯が見えず、「もっと大きな入れ歯を入れてほしい」という希望を叶えるため、唇側フレンジを十分に採って、リップサポートと上顎前歯の位置関係に気をつけた。アーチが旧義歯より大きくなるため、旧義歯より1サイズ大きめの人工歯を選択した。

②臼歯部排列

本症例のように横揺れしやすい症例では、咬頭傾斜角の大きい人工歯は不向きである。インサイザルピンを0.5mm程度挙上して、高径を変えないように下顎の咬合面に窩を掘るようにした。

また、側方湾曲を付与しすぎると下顎頰側咬頭の突き上げが強くなり調整が難しくなるため、頰舌側咬頭をほぼ同高に排列した。上顎も調節湾曲は付けないで、下顎臼歯部の中央溝に上顎舌側咬頭頂のみが連なるように排列した。ただ、スキーゾーンにかかる第2大臼歯の遠心咬頭は当てないように排列した（図16）。

6）試適＆最終咬座印象

試適時には、中切歯の正中線や顎位のずれの有無などを確認し、問題があればバイトチェックを行い、再度、排列し直す。試適がよければ、上下にバイトワックスを咬頭嵌合位で噛ませて、上顎の印象を採る。上下一括に印象を採ってもよいが、このような症例では先に上顎を維持させてから、次に下顎

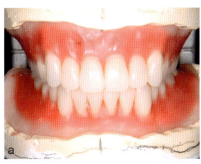
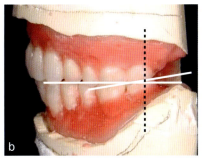

図⓰ 推進現象を避ける排列の工夫。スキーゾーンの最後臼歯は強く当てない

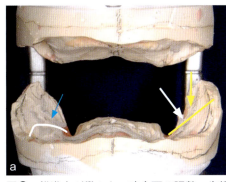
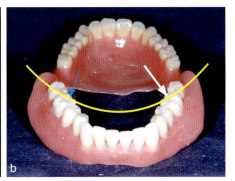

図⓱ 推進力が働かない咬合面の調整。歯槽堤の形態と咬合力の方向、咬合面湾曲でモーメントを消去させる

の印象を採るほうが確実である。

7）重合後の咬合補正と粘膜適合試験

　年齢の割に咬合力が強く、健康側の右はかなりの強さがあり、歯槽堤が斜面状に吸収していて横揺れしやすい。ゆえに口腔内での調整は難しい。義歯が動かない咬合器上で早期接触を除き、上下の咬頭が均等に当たるようにスタート地点を明示してから口腔内で調整を行うほうが、結果的には省力化できる。

　斜面状の歯槽堤では平面に垂直な力がかかると滑走するため、内側から斜面に直角に力がかかる咬合面湾曲が重要になってくる（図17）。

8）口腔内咬合調整

　上下の義歯が動かないように人差指と親指で支え、誘導タッピング（顆頭位）から自律タッピング（筋肉位）を一致させた後、側方運動、前方運動の手順で手指のセンサーと咬合紙の抜けを確認しながら調整を進める。咬合器上で、咬頭嵌合位の調整がある程度できていれば、口腔内では側方運動からがメインになる。

　これだけの骨吸収が大きい、義歯床の維持が困難な症例では、フルバランスの調整は困難である。

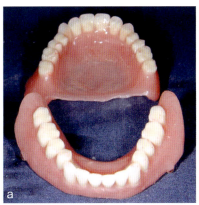
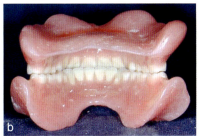

図⓲ 咬合調整後の咬合面形態

作業側はBULLの法則に従って斜面の当たりをとり、平衡側の上顎舌側咬頭頂は削除しないで展開角を広げ、側方運動が時に上下の咬頭が干渉しないでスムーズに滑走するように、両側性平衡咬合を仕上げていく。高径を変えないで、多少ずれても義歯を

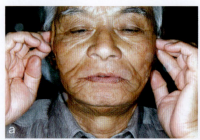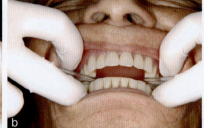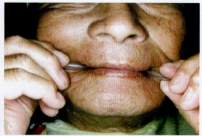

図⑲　a：顎関節を触知してフードテスト。b、c：シリコーンチューブで咀嚼のリハビリ

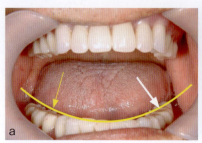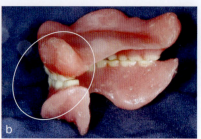

図⑳　片側性平衡の安定。a：平衡側（左）の咬合面湾曲が大きくなる。b：平衡側のバッカルスペースとバッカルシェルフの研磨面の厚みで拮抗させると安定する

動かさない"遊び場（窩と溝）"を形成すればよい（図18）。

　新義歯で咬合高径と咬合平面を設定し直すと、旧義歯では低位であった右側で嚙むとき「高い」と感じるため、左でも嚙むように咀嚼のリハビリが必要になる。「高い」と言われて右側を削合していき、「丁度よいです」というころには、咬合高径が下がり、元の木阿弥になりかねない。

　水平バランスがよくなる経過において、一時的に右後頸部に筋肉の張りが出ることもあらかじめ伝えておく（図19）。

　片側で嚙んでも、平衡側のバッカルスペースの厚みを、筋突起の動きを邪魔しない範囲で最大限にとれば、平衡側の人工歯が当たるまでの転覆に耐えられる（図20）。

　右側のシャープな顎舌骨筋線部に当たりが出たため、その部位のみに粘弾性の床裏装材（ティッシュケア）を添入した。また、上顎の経時的適合試験の意味で白色のティッシュケアを少量使用した。咬合が変われば、粘膜センサーも変えたほうが新たな咬合関係に順応しやすいかもしれない（図21）。

　このように上顎結節が平坦な症例では、リライニングやT-condを行う際に横揺れをさせて、正中線がずれることがある。上顎義歯が所定の位置で動かないようにしっかりと指で押さえておくことが肝要である。

　まずは咬合を改善させてから、野球でいうキャッチャーである上顎義歯を維持させ、次に下顎に手をつける。ただし、咬合の補正なしに上顎を先にリライニングすると、咬合平面が後下がりになり、下顎位の前突を引き起こす。ワックスバイトを嚙ませて簡易に咬合補正をしておくとエラーの度合いが少ない。

4．メインテナンス、経時的変化への対応
1）受圧条件と軟性裏装材の選択

　仰臥位、側臥位、立位、座位、食いしばって右手だけで作業（草引きなど）をしているなど、姿勢により下顎位は多少変化する。負荷がかかると沈下する粘膜上にある総義歯に、完全な咬合付与は不可能である。

　咬合のずれにより義歯が多少横揺れや回転を生じても、人工歯槽粘膜としての軟性裏装材やシリコーンで対応できる咬合設定ができれば御の字である。ただし、繰り返すが、よい素材も咬合が悪いと長期使用には耐えられない。あくまで咬合のエラーが許容範囲内での話である。

2）顎位の変化と粘膜面の変化

　フラットな上顎結節は周囲粘膜で維持させ、下

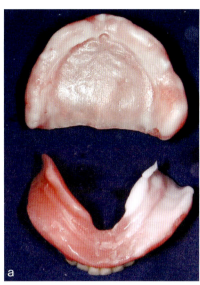
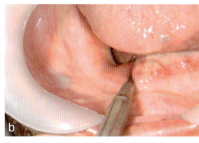
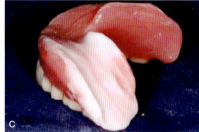
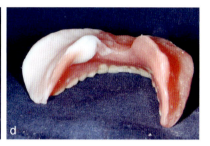

図㉑ HB-TC による経過観察。a：HB-TC（white）で経時的咬合診査。b：シャープな右側の顎舌骨筋線。c、d：これ以上の延長、厚みがとれない粘膜の反発

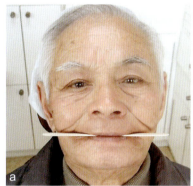
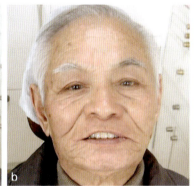

図㉒ 6ヵ月後、何でも食べられている。目つきがしっかりとして顔も穏やかになるが、まだ低位？

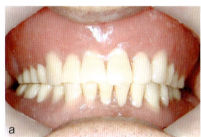
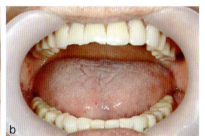

図㉓ 1年7ヵ月後。義歯が緩くなってきた。顎位が左へ偏位

顎骨の鋭縁部はリリーフや T-cond を行い、強く噛んでも痛くない総義歯が入ると咀嚼筋が働きだす。オトガイ筋の緊張も少なくなり、左でも噛めるようになってきた。

3）待つことも大切

いきなり咬合高径を上げても、受け入れてもらえないことがある。装着直後は、食べ物の物性を選び、タッピング運動から学習して、咀嚼のリハビリを行っていくことも必要である。

義歯を使用しながら、表情や咀嚼の様子、筋の圧痛や歯槽粘膜など生体の反応を診ていき、次なる改造時期を待つ。6ヵ月後には、家族と同じ献立が食べられるようになったと喜ばれた（図22）。

5．本義歯へ

「少し甘くなったようだ」と、装着1年7ヵ月後に来院された。大切にしようと、歯磨剤を使用して

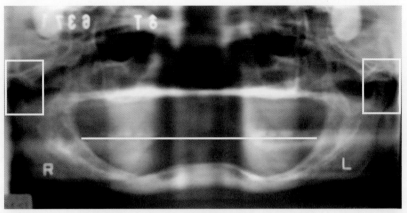

図㉔ パノラマX線写真による上下の顎堤吸収異常と咬合診査。上下顎骨の骨吸収度と対称性、旧義歯咬合平面の上下的位置づけ、顆頭の位置から高径不足が読み取れる

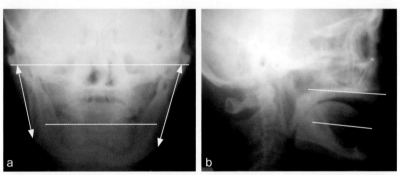

図㉕ 頭部X線規格写真による顎変形と咬合平面の設定。a：頭蓋骨の非対称性と旧義歯の水平的顎位を診査、b：口蓋骨水平板の延長線と咬合平面がほぼ平行

　清掃していたために、人工歯が楔状欠損を起こし、床内面もかなり摩耗していた（図23）。

　前回の治療用義歯作製時に、旧義歯よりも咬合高径を挙上したつもりであったが、会話、テストフードの嚙み方や下顎前歯の位置から、咬合高径をもう少し挙上できるのではないかと考えられた。旧義歯を装着した咬頭嵌合位でのX線診査を行うことにした。

　パノラマX線写真からは、上下歯槽骨の吸収の度合いや、咬合平面の上下的位置づけのみならず、顆頭の位置から咬合高径の適否までが読み取れる（図24）。

　このように床の維持が困難な症例では、いきなり10mm近く挙上すると受容できないこともあり、前回は安全に4mm程度に収めていた。その後、治療用義歯でのリハビリ効果により、次なるステップへの進展である。

　頭位が右傾斜し、正面セファロ分析でも顔面の左右差があり、顎変形が認められたが、口蓋骨水平板の延長線と咬合平面の関係は良好と読めた（図25）。

　機能はほぼ改善してきているので、本人の希望もあり、本義歯の作製に入った。手順は前回と同じであり、ゴールが見えてきているので、工程は簡素化した。

　使用中の義歯の高径を簡易挙上して、上下一括のデンチャースペース印象を行った（図26）。床辺縁も咬合高径・平面もほぼ決まっているので、次回の予定は試適にした（図27）。

　上下の平面を均等に当てることを主眼に、正中線とアイデアルアーチを印記した咬合平面板にマウントして排列する（図28、29）。PTDプラスチックサベヤー（デンタルエイド社）などを参考に、排列した歯列の対称性を確認する（図30）。

　上下歯列の対向関係に大きな差異がある場合には、小臼歯部の排列位置や力を受ける位置などで悩

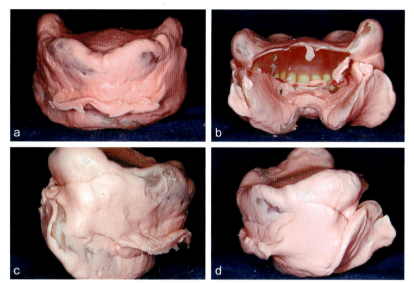

図㉖　上下一括のデンチャースペース印象

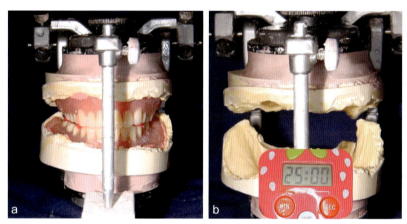

図㉗　旧義歯の床形態と咬合の簡易補正、印象、石膏の硬化、咬合器へマウントまでの一連の工程は、慣れると最速25分で可能

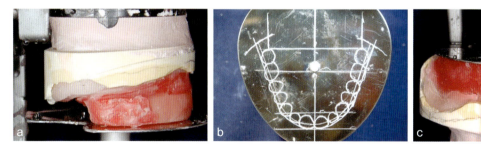

図㉘　上下の咬合平面を均等に当てる

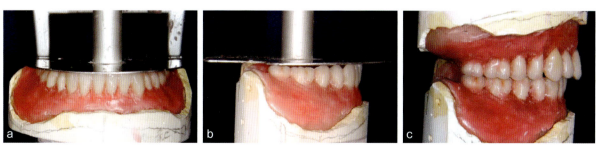

図㉙　人工歯を排列する

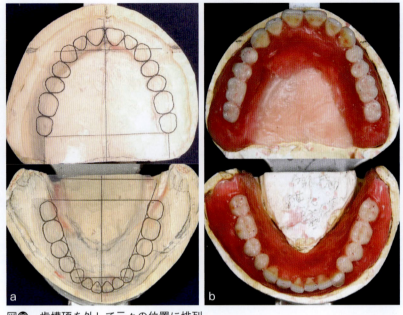

図❸⓪　歯槽頂を外して元々の位置に排列

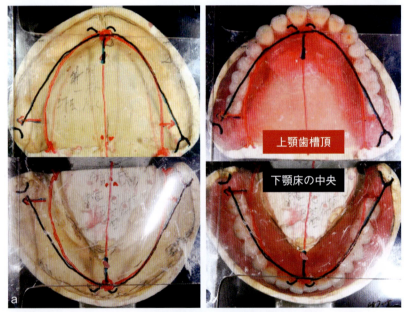

図❸①　「はいれつナビ」で下顎位の診査と排列位置の調整・確認。下顎の床の中央を補綴学的歯槽頂として、上顎の歯槽頂を外して正常排列

むことが多い。そのような症例では、吉川郁司先生（東京都）が考案された「はいれつナビ」（デントロケミカル社）を活用している（**図31**）。

審美的正中線と模型上の解剖学的正中にずれが認められたため、確認の意味で頭位の傾きや鼻の歪みなど、顔写真を撮って再度試適を行った（**図32**）。

「歯が隠れて見えんかった。こんな大きな入れ歯を作ってほしかったんや」と、一応の満足が得られたので、最終デンチャースペース印象を行った（**図33、34**）。

6．新義歯の診査

ラボサイドで重合された新義歯を4面から観察すると、右側優位の咬合や頭位の傾きなど、この患者さんの顔貌が目に浮かんでくる（**図35**）。

手圧による粘膜適合試験で問題がなければ、バイトチェックを行って咬合器上でリマウント調整を行う（**図36**）。

顎関節がルーズで顆頭位(CR)と咬頭嵌合位(CO)

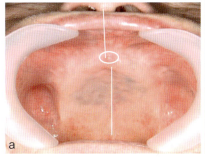
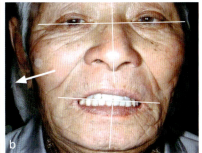

図㉜　機能的正中線と解剖学的正中線

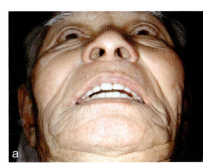
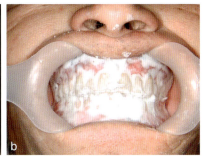

図㉝　審美の調和を確認した後、デンチャースペース印象を行う

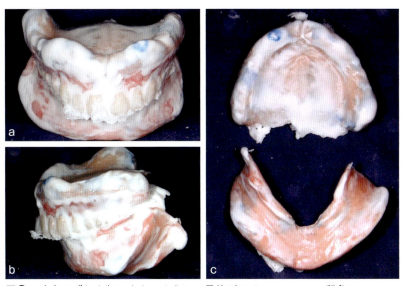

図㉞　咬合のずれを起こさないように、最終デンチャースペース印象

にずれがある場合は、ポイントセントリックは不可能である。前方にルーズな場合はロングセントリック、側方にルーズな場合はワイドセントリックにして、上顎臼歯部舌側咬頭に対して下顎臼歯部に誘導面を形成し、上顎義歯を動かす咬頭斜面の当たりをとる。

下顎が奥へ入りたい場合はMUDLの法則、下顎が前へ行きたい場合はDUMLの法則に従って誘導面を形成すればよい。

右口角が挙上された不自然なスマイルラインと上口唇の厚みが気になり、詳しく既往歴を聞いてみると、3年ほど前から左顔面麻痺症状があったとのことであった。右の口角がおかしいのではなく、左口角が下垂していたために、左右の上口唇の形状が

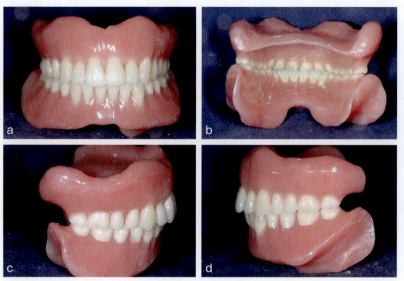

図❸ 新義歯の診査。右傾斜の頭位、右優位の咬合、口蓋骨水平板と咬合平面の関係が読める

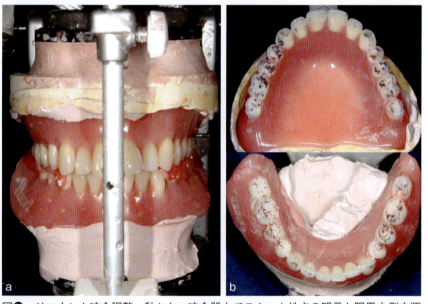

図❸ リマウント咬合調整。動かない咬合器上でスタート地点の明示と限界内側方運動の調整

不自然だったのである。そこで、左顔面のストレッチと感覚刺激を与えて、左口角を意識したスマイルの訓練を行ってもらった（図37）。

7．顎位の改善と筋の凝り（圧痛点）の軽減・消失

筋の活動量が増すことによる床縁の当たりの出現については、あらかじめ伝えておく。新義歯を装着して咬合が改善されると、筋の凝りが軽減した（図38）。

8．総義歯"装着の作法"

上顎にはフラビーガム、下顎臼歯部粘膜には皺がある。皺を伸ばして所定の位置に義歯を収め、骨面で咬合圧を受ける準備をしてから初めて噛む動作に入る（図39）。

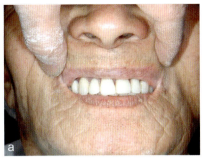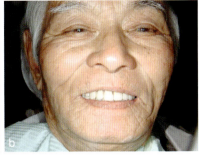

図㊲　スマイルのリハビリ。左口角下垂を感覚・運動刺激でさらなる廃用を防止

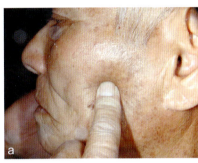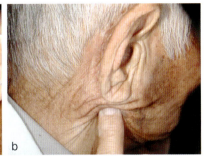

図㊳　咬合の改善と筋の圧痛の消失。a：低位側の咬筋深部の圧痛が高径改善で消失。b：平衡側の顎二腹筋後腹の圧痛が消失

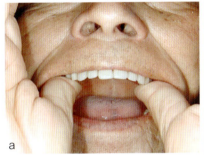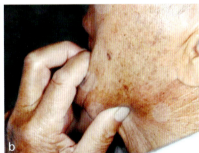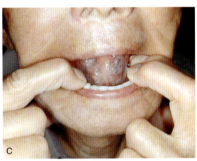

図㊴　難症例総義歯での"装着の作法"。a（上顎）：たるんだ皺を伸ばしてローリング、骨面に均等な圧がかかる地盤を作る。次に、周囲粘膜で床全体を包み込んで維持させる。b、c（下顎）：親指を下顎骨体下縁に支持し、人差指と中指を $\overline{4\ 5\ 6}$ 咬合面に載せる。舌尖を口蓋後方に引き上げて皺を伸ばす。と同時に、咬合面に載せた2本の指で義歯を回転しながら垂直に押さえこむ。痛くなければ舌を床縁に載せて維持させる。上下の床が所定の位置で維持されてから初めて噛む動作に入る

9．旧義歯と新義歯との改善点の比較

旧義歯と比較すると、咬合高径・平面が改善され、筋が賦活されていることがわかる（図40）。

難症例義歯を簡単にするには

最後に、総義歯治療をやさしくするための私見を述べる。
①上下の義歯を周囲粘膜で維持させる。
②正中と水平バランスがとれた閉口路の範囲内で、上下の平面（咬頭）が均等に当たる咬合関係を作る。
③1.5横指までの開口で、ライトタッピング運動で始動する。
④咀嚼サイクルが大きくシフトするグラインドタイプは、側方分圧が強くなるので、大きく窩を掘って滑走面を形成する。

手を抜かずに①～④の行程を着実に進めると、必ず結果は出るので諦めずに！

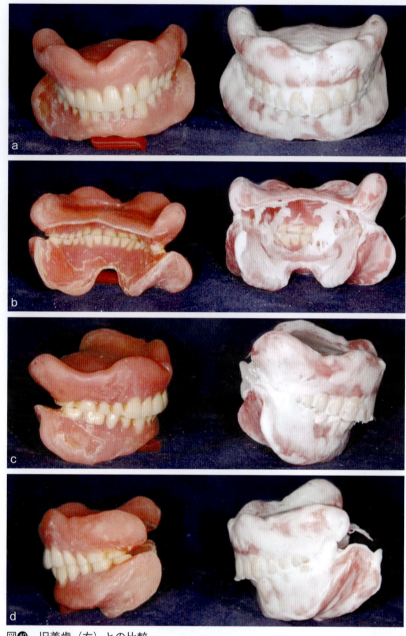

図④ 旧義歯（左）との比較

【参考文献】

1）加藤武彦　監修：治療用義歯を応用した総義歯の臨床テクニックDVD．デンチャースペースに適合した総義歯の製作法，トクヤマデンタル，2003．
2）五十嵐孝義，他；図解　咬合の基礎知識．歯科技工別冊，227-228，252，医歯薬出版，1984．

3 顎堤吸収の左右差が大きい症例と上顎シングルデンチャー症例

田中五郎　神奈川県横浜市・田中歯科医院

● 顎堤吸収の左右差が大きく、下顎骨の左右の長さが違う症例

患者さんは1921年生まれの男性（図1）。2002年11月に来院した。主訴は、「義歯が動いて食べられない」とのことであった。

顎堤は、上顎が小臼歯部から前歯部にかけて左右ともフラビーガム、下顎は右側犬歯部に鋭縁を残した骨の残存があるものの、そこから左右臼歯部にかけては急傾斜に顎堤が吸収した状態であった。上顎の頰側の吸収は激しく、上下顎の歯槽頂のアーチを比較すると、下顎のアーチに比べて上顎のアーチが小さくなっていた。とくに上顎左側の骨吸収が顕著であった。下顎骨の形態が左右で長さが違い、直感的にこれは難しいと感じた（図2～4）。

使用中の義歯は、辺縁が短くて薄く、粘膜面の適合も悪く、開口すると上顎は落ち、下顎は浮いてしまう状況で、食事をすると口の中で義歯が動いてしまい、うまく食べられないとのことであった。人工歯の排列は、歯槽頂間線法則気味の排列であり、上顎の吸収がとくに激しい左側においては反対咬合になっていた。顎位も右側前方に偏位しているようであった（図5～8）。

「イチゴの種やゴマが入れ歯の下に入ると痛いんだよね。もうイヤになっちゃうくらい痛い。だから、あんまりものを食べないようにしてるんだ」、「でも、入れ歯なんだから、仕方がないんでしょ」と言われていた。

「何とかしてあげたい」という気持ちと、「私にできるかな」という気持ちが交錯するなか、治療用義歯を作るべく、義歯の改造に取りかかった。

ハイドロプラスチック・スティックを用い、足りない部分の床を延長し、厚みをもたせて上下顎の義歯が吸着するように床の改造を行った（図9～11）。辺縁封鎖がなされてある程度の吸着が得られたため、上下顎別々にシリコーン印象材にてウォッシュして印象採得を行った（図12）。

石膏を注いで模型を作り、硬化後にシリコーン印象材とハイドロプラスチック・スティックを取り除き、旧義歯を模型に戻し、模型上にて足りない部

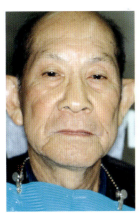

図❶　初診時の顔貌。下顎が右側に偏位している

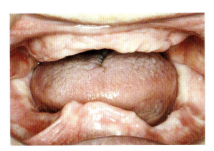

図❷　口腔内正面観。吸収の左右差が大きい

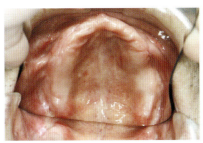

図❸　上顎顎堤。左側の吸収が著しく、前歯部はフラビーガム

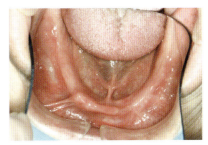

図❹　下顎顎堤。右側犬歯部に鋭い骨が残り、そこから左右に急傾斜の骨吸収

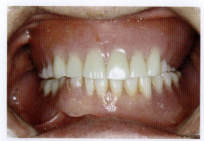

図❺ 口腔内の旧義歯正面観。左側は反対咬合

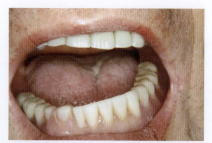

図❻ 開口すると下顎が浮き上がった

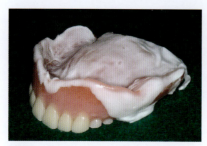

図❼ 旧義歯上顎を粘膜適合試験材にてチェック。辺縁の厚みの不足がみられる

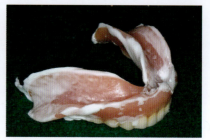

図❽ 旧義歯下顎を粘膜適合試験材にてチェック。適合はよいが、辺縁が不足している

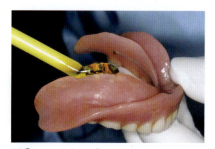

図❾ ハイドロプラスチック・スティックにて辺縁形成

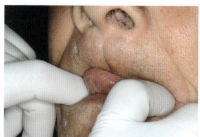

図❿ 舌を動かしてもらい、舌側の形態を作っている

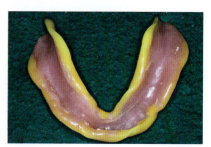

図⓫ 辺縁形成が完成して吸着が得られた下顎

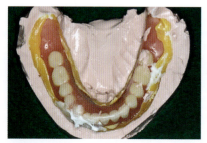

図⓬ シリコーン印象材でウォッシュして模型製作

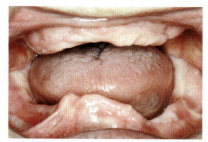

図⓭ 旧義歯床縁と吸着する床の床縁との差がみられる

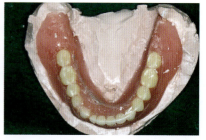

図⓮ 即時重合レジンにて辺縁の改造を行う

分に即時重合レジンにて床の延長を行った（**図13、14**）。

即時重合レジンが硬化した後、模型から外して口腔内で粘膜適合試験材を用いて辺縁の微調整を行い、粘膜面に適合させるべく、トクソーリベースにてリライニングを行った（**図15**）。

床が吸着したところで（**図16**）、イソコンパウンドを用いてチンポイント変法にて誘導し、咬合採得を行い（**図17**）、咬合器に付着した。

旧義歯の人工歯がそのまま残っているため、咬合状態をよく観察すると、この時点で早くも旧義歯のときよりも数mm左側に下顎位が戻っている状態であった（**図18**）。旧義歯の人工歯を削合して新しい人工歯を排列した。

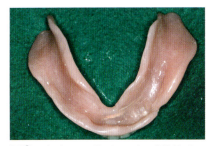
図⓯ トクソーリベースにてリライニングを行った後の下顎改造義歯

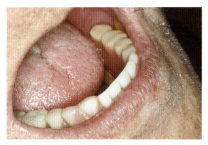
図⓰ 吸着が出て、大開口しても浮き上がらない

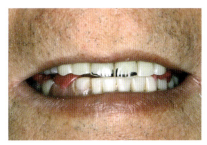
図⓱ イソコンパウンドを用いて、チンポイント変法で咬合採得

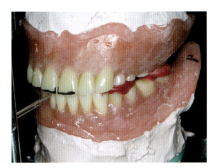
図⓲ 咬合器にマウント

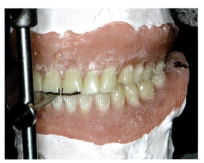
図⓳ 人工歯再排列

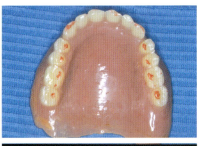

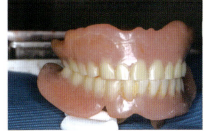

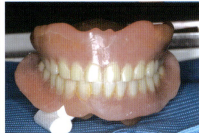

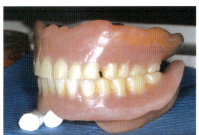

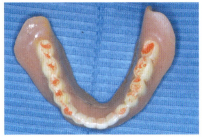

図⓴ 旧義歯改造により完成した治療用義歯

　下顎の床の中央に人工歯を排列し、それに合わせて正常咬合に上顎を排列した。旧義歯では左側は反対咬合となっていたが、床の延長を行った上顎では、左側には頬側に人工歯を排列する十分なスペースができたので、そのまま正常排列が可能であった（図19）。

　試適後、人工歯を固定していたワックスを即時重合レジンに置き換えた。形態修正を行って口腔内に装着し、咬合調整を行ってリンガライズドの咬合を与えた。

　テストフードとして煎餅を食べてもらったところ、「細かいのが義歯の下に入らないから食べやすい」、「何だか上も下も顎に吸い付いちゃって、よいね」と喜んでくれた。

3．顎堤吸収の左右差が大きい症例と上顎シングルデンチャー症例

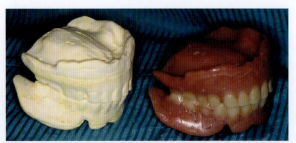

図㉑ 患者から了解を得たので、不安ながらも本義歯へ。
治療用義歯と複製石膏義歯

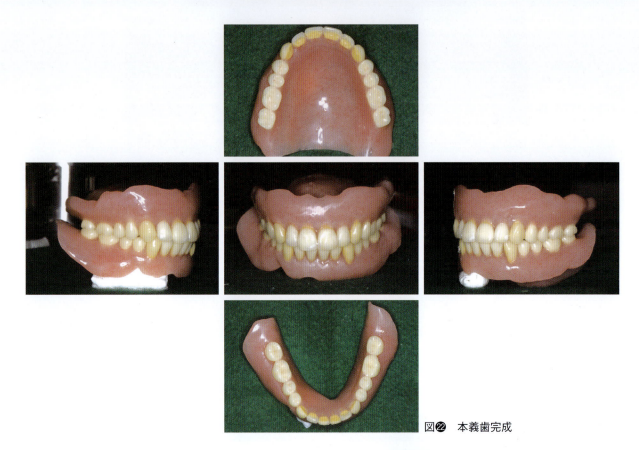

図㉒ 本義歯完成

　ここから顎位の補正を行う治療期間に入っていく。咀嚼筋等のリハビリテーションが起こって顎位が変化してくるため、多少痛みが出ることなどを説明し、その日は終了とした（図20）。
　その後、当たりもなく順調に経過したが、下顎位の大きな変化が起こらない。術者としては、上下顎の義歯のバランスを診たとき、もう少し左奥に下顎が入っていかないだろうかと考え、あれこれ試行錯誤を繰り返しながらチャレンジさせてもらったが、大きな変化はみられなかった。
　そういった不安を抱えつつ3ヵ月が経過したところで、「何かあったら、そのときに対応しよう」と決心し、本義歯製作に取りかかった。治療用義歯を使って印象採得、咬合採得を行い、治療用義歯を

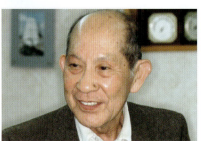

図㉓ たいへん喜んでいた。2003年3月

写し取ったような本義歯を完成させた（図21、22）。
　顎位に不安はあるものの、安定していることと形態も治療用義歯とほぼ同じであるため、とくに問題はなく、患者さんには「何でも食べられる。右でも左でも食べられるよ」、「嘘みたいだね」、「何だか顎が楽になった感じがする。関節にスポッとはまった

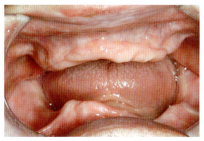 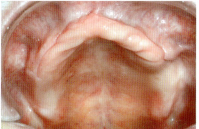 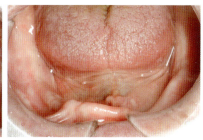

図❷ 現在の口腔内。2009年6月

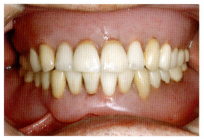 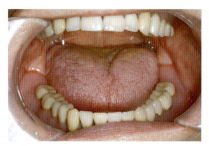

図❷ 口腔内装着時の義歯正面観　図❷ 大開口時も義歯は安定

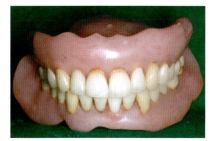 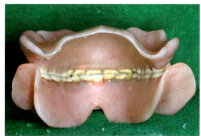 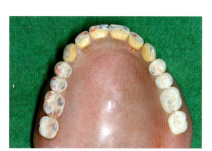

図❷ 6年経過後の義歯正面観　図❷ 同、後方面観　図❷ 同、上顎咬合面観

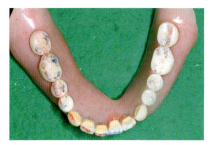 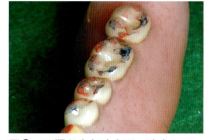 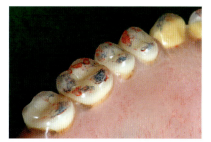

図❸ 同、下顎咬合面観　図❸ 下顎臼歯部咬合面。咬合している小面がこすれあって光っている　図❸ 上顎臼歯部咬合面

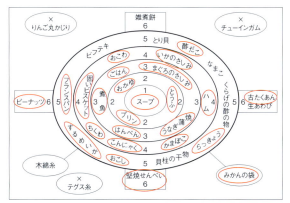

図❸ 現在の山本式総義歯咀嚼能率判定表。製作時と変わらないスコア

ようでさぁ」、「入れ歯でもこんなに食べられるんだね」など、予想以上の高評価をいただいた（図23）。

その後、半年ごとにメインテナンスに来院しているが、6年経過したいまも、大きな変化はなく、吸着も維持し、咀嚼能率判定表の評価も高いレベルを維持できている。先日、メインテナンスに来院されたときには、「この間、老人会の会合でお弁当が出てさ、何でも食べるもんだから、入れ歯だって気づかない人がいて、爪楊枝を出して『どうぞ』だって。総入れ歯だからいらないよって言ったら、驚いてたよ」と、うれしそうに話してくれた（図24～33）。

3．顎堤吸収の左右差が大きい症例と上顎シングルデンチャー症例

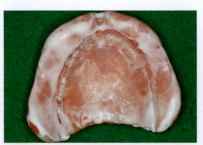
図❸④ 歯槽頂の頬側に分厚くなっている床の辺縁。ニュートラルゾーンで周囲筋の抱き込みで維持しているので、フラビーガムに対してはとくに何もしていない

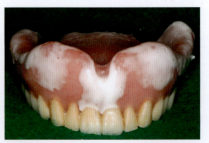
図❸⑤ 上唇小帯は消失し、鼻棘となっている

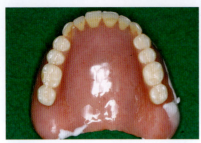
図❸⑥ 歯槽頂のアーチを全く無視し、外側に排列された人工歯

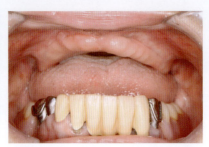
図❸⑦ 口腔内正面観。下顎の残存歯のアーチと比べると、上顎の吸収が強いのがわかる

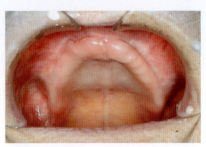
図❸⑧ 上顎顎堤。全体に吸収が進み、小臼歯部から前歯部にかけて大きな範囲でフラビーガムがみられる

上顎が著しく吸収した、上顎シングルデンチャー症例

患者さんは1929年生まれの女性。1996年3月に来院した。「とにかく上の入れ歯が落ちて仕方がない。普段は入れていられない。何とかならないか」という主訴であった。

上顎の吸収は著しく、歯槽頂のアーチは小さく、小臼歯部から前歯部はフラビーガムであった。下顎は、右側が第2小臼歯から中切歯まで残存、左側が中切歯、犬歯、第1小臼歯が残存していた。ここまで上顎の吸収が激しい症例は初めてだったのと、上顎のシングルデンチャーは苦手だったため、慎重に治療用義歯の製作に取りかかった。

加藤武彦先生から、「こういうときこそ、ニュートラルゾーンだ」と教わっていたので、上顎の頬側を意識した印象を行い、下顎の残存歯列を参考に上顎の床縁を決め、下顎の残存歯はそのままに下顎の遊離端義歯と上顎の総義歯の治療用義歯を製作した。

下顎前歯が残存していることと、いままでの義歯の咬合高径が低く、なおかつ落ちてしまうのを防ぐため、前方で噛む癖が強く、上顎義歯が前方で突き上げられて安定しない状況になり、口蓋部の当たりが出たり消えたりを繰り返すようになっていた。下顎は、咬合した後、前方にズルズルと出てきてしまい、誘導してもなかなかよい位置に入ってくれない。「どうしようか」と悩んでいたところ、同門の渡辺宣孝先生から咬合平面と顎位の話を聞き、早速、咬合平面の修正を行ってみた。

具体的には、残存歯の補綴物をすべて外してテンポラリークラウンとし、下顎の遊離端義歯とともに、前方で前歯部口腔前庭最下点から18mm、後方でレトロモラーパッド2/3のところで咬合平面を作り直し、それに合わせて上顎の咬合平面を修正した。すると、上顎義歯の前歯部を突き上げるような下顎の動きがなくなり、徐々に後方へと下顎位が変化してきた。上顎の吸着も数段よくなってきて口蓋の当たりもなくなったため、徐々に咬合高径を上げ、審美的な部分にもチャレンジできるようになった。

その後の経過は順調であり、咀嚼能率判定表の評価もフルマークとまではいかないが、レベル4まではクリアできるようになった。患者さんからも、「これなら1日中入れてられて、生活に何の支障もない」という言葉をいただいたので、治療用義歯を

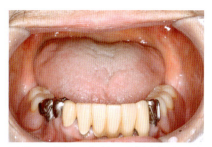
図㊴ 下顎は6年前に両側中切歯の喪失により再補綴

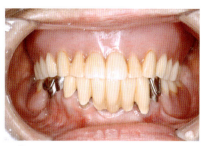
図㊵ 下顎の再補綴と同時に、上顎も新調。6年経過

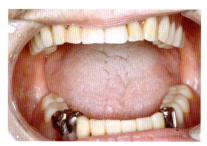
図㊶ 口角鉤で開いて大開口しても義歯の吸着はなくならない

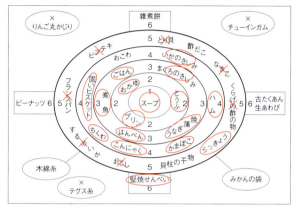
図㊷ 咀嚼能率判定表。満点とはいかないが、レベル4まではクリア。レベル5にも○が。この状態を足かけ13年維持している

スタートして6ヵ月後、何とか本義歯製作に移行できた。

その後、6ヵ月ごとのメインテナンスで経過観察に入った。途中、体調を崩されて入退院を繰り返し、口腔内環境も変化した。7年後の2003年、下顎中切歯を抜歯しなければならなくなり、その補綴を行うのと同時に、陶歯の破折も数ヵ所あったため、患者さんの希望により上顎義歯も新調することとなった。

とくに設計やその他に変更はないので、使用中の義歯を使ってそのまま印象採得、咬合採得を行って新義歯を製作した。その後も6ヵ月ごとのメインテナンスを継続しており、今年で6年経過している（図34～42）。

治療用義歯の製作から、足かけ13年のお付き合いである。ご主人も同時期に総義歯を製作されており、奥様が体調を崩されてからはご夫婦揃ってメインテナンスに通院されている。

筆者自身の知識やテクニックでは、到底対処できなかったと思う。よい師匠、よい兄弟子に導かれてやっと何とか対応できた症例である。

第Ⅵ章

総義歯臨床に必要な形態解剖学
（生理的運動）

義歯床の形態と口腔周辺の解剖構造

北村清一郎　森ノ宮医療大学保健医療学部　大学院／保健医療学研究科

※症例提供及びコメント：加藤武彦

　高齢社会を迎え、総義歯臨床の重要性はますます高まるものと思われる。しかし、適切な総義歯を製作することは難しく、多くの経験と熟練を要することはいうまでもない。周囲の解剖構造に抱き込んでもらった、安定で機能的にも有効な総義歯を製作するには、総義歯周辺の解剖構造を熟知し、機能的にも形態的にもそれに適合した形態を義歯に付与することが必要となる。

　本稿では、総義歯周辺の解剖構造を、肉眼解剖学的にカラーアトラスとして示し、総義歯の形態とのかかわりを解説する。

総義歯の研磨面形態と頰筋・口輪筋

▶口輪筋と頰筋（図1）

　消化管の筋層は、これを取り巻く内輪走筋層と、これに沿って走る外縦走筋層に分かれる。口腔も消化管の1つであるから、同じことがいえる。図1は、図3に示されている表層の表情筋を取り去り、深部にある頰筋と、前方に続く口輪筋を示したものである。頰筋—口輪筋が口腔の内輪走筋層にあたる。義歯と接するのは頰筋—口輪筋であるから、これらの筋が義歯の形態に直接影響するであろうことは容易に想像がつく。頰筋—口輪筋の上顎骨や下顎骨から起こる部が総義歯の唇・頰側の床縁の形を決めるし、これらの筋の収縮時の状態が唇・頰側の義歯床の厚みや研磨面形態を決めることになる。なお、深部の表情筋として、鼻筋や鼻中隔下制筋及びオトガイ筋も示されている。これらの筋は起始部が口輪筋の上顎または下顎起始部に隣接しており、また義歯床縁を横切る形で走行することから、これらの筋の影響を受けないように、義歯の形態を設定する必要がある。

▶頰筋の収縮が研磨面形態に及ぼす影響（図2）

　上・下顎骨では、頰筋は大臼歯部歯槽隆起から生じる。歯槽隆起に近い頰筋の辺縁筋束では、骨での付着部に近いことから、筋が収縮しても、筋束の湾曲走行に影響しない。しかし、付着部の束縛を受けない中央の高さでは、収縮時に筋束は直線状の走行を示すようになる。

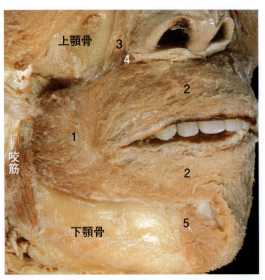

図❶　1：頰筋、2：口輪筋、3：鼻筋、4：鼻中隔下制筋、5：オトガイ筋

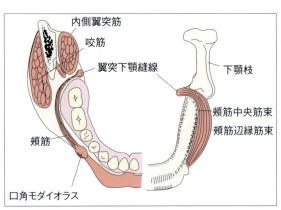

図❷　上條雍彦：口腔解剖学2　筋学，アナトーム社より引用・改変

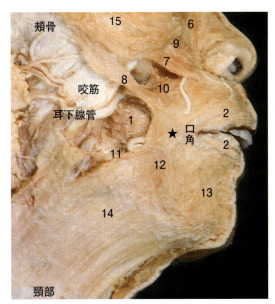

図❸　1：頰筋、2：口輪筋、6：上唇鼻翼挙筋、7：小頰骨筋、8：大頰骨筋、9：上唇挙筋、10：口角挙筋、11：笑筋、12：口角下制筋、13：下唇下制筋、14：広頸筋、15：眼輪筋

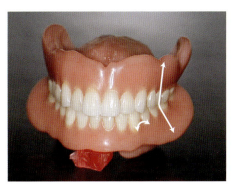

図❹　図提供：加藤武彦先生

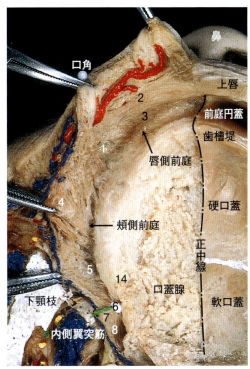

図❺　1：上頰小帯の部、2：口輪筋、3：上顎骨歯槽突起切歯部より生じる口輪筋の筋束、4：頰筋、5：頰筋が生じる上顎骨歯槽突起大臼歯部、6：翼突鈎、7：翼突下顎縫線、8：上咽頭収縮筋、14：上顎結節（参考文献[1]より引用）

▶口角モダイオラス（図3）

　表層の表情筋を、口裂の周辺で明示したものである。頰筋と口輪筋の表層には、口裂を中心にいくつかの筋が放射状に並んでいる。これらの筋は口腔の外縦走筋層に対応するもので、そのいくつかは口角のすぐ後方に集束し、口角モダイオラス（口角筋軸、図中★）と呼ばれる構造を作る。口角モダイオラスは口角を引き締め、飲食物や唾液が口腔の外に出ないようにするとともに、総義歯を外から支え、義歯の安定にもかかわる。このため、口角モダイオラスの運動を適切に印象採得することも重要になる。

▶総義歯の唇・頰側の研磨面形態（図4）

　歯に近づくにつれてしぼられていく総義歯の唇・頰側の研磨面形態は、図2で示した頰筋での収縮時の走行形態を反映したものである。一方、小臼歯部付近で研磨面が前後方向にしぼられたように凹むのは、口角モダイオラスの運動を反映している。

上顎義歯の唇・頰側床縁と口腔前庭周辺の筋

▶上顎前庭円蓋の粘膜下の浅層（図5）

　前庭円蓋の粘膜を剥いだものである。上頰小帯より前方の唇側前庭と後方の頰側前庭では、粘膜下の筋はまったく異なる。唇側前庭では、口輪筋が粘膜下を水平に走って上唇を形成している。口輪筋の一部の筋束は、前庭円蓋直上の上顎骨歯槽突起の切歯部より生じ、後方に向かう。頰側前庭では、頰筋が前庭円蓋直上で上顎骨歯槽突起の大臼歯部より生じ、前下方に向かう。小臼歯部にある上頰小帯は、口輪筋により前方に、頰筋により後方に引かれる。このため、上頰小帯は上唇小帯より可動性に富み、頰側ノッチの基底部の幅は唇側ノッチの場合より広がる。

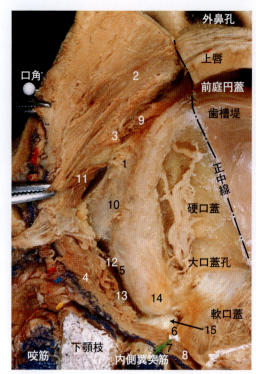
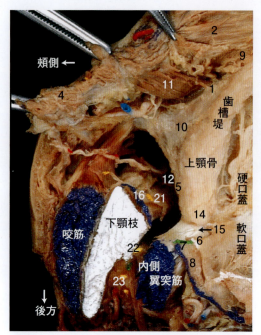

図❻　1：上頰小帯の部、2：口輪筋、3：上顎骨歯槽突起切歯部より生じる口輪筋の筋束、4：頰筋、5：頰筋が生じる上顎骨歯槽突起大臼歯部、6：翼突鈎、7：翼突下顎縫線、8：上咽頭収縮筋、9：鼻筋・鼻中隔下制筋、10：上顎骨頰骨突起の下縁、11：口角挙筋、12：バッカルスペース、13：頰脂肪体の脂肪組織、14：上顎結節、15：ハミュラーノッチ

図❼　1：上頰小帯の部、2：口輪筋、4：頰筋、5：頰筋が生じる上顎骨歯槽突起大臼歯部、6：翼突鈎、7：翼突下顎縫線、8：上咽頭収縮筋、9：鼻筋・鼻中隔下制筋、10：上顎骨頰骨突起の下縁、11：口角挙筋、12：バッカルスペース、14：上顎結節、15：ハミュラーノッチ、16：側頭筋腱、21：頰神経、22：舌神経、23：下歯槽神経（参考文献[1]より引用）

Dr. 加藤①　他の部位に比べて上顎結節部の印象では、トレーを用いて開口状態で採ると、十分なエリアの印象採得ができないので、治療用義歯を用いて、咬合時の上顎結節部の辺縁形態を採らなければならない。

▶上顎前庭円蓋の粘膜下の深層（図6）

　前庭円蓋で口輪筋と頰筋を剝がし、めくり上げたものである。唇側前庭では、口輪筋の上顎起始の直上から、鼻筋や鼻中隔下制筋が生じ、上方に向かう。出現頻度は低いものの、これらの筋による円柱状のヒダが上唇小帯に平行に生じることがある。頰側前庭では、前半部に上顎骨頰骨突起の下縁（頰骨下稜）がある。これより前方、上頰小帯の部に口角挙筋が見える。上頰小帯の動きはこの筋の影響を受けると思われる。頰骨下稜より後方の部がバッカルスペースで、頰筋の外側に頰脂肪体の脂肪組織が見られる。

▶バッカルスペース外周の解剖構造（図7）

　バッカルスペースの部で頰脂肪体の脂肪組織が除去され、下顎枝の前縁と上顎骨との間の大きな空隙が示されている。バッカルスペースが大きく深い広がりを示すのは、頰脂肪体を入れるこの空隙の存在が関係する。また、側頭筋腱や内側翼突筋が下顎枝の前縁や内側に沿って走る。これらの筋の収縮が、床縁形態に影響することも考えられる（Dr. 加藤①）。

▶バッカルスペースと筋突起（図8）

　バッカルスペースの部を顔面側から見たものである。バッカルスペースのすぐ外側には下顎骨の筋突起があり、下顎の運動によって筋突起が前方や側方に動くと、そのぶん、バッカルスペースの大きさは減少する。

▶バッカルスペースでの頰筋の走行を外側より見る（図9）

　図8の状態から筋突起を外したものである。バッ

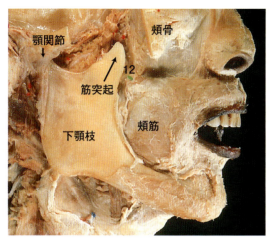

図❽ 12：バッカルスペース

図❾ 5：頬筋が生じる上顎骨歯槽突起大臼歯部、10：上顎骨頬骨突起の下縁、12：バッカルスペース、14：上顎結節、17：外側翼突筋上頭、18：外側翼突筋下頭、19：内側翼突筋、20：顎動脈、21：頬神経、22：舌神経、23：下歯槽神経

カルスペースの部では、上顎骨歯槽突起の大臼歯部と翼突下顎縫線の間で頬筋の付着はみられず、前庭円蓋は深くなる。頬骨下稜を避けるために、この部では、頬筋の走行は前後方向ではなく、斜め前下方（図中矢印）に走行する。この走行は、義歯床の保持の観点からみると負に働くと考えられる。

◉

このように、上顎前庭円蓋では、口輪筋と頬筋が床縁を包むように骨から生じており、筋による義歯床の辺縁封鎖は容易に得られるが、バッカルスペースでは、義歯床を支える筋の力は弱く、義歯床全体でスペースを埋め、辺縁封鎖を図ることが必要となる。

上顎義歯の口蓋床と解剖構造

▶口蓋の粘膜下組織（図10）

口蓋床の床下粘膜は、粘膜下組織の性状から4つに区分される。歯槽堤の部では、粘膜下組織はやや密で、粘膜は骨膜に固着する。横口蓋ヒダの部では粘膜下組織に脂肪組織が含まれる。口蓋縫線の部では、粘膜は他部に比べて薄く、粘膜下組織を欠く。第1大臼歯より後方の硬口蓋と軟口蓋では、粘膜下組織に口蓋腺が含まれ、粘膜は厚くなるが、外側寄りではさらに厚くなる。歯槽堤の部では、粘膜の被圧変位量は正中部で大きくなるが、"無歯顎では、

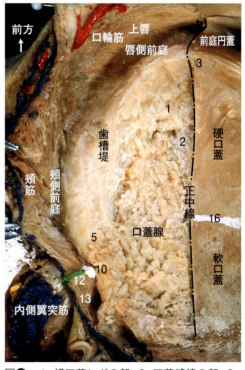

図❿ 1：横口蓋ヒダの部、2：口蓋縫線の部、3：切歯乳頭、5：上顎結節、10：翼突鈎、12：翼突下顎縫線、13：上咽頭収縮筋、16：この遺体が装着していた総義歯の床後縁の位置（参考文献[1]より引用）

唇側歯槽骨壁が特に顕著に吸収されることで、切歯乳頭がこの部に取り込まれている"ことに関連すると思われる。また、硬口蓋と軟口蓋の境を決める際の指標の1つとなる口蓋小窩は、口蓋腺の導管の開口部の1つである。

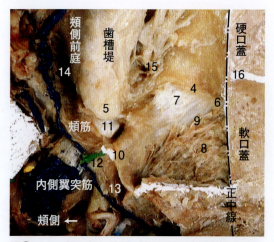

図⓫ 4：硬口蓋の後縁（硬口蓋と口蓋腱膜の境）、5：上顎結節、6：後鼻棘、7：口蓋腱膜、8：軟口蓋の筋肉質の部、9：口蓋腱膜と筋肉質の部の境、10：翼突鈎、11：内側翼突筋の上顎結節への付着部、12：翼突下顎縫線、13：上咽頭収縮筋、14：バッカルスペース、15：大口蓋孔、16：この遺体が装着していた総義歯の床後縁の位置

▶硬・軟両口蓋間の境界域とハミュラーノッチの粘膜下（図11）

　口蓋の粘膜下組織を除去したものである。硬口蓋の後縁は、上顎結節より前湾しつつ内側に向かい、正中で後方に突出して後鼻棘をなしている。硬口蓋後縁より後方の軟口蓋は口蓋筋で構成されるが、後鼻棘の部を除いて、すぐ後方に筋肉質の部はなく、口蓋帆張筋の続きである口蓋腱膜が硬口蓋後縁に付着し、その後方に筋肉質の部が続く。口蓋腱膜は、後方の筋肉質部よりも動きが少ないと考えられる。アーライン（振動線）は硬口蓋と軟口蓋の境を決める方法の1つであるが、強く発音させた場合の前振動線は硬口蓋と口蓋腱膜の境、弱く発音させた場合の後振動線は口蓋腱膜と筋肉質部の境を反映すると考えられる。

　一方、ハミュラーノッチは上顎結節と翼突鈎の間の切れ込みで、粘膜下には薄い頬筋と、内側翼突筋の上顎結節への付着部が見える。翼突鈎から翼突下顎縫線が下方に走って頬筋と上咽頭収縮筋の境をなし、粘膜表面に翼突下顎ヒダをつくる。口を大きく開けたときや舌を前方に突出させたとき、翼突下顎ヒダが隆起する。

　口蓋床の床下粘膜の性状は部位により異なり、それに伴って、荷重負担による粘膜の被圧変位量や、疼痛も起こさず歯槽堤も吸収させない荷重負担の量も、部位により異なる。義歯に咬合圧が加わった際に、特定部位に過剰な圧がかからないよう、また、痛みや歯槽堤吸収を起こさないように行う選択的加圧印象の意義はここにある。ハミュラーノッチに関しては、義歯の前方への滑りを防ぐ意味で、床縁は上顎結節を覆い、ハミュラーノッチまで伸ばさなければならない。また、義歯床の後縁は硬・軟両口蓋間の境界域に置かれるのが原則とされており、この境界域を決めるためのさまざまな方法が提唱されている。解剖学的には、この境界域の粘膜下には厚い口蓋腺が含まれ、境界域を粘膜上から決定するのは難しいと思われるが、硬口蓋から筋肉質の部に直接移行するのではなく、間に口蓋腱膜を挟むことは、多少は後縁を軟口蓋側に伸ばせることを意味する。いずれにしても、ハミュラーノッチから硬・軟両口蓋間の境界域にわたる部には、辺縁封鎖に働く筋はなく、床縁で積極的に辺縁封鎖を図る必要がある。

下顎義歯の唇・頬側床縁と口腔前庭周辺の筋

▶下顎前庭円蓋の粘膜下の構造（図12）

　唇側前庭粘膜下では口輪筋が水平方向に走り、一部の筋束、すなわち口輪筋の下顎起始が下顎骨歯槽部の切歯部より生じ、後方に向かう。頬側前庭の粘膜下では、頬筋が下顎骨歯槽部の大臼歯部より生じ、水平方向に前方に向かう。上顎の場合と同様、小臼歯部にある下頬小帯は、口輪筋により前方に、頬筋により後方に引かれ、下頬小帯は下唇小帯より可動性に富み、頬側ノッチの基底部の幅も唇側ノッチより広がる。

▶口輪筋をほじり深部にオトガイ筋を見る（図13）

　下顎切歯部唇側では、オトガイ筋の起始部が歯槽部の高い位置にある。オトガイ筋は、前庭円蓋を横切る形で深部に向かう。このため、オトガイ筋が収縮すると、唇側前庭を浅くするように働く。また、無歯顎では、歯槽部の吸収により、オトガイ孔が歯槽堤上に開口する場合がある。このため、義歯床からの咬合圧が加わった際に、同部に圧痛を生じることになる（Dr. 加藤②）。

▶義歯床の床縁と表情筋（図14）

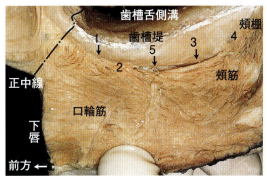

図⑫　1：唇側前庭、2：下顎骨歯槽部の切歯部から生じる口輪筋の筋束、3：頬側前庭、4：頬筋が生じる下顎骨歯槽部の大臼歯部、5：下頬小帯の部（参考文献[1]）より引用）

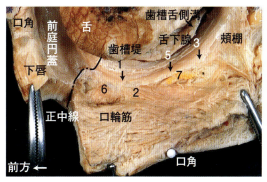

図⑬　1：唇側前庭、2：下顎骨歯槽部の切歯部から生じる口輪筋の筋束、3：頬側前庭、5：下頬小帯の部、6：オトガイ筋、7：オトガイ孔の位置（参考文献[1]）より引用）

Dr. 加藤②　オトガイ筋の収縮によって前庭部は浅くなるが、床縁としては伸ばせる部位である。また、下唇小帯を挟んで、等距離にオトガイ筋の付着部位が骨鋭縁として残る場合があるが、リリーフしてあげるとよい。普通の当たりでは粘膜に傷ができるが、神経孔の部分は粘膜褥瘡ではなく、咀嚼時痛が起こる。触診にて部位を確認し、義歯床に印記して、床縁削除を行う。

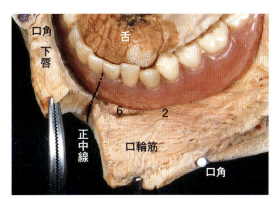

図⑭　2：下顎骨歯槽部の切歯部から生じる口輪筋の筋束、6：オトガイ筋（参考文献[1]）より引用）

Dr. 加藤③　口輪筋、頬筋で外側から辺縁封鎖を求めて、義歯を抱き込む。そのときの義歯床辺縁の形態は、失われた骨を床で補い、患者に「噛んで抱き込んでください」という指示をして、その形態を与える。

義歯床の唇側と頬側の床縁は頬筋―口輪筋と直接に接する。筋による義歯床の辺縁封鎖は、義歯を維持する力を大きく増大させる。総義歯の印象採得に際して、これらの筋を適切に働かせ、適切な動的形態を把握することの重要性はここにある（Dr. 加藤③）。

▶頬棚（図15）

頬側前庭の後部を押し広げて、頬棚を見たものである。頬棚は、前方を下頬小帯、内側を歯槽堤、外側を外斜線、後方を臼後隆起で囲まれた部で、頬側前庭の幅は頬棚の大きさに左右される。頬棚の底面は下顎骨の緻密な骨質で裏打ちされ、かつ咬合平面に対してほぼ平行に位置することから、頬棚は下顎総義歯のもっとも重要な支持域となる。図12では、頬棚での頬筋の走行も示されている。頬棚では、

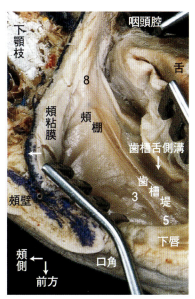

図⑮　3：頬側前庭、5：下頬小帯の部、8：臼後隆起

Dr. 加藤④　基本形態は、外斜線を目安に辺縁の位置決定をする。フラットな顎堤になると、北村先生の言われるように1〜2mmの床延長も可能であるが、開口量との兼ね合いを患者に指導する必要が出てくる。

頬筋の厚さは1.5mm前後と薄く、この部を発した筋束も前後方向に走る。従って、適度な長さであれば、床縁を頬棚の頬筋起始部に乗せても、下顎義歯を離脱させる方向には働かない（Dr. 加藤④）。

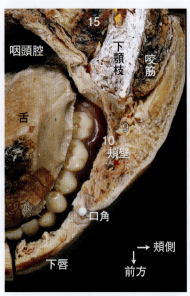

図⓰　9：頬脂肪体、10：頬筋、15：内側翼突筋（参考文献[1]より引用）

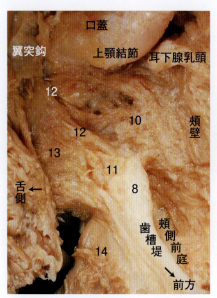

図⓱　8：臼後隆起、10：頬筋、11：臼歯腺、12：翼突下顎縫線、13：上咽頭収縮筋、14：顎舌骨筋

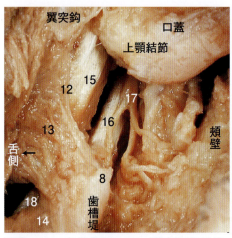

図⓲　8：臼後隆起、12：翼突下顎縫線、13：上咽頭収縮筋、14：顎舌骨筋、15：内側翼突筋、16：側頭筋腱の内側脚、17：頬神経、18：舌神経

▶**下顎総義歯の遠心頬側隅角部の外周（図16）**

この部に接して下顎枝があり、その外側に咬筋が存在する。この部に対応する印象面にしばしば切痕が形成される。収縮した際に、咬筋が頬脂肪体と頬筋を外側から押すためと考えらる。

▶**臼後隆起（レトロモラーパッド）と周辺の筋（浅層）（図17）**

臼後隆起は前方と後方の二部に分けられる。前方の部は歯槽堤の続きで、粘膜下は密な線維性結合組織からなる。後方の部は粘膜下に臼歯腺をもち、遠心は易動性の翼突下顎縫線に続く。臼後隆起の周辺では、翼突下顎縫線につく頬筋や上咽頭収縮筋（頬咽頭部）があり、上咽頭収縮筋の一部（顎咽頭部）が下顎骨の顎舌骨筋線の後端に付着する。顎舌骨筋線には顎舌骨筋が付着する。

▶**臼後隆起と周辺の筋（深層）（図18）**

翼突下顎縫線より頬側で頬筋を除去したものである。臼後隆起の後方には下顎枝の内斜線があり、下顎枝前縁で2脚に分かれた側頭筋腱のうちの内側脚が、内斜線に沿って下降し、時に臼後隆起に達する。そのすぐ内側には内側翼突筋が存在する。周辺に多くの筋が見られることから、臼後隆起はこれらの筋の影響を受け、その形は開口時と閉口時で変わる。

このように、下顎前庭円蓋では、口輪筋と頬筋が床縁を包むように骨から生じており、筋による義歯床の辺縁封鎖は容易に得られる。しかし、臼後隆起は機能状態で形が変わるにもかかわらず、辺縁封鎖に協力する筋はない。義歯床によって積極的に辺縁封鎖を図る必要がある。

下顎義歯の舌側床縁と歯槽舌側溝の構造

▶**歯槽舌側溝の粘膜下の構造（図19）**

歯槽舌側溝は下顎義歯床の舌側フレンジが入る部で、舌小帯により左右に隔てられる。舌小帯によってできる切れ込みが舌側ノッチである。無歯顎の場

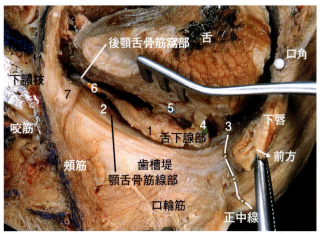

図⓳　1：舌下腺、2：顎舌骨筋線（顎舌骨筋で覆われている）、3：オトガイ棘、4：顎下腺管、5：舌静脈、6：舌神経、7：臼後隆起

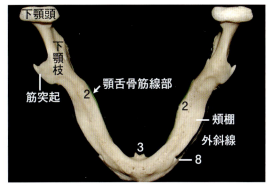

図⓴a　2：顎舌骨筋線、3：オトガイ棘、8：オトガイ孔

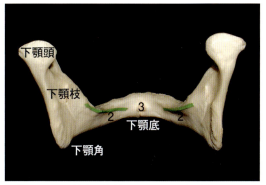

図⓴b　2：顎舌骨筋線、3：オトガイ棘

Dr. 加藤⑤　顎堤吸収が進むと、オトガイ棘という小さなものではなく、膨隆というにふさわしい形態になってくる。ここの処理が非常に難しいので、筆者は形のうえでは美しくないが、膨隆全部を床で覆い、一層1mm程度の空間にシリコーンラバーをひいて、多少の義歯の動揺に備えたうえで辺縁封鎖を行う。

合、歯槽舌側溝は舌下腺部・顎舌骨筋線部・後顎舌骨筋窩部の3部に区分される。舌下腺部は、正中から顎舌骨筋線が歯槽堤上面とほぼ同じ高さになるところまでをいい、粘膜下に舌下腺が存在する。舌下腺は柔らかい組織で、義歯床縁に直接影響することはない。顎舌骨筋線部は舌下腺部の後方にあり、舌下腺による被覆は少ない。顎舌骨筋線が歯槽堤上面とほぼ同じ高さにあるため、顎舌骨筋が粘膜下の浅層に位置する。後顎舌骨筋窩部は顎舌骨筋線部より後方の部で、顎舌骨筋が舌骨に向かって下方に走行するため、深い陥凹が形成される。

▶**オトガイ棘と顎舌骨筋線**（図20）

舌小帯の下顎舌側付着部の粘膜直下でオトガイ棘を触知できる（図19）。図20aは無歯下顎骨を上方から、図20bは後方から見たものである。オトガイ棘は下顎底舌側の正中部に見られる骨隆起で、オトガイ舌筋やオトガイ舌骨筋が起始する。歯槽部の吸収が進むと、オトガイ棘（Dr. 加藤⑤）が歯槽堤の上縁に近づくようになる。また、ここでは見えないが、下顎犬歯部・小臼歯部の舌側歯槽部に骨隆起を見ることがある。下顎隆起と呼ばれ、強度に発育したものは3～9％の出現率とされている。一方、顎舌骨筋の付着線である顎舌骨筋線は、前歯部では下顎底に近い高さにあり、後方にいくにつれて高い位置を占めるようになる。しかし、無歯顎では歯槽部が吸収されるため、歯槽堤の後方の部では、顎舌骨筋線は歯槽堤上面と同じ高さになる。この部が顎舌骨筋線部である。この部で顎舌骨筋線が内側に張り出すため、無歯下顎骨の歯槽堤内側縁は、全体として軽微なS字状湾曲を示す。

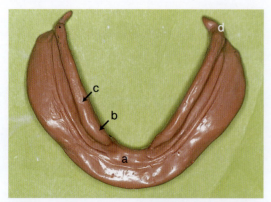

図㉑　a：舌側ノッチ、b：舌下腺部に対応する部、c：顎舌骨筋線部に対応する部、d：後顎舌骨筋窩部に対応する部（図提供：加藤武彦先生）

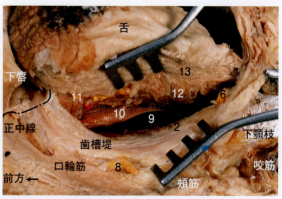

図㉒　2：顎舌骨筋線（顎舌骨筋で覆われている）6：舌神経、8：オトガイ孔、9：顎舌骨筋、10 オトガイ舌骨筋、11：オトガイ舌筋、12：舌骨舌筋、13：茎突舌筋

> Dr. 加藤⑥　嚥下するときに、舌本体を口蓋に押しつける力は顎舌骨筋が行うので、嚥下時の義歯の舌側辺縁に加わる圧が、義歯の離脱に働かないような深さに調整する。把柄のついたトレーではこの運動はできないので、治療用義歯を用いて嚥下をさせ、フィットチェッカーで調べながら深さと幅を求め、全体として吸着を求めるようにしている。

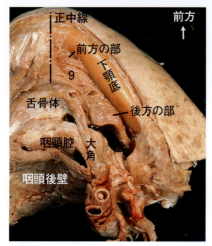

図㉓　9：顎舌骨筋（参考文献1）より引用）

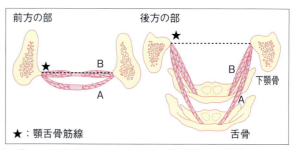

図㉔　A は弛緩時、B は収縮時の顎舌骨筋の状態

> Dr. 加藤⑦　解剖学的には、床縁を伸ばすことはできるが、伸ばしたからといって義歯の吸着力が強くなるわけではない。反対に、伸ばしすぎることによる異物感を患者に与えかねないから、伸ばす量はほどほどに……。

▶下顎印象の舌側フレンジ形態（図21）

　下方から見た場合、舌側フレンジがS字状の湾曲を形成するのは、前述の無歯下顎骨の歯槽堤内側縁の形態を反映している。すなわち、舌側ノッチ（a）から始まる最初の湾曲が舌下腺部に対応する部（b）で、唇側に向かって凸湾する。ついで、顎舌骨筋線部に対応する部（c）では、湾曲は舌側に向かって凸湾する。後顎舌骨筋窩部に対応する部（d）では、湾曲は再び唇・頰側に向かって凸湾する。

▶歯槽舌側溝の周辺の筋（図22）

　歯槽舌側溝の底は顎舌骨筋で構成される。歯槽舌側溝の外側壁は下顎骨であるが、内側壁は舌筋とオトガイ舌骨筋で構成される。舌筋としてはオトガイ舌筋、舌骨舌筋及び茎突舌筋が見える。この舌筋の強い押しつけ力が歯槽舌側溝での印象操作を困難にしている（Dr. 加藤⑥）。

▶顎舌骨筋の走行（図23）

　歯槽舌側溝の底をなす顎舌骨筋を下方から見たものである。顎舌骨筋の走行は部位によって異なり、前方の部では比較的水平方向に走り、正中線上で左右が合するが、後方の部では下内方に走った後、舌骨に達する（図24も参照）。

▶顎舌骨筋の走行と下顎義歯の舌側床縁（図24）

　2つの図は、それぞれ前方の部と後方の部での顎舌骨筋の、A は弛緩時の、B は収縮時の走行を示す。前方の部では、顎舌骨筋線（図中★）を越えて下方に伸ばされた場合、義歯の舌側床縁は、顎舌骨筋の弛緩時はまだしも、収縮時には同筋により押し

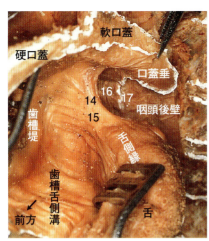

図㉕　14：口蓋舌弓、15：後顎舌骨筋幕、16：扁桃窩、17：口蓋咽頭弓（参考文献[1]より引用）

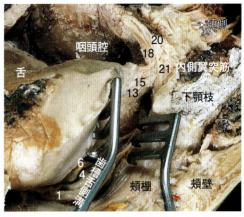

図㉖　1：舌下腺、4：顎下腺管、6：舌神経、13：茎突舌筋、15：後顎舌骨筋幕、18：口蓋舌筋、20：上咽頭収縮筋の頬咽頭部、21：上咽頭収縮筋の顎咽頭部

上げられる。一方、後方の部では、収縮しても顎舌骨筋は顎舌骨筋線の高さまで上がってこない。従って、舌側床縁を顎舌骨筋線より下方に伸ばすことができる。顎舌骨筋線が高い位置にある後方の部でも、前方と同じ位の深さに床縁が置けるのは、以上の理由による（Dr. 加藤⑦）。

▶歯槽舌側溝の後端（図25）

後顎舌骨筋窩部を押し広げて、歯槽舌側溝の後端を見たものである。この部は、口蓋帆と舌側縁の後端を繋ぐ粘膜ヒダ（口蓋舌弓）を上縁とした幕状を呈し、後顎舌骨筋幕と呼ばれる。

▶後顎舌骨筋幕の粘膜を剝ぐ（図26）

歯槽舌側溝は後顎舌骨筋幕により咽頭腔と境される。後顎舌骨筋幕の上縁は口蓋舌筋により形成される。同幕の外側半部は薄い上咽頭収縮筋で、内側半部は強大な茎突舌筋で形成される。

▶後顎舌骨筋幕を構成する筋（図27）

後顎舌骨筋幕の上縁をつくっていた口蓋舌筋をめくり上げ、後顎舌骨筋幕の形成にかかわる上咽頭収縮筋を示したものである。上咽頭収縮筋のうち、顎舌骨筋線後端より生じる顎咽頭部と、舌の側縁から生じて茎突舌筋を覆う舌咽頭部が後顎舌骨筋幕の形成に加わる。また、後顎舌骨筋窩の粘膜下を、上咽頭収縮筋顎咽頭部の下縁をくぐってきた舌神経や顎下腺管が走行する（図26も参照）。

●

下顎骨の舌側ではオトガイ棘と、時に出現する下顎隆起が問題となる。これらはできるだけ義歯床で覆う必要がある。歯槽舌側溝の舌下腺部には、辺縁

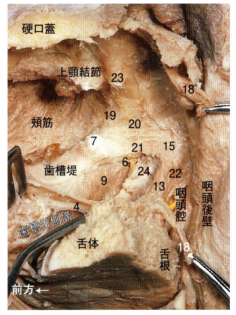

図㉗　4：顎下腺管、6：舌神経、7：臼後隆起、9：顎舌骨筋、13：茎突舌筋、15：後顎舌骨筋幕、18：口蓋舌筋、19：翼突下顎縫線、20：上咽頭収縮筋の頬咽頭部、21：上咽頭収縮筋の顎咽頭部、22：上咽頭収縮筋の舌咽頭部、23：翼突鈎、24：顎下腺

封鎖に協力する筋はないが、多少加圧印象することで辺縁封鎖を図ることができる。一方、これより後方の部では、強大な舌体の側縁で義歯のフレンジを押さえ込み、辺縁封鎖を図ることが重要となるが、顎舌骨筋などの動きを無視した不適切なフレンジ形態は、義歯の離脱や違和感・痛みを生じることになる。

【参考文献】
1）市川哲雄，北村清一郎：総義歯を用いた無歯顎治療―口腔解剖学の視点から．クインテッセンス出版，東京，2004．

義歯床の形態と口腔周辺の解剖構造

第VII章

在宅診療における総義歯治療

1 「食べるところまで診る往診」に必要な義歯製作理論のすすめ

加藤武彦　神奈川県横浜市・加藤歯科医院

　筆者は、早い時期から在宅往診を始め、多くの歯科医師より早く高齢社会を経験した。20〜30年前の女性の平均年齢は、現在の86歳には遠く及ばなかった。しかし、往診を依頼されるのは、その年齢を超えた患者さんばかりであった。その患者さんたちは、総義歯になってからの年限が長いため、顎堤吸収が強いのは当たり前、そのうえ認知症があって介護を必要としていた。そして、在宅の患者さんの多くは、義歯の適合不良や疼痛などにより、咀嚼が上手にできなかった。

　患者さんの主訴は、上顎義歯が落ち、下顎が浮き上がるなどの義歯不適合が多かったため、最初は咬座印象を採って技工室でリベースを行い、即日セットに伺っていた。その後、即時重合レジンで直接リベースを行ったり、光重合レジンでのリベースを経た後、低刺激性の直接リベース材が㈱トクヤマデンタルから発売され、その恩恵を受けた。しかし在宅往診では、ただ内面にリベース材を乗せて適合させればよいのではなく、義歯を吸着させるために、口腔内に義歯を入れた状態で印象を採り、床の足りない部分を補い、厚みをもたせて辺縁封鎖を得ていた。また、人工歯が下顎の歯槽骨の上のよい位置に乗っていないときは、上下顎の人工歯排列をやり直し、その後、リベースと咬合調整を行い、軟らかいものでもよいのでテストフードで咀嚼試験を行っていた。

　筆者が総義歯を学んだ方々は、皆が歯槽頂間線法則の推進者ばかりであった。しかし、外国の本を読んだり、外国の歯科医師の講演を聞いたりすると、Gysi氏の理論だけが唯一の総義歯理論ではないことがわかった。診療室でも試行錯誤しながら徐々にデンチャースペース、ニュートラルゾーンの理論を臨床に取り入れてきた。しかし、この考え方をしっかりと実技で教わり、納得して臨床に取り入れたわけではなかったため、本当に薄氷を踏む思いであった。

　いま考えると、在宅往診ほど、この総義歯理論がほしかったという思いである。つまり、条件が悪くなれば周囲組織を頼りに義歯の安定を求めるしか方法はないわけである。ましてや、脳梗塞後遺症により片麻痺等がある患者さんに食べられる義歯を製作するには、旧来の顎堤粘膜だけを頼りにした義歯製作法では、義歯の維持安定を求めるのも至難の業である。その理由は、歯があるうちは歯根膜線維のセンサーが上下の噛み合わせの中心を感知して脳へ伝達するが、無歯顎になってしまうと粘膜センサーがその役割を果たす。そのとき、平等に左右上下の義歯研磨面に粘膜が接している状態を脳が感知し、義歯のあるべき位置（中心位）が認められるものと思う。つまり、片麻痺等でそのセンサーが弱くなった場合、なるべく多くの義歯研磨面が平等の圧で接している義歯なら、患者さんはその義歯を使いこなせるのである。

　本章では、以上のような考え方で義歯製作を行い、口腔ケアや口腔リハビリ、そして患者さんに合った食形態など、障害をもった方々に食支援を行っている現場の活動を、我々のグループのメンバーからご紹介していただく。

食べるところまで診る歯科医師の育成

　訪問診療を行い、食べるところまでを診る歯科医師をいかに多く育てていくかが、我々の務めと考えている。筆者は、技術的にしっかりした歯科医師でなければ訪問診療に出てはいけないと考えている（**図1**）。そのため、講演会では、実際に噛めなくて困っている患者さんに来ていただき、即日改造を行って、噛んで食べるところまでを歯科医師・歯科技工士に見せている。その後、参加した歯科医師には、"食べるところまでを診る"ことを実践できているか、確認のフォローアップセミナーを行ってい

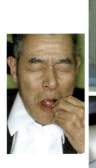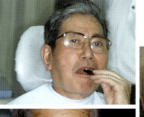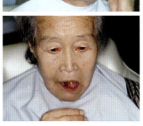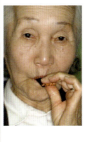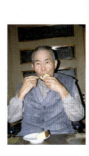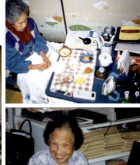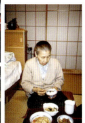

図❶　診療室でのテストフード。在宅では食べるところまで診なければ帰ってくるな！

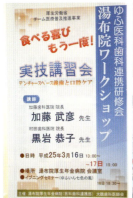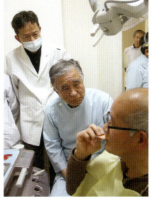

図❷　大分県由布院厚生年金病院での患者実習。改造義歯完成後のテストフードを行う筆者

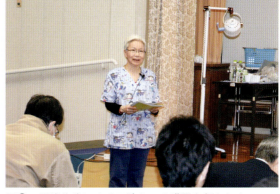

図❸　黒岩先生による口腔ケアの講習も行われた

る。

　実例として、大分県の由布院厚生年金病院での大鶴歯科医師会のメンバーに対して患者実習を行ったところを、図2に示す。病院側としても、入院中に口から食べられるようにして退院してもらい、退院後、診ていただいた歯科医師に継続して治療をしてもらえれば、医科歯科連携の地域包括ケアの連携のモデルとなる。歯科医師の筆者と歯科技工士の山本洋一氏、そして黒岩恭子先生にご一緒していただき、食べるところまで診る診療の実践を行った（図3）。

全国訪問歯科研究会「加藤塾」

　筆者は、2000年に脳梗塞を患った。入院中、この苦労して到達したデンチャースペース義歯の理論を実践できる歯科医師をさらに増やし、訪問診療に出てもらえないかと考えていた。それ故、第一回目の全国訪問歯科研究会「加藤塾」は、デンチャースペース義歯の研究会の様相を呈していた。しかし、回を重ねるにつれ、看護職や介護職が参加するようになり、徐々に「社会から見た口から食べることの重要性」へと転換し、義歯の作り方教室、歯科衛生士パートとして黒岩先生の「くるリーナブラシ」による口腔ケアについての講演など、多職種が実践できるような企画を立てていった。

　2017年のつくば大会では、つくば国際会議場をお借りして、午前中、東内京一氏（埼玉県和光市保健福祉部長）が「和光市における地域包括ケアシステムの実践」と題して、地方自治体が介護予防で

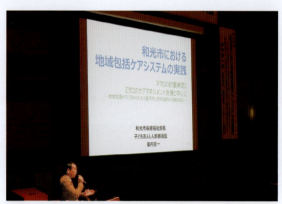
図❹ 埼玉県和光市の東内氏には、地方自治体における介護予防の実績をお話ししてもらった

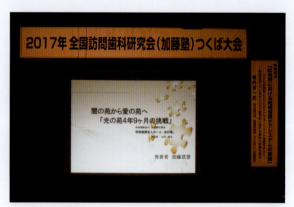
図❺ 北海道北見市の特別養護老人ホーム「光の苑」の山口敏夫氏には、自立支援介護と口から食べる支援を介護の柱に据えた取り組みを紹介してもらった

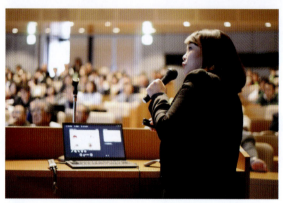
図❻ 大分県の社会医療法人 敬和会における口腔ケアの成果について報告をする歯科衛生士の衛藤恵美氏

　成果を上げた実績をお話ししてもらった（図4）。
　それを受けて、北海道北見市の特別養護老人ホーム「光の苑」理事長の山口敏夫氏が、「闇の苑から愛の苑へ『光の苑4年9ヶ月の挑戦』」と題して登壇。離職率が5割にも達していた施設が、自立支援介護と口から食べる支援を介護の柱に据えて行動したところ、4年9ヵ月で離職率は数％に落ちたことを報告。誤嚥性肺炎がなくなることによって、病院への入院数が減ったため、経営がプラスに転じ、よいことずくめの運営になったことを発表してもらった（図5）。

　2日目は、「黒岩恭子先生に教わった口腔ケア、咽頭ケアの成果」と題して大分県の社会医療法人 敬和会の看護師、歯科衛生士が発表し、誤嚥性肺炎の罹患率が以前に比べ、いまは0.3％に改善した驚異的なデータが示され、「吸引器はもう必要なくなったため、使わなくなりました」との発表をいただき、世間の常識を覆すものであった（図6）。

2 在宅訪問現場での義歯治療
—リハビリの基本設定としての義歯

大川延也　東京都東大和市・大川歯科医院

障害残存機能にマッチした義歯とは

　在宅訪問現場での治療と、診療室での治療とでは異なる点がある。まず、患者さんの対象を比較してみると、診療室での患者さんは多少の内科的疾患をもっていても、そのほとんどが自分の足で歩いて来院する方々である。それに対して、在宅での患者さんは、病院での急性期を乗り越えて在宅で療養しており、種々の内科的疾患を合併し、さらには何らかの障害を抱えながら日常生活に復帰しようとしている。

　そうした方々は当然、1人だけでの生活が困難なため、どうしても家族やその他の介護者の助けが必要となる。したがって、在宅訪問の現場では、患者さんだけを診るのではなく、家庭を、そして生活を観なくてはならない。そこでは、患者さんを中心に介護者がどのくらいかかわっているのか、キーパーソンは誰なのか、生活復帰のためのリハビリテーションはどのように行われているのか、食事、排泄、清拭等の日常生活のリズムはどうなっているのか、等々を把握したうえで、介護者の負担にならないように、口腔のケア、リハビリを組み入れることを考えて治療していかなければならない。つまり、在宅訪問の現場では、そこに携わる関連職種とのチーム医療が不可欠であり、歯科治療だけでは解決できない場面に遭遇することが多いことから、生活支援をしながらの歯科治療のかかわりとなる。しかし、現在大学で行われている歯学教育は、そのほとんどが診療室に通院できる患者さんを対象に行われており、障害に対するリハビリテーションの概念、チーム医療の概念がまだまだ欠落しているのが現状である。

　90歳高齢者時代を迎えた昨今、異常に吸収した顎堤、廃用した周囲筋、脳血管障害の後遺症による麻痺等をかかえた多くの方々が施設や在宅で生活している。このような現場ではまず障害された機能に合わせた義歯が必要であり、そのうえで嚥下反射がスムーズにできることを期待して、廃用や麻痺に対するリハビリテーションを続けていかなければならない。嚥下障害をもつ方々の多く（80%：表1）が、口腔相に問題があるといわれている。従って、まず最初に口を動かせる、そして話せて食べられる義歯をつくり、口腔相を整えておく必要があるわけである。

　しかし、いままで我々が勉強してきた総義歯学は歩いて来院できる健康な人が対象であり、障害をもって生活している方々への治療においてはそれが通用しないのである。摂食・嚥下という非常に複雑な運動は、健康なときには無意識のうちにスムーズ

表❶　誤嚥を示した高齢患者の原因。誤嚥を示した患者の80%が口腔相の問題

Cause	Oral Abnormalities	Pharyngeal Abnormalities	Oral and Pharyngeal Abnormalities	Total No of Patients
Dementia	13	2	6	21
Stroke	7	4	5	16
Deconditioning	1	2	3	6
Parkinson Disease	2	1	2	5
None identified	0	2	1	3

（Michael J.Feinberg et.al. ALR, 1991.）

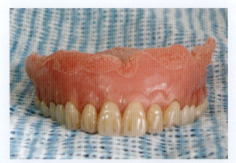

図❶　訪問治療開始時の上顎義歯　　　図❷　訪問治療開始時の下顎義歯

に行われているが、ひとたび脳梗塞等で片側麻痺の後遺症が残った場合、麻痺側の頬、舌、口唇等、周囲筋肉の運動障害が起こり、咀嚼、食塊形成、嚥下、発音にも悪影響を及ぼす。

　まして総義歯の場合、それまでうまく使えた義歯でも舌や頬の代償機能が働かなくなることにより、下顎は浮いてくる、上顎は落ちてくるようになり、口の中で義歯はただの異物になってしまうのである。そのため、障害された残存機能にマッチした義歯でなければ口腔内には受け入れてもらえない。この残存機能に対応できる義歯がニュートラルゾーン理論によるデンチャースペース義歯なのである。在宅訪問の現場では短時間で結果を出さなければならない。この理論に従って、不適切な床の外形を修正し、人工歯の排列位置、咬合を修正後、さらに短期弾性裏装材を用いることにより、即時に落ちない、浮かない、痛くない義歯に改造することができるのである。

症例１：
脳梗塞後遺症による嚥下障害

患者：79歳、男性（要介護５）
現病歴：2007年２月に脳梗塞にて入院。左片側麻痺、構音障害、嚥下障害のためにむせやすく、栄養不良のために３月にPEG（胃瘻）を造設した。頻回に肺炎を併発する一方、PEGからの栄養が主体であったために喀痰も多く、いつも喘鳴が強く、口からの食事は不可能と考えられた。上顎義歯は落ち、下顎義歯は浮いてしまい、まったく使えない状態であった。担当訪問医からは「食べられるようにしてほしい！」との強い要望があった。

[処置方針]
　訪問時、PEGからの栄養によって大分元気を取り戻してきていた。歯科医師としてはまず、口腔相を整えること、すなわち障害（左側麻痺）に合わせ、落ちない、浮かない、痛くない義歯にすることを第一目標にし、さらに誤嚥性肺炎を防ぐための口腔ケア、そして食べられる口をつくるための口腔リハビリを行い、徐々に口から栄養を摂れるようにする。また、頻回に肺炎を併発するため、嚥下機能に関してはVE（嚥下内視鏡）による検査、診断を行う。

[訪問治療開始／"落ちない、浮かない、痛くない義歯に！"]
　在宅で療養する多くの高齢者の口の中は乾燥していることが多く、義歯治療の前にモアブラシ（オーラルケア）等による口腔ケアを行い、食渣等を完全に取り除くと同時に、粘膜や顎堤をチェックしておく必要がある。口腔内がきれいになるに従って、サラサラな漿液性唾液で潤ってくる。

　上顎義歯が落ちる、下顎義歯が浮いてしまう原因はまず外形にある（図１、２）。上顎義歯を見ると、前歯部から左側臼歯部にかけて床が長すぎる。とくに臼歯部は、左側麻痺に伴って頬筋が弛緩してるため印象が深く採れ、床外形が大きくなりすぎている。反対に右側臼歯部は上顎結節を覆っていないために床縁が短い。下顎義歯を見ると、舌側床縁が長い。これは顎舌骨筋が弛緩して深く印象が採れたため、長い床縁になったのであろう。一見、立派な顎堤に見えるが、頬側、前歯部の床縁形態を見れば顎堤はかなり吸収していることがわかる。

　以上のことを踏まえ、まず床外形を修正し、口唇、頬、舌の動きを妨げない形態に調整する。さらに、硬くなった義歯安定剤を剥がし（図３）、不適合を来した粘膜面を削除し、現在の周囲組織の機能を義歯床内面及び床辺縁、頬面、舌面に表現する。そのため、短期弾性裏装材「ティッシュケア」（トクヤマデンタル）を用いる（図４）。

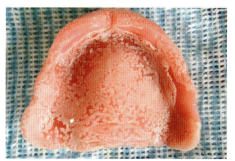

図❸ 硬くなった義歯安定剤を剥がし、不適合の粘膜面を削除する

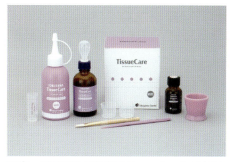

図❹ 短期弾性裏装材「ティッシュケア」（トクヤマデンタル）

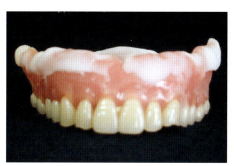

図❺ 落ちない、浮かない、痛くない義歯（上顎）

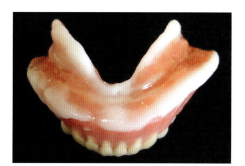

図❻ 落ちない、浮かない、痛くない義歯（下顎）

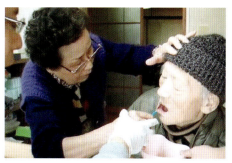

図❼ 「1分間口腔ケア」を指導している

　この裏装材は、約2週間かけて少しずつ形態を変えていく。つまり数週間かけてフィットチェックしているのである。さらに、この安定した状態を約1ヵ月維持することができる。

　これによって、"落ちない、浮かない、痛くない義歯"にすることができた（図5、6）。術前後の形態を比較すると、床の長さ、頰側面の膨らみの変化が明らかである。つまり、粘膜面を密着させ、周囲筋の運動を阻害しない辺縁形態、さらに頰、舌による義歯サポートを得るための義歯表面形態を再現した。ここで使用した短期弾性裏装材は、従来の粘膜調整材（ティッシュコンディショナー）と性状が異なり、いうなれば"プロが使う義歯安定材"[1]と理解していただきたい。

　在宅訪問では、患者さんの体調をつぶさに観察しながらの治療となるため、できるだけ短時間で食べられる状態にすることが求められる。その意味で、この裏装材は訪問義歯治療において欠かすことのできないアイテムである。

　また、麻痺の障害をもつ方は、ただ義歯ができれば食べられるというわけではない。麻痺側の運動機能、反射機能も低下しているため、機能向上のための口腔ケア・リハビリが必要となる。しかし、歯科医療従事者（歯科医師・歯科衛生士）の訪問時によくあることは、生活を観ないで、歯科の立場からあれこれと指導してしまうケースが多いことである。介護に携わる家族や多職種の方々は口腔の専門家ではなく、自分たちの業務、役割のなかで時間を割いて口腔ケアをしなくてはならない。従って、なるべく負担をかけないように、より簡単なケアを指導しなくてはならない。筆者は『モアブラシによる1分間口腔ケア』（神奈川県茅ヶ崎市開業・黒岩恭子先生）から始める（図7）。「1分くらいなら私にもできる！」と気楽に始められ、徐々に効果が見えてくると、「もう少しやってみよう！」に変わってくるものである。この患者さんの家族も、いまでは咽頭部の痰の巻き取りもできるようになり、吸引の必要が

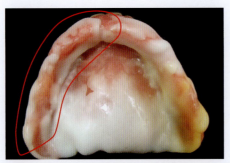

図❽　1ヵ月後の上顎義歯（粘膜面観）

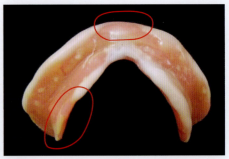

図❾　1ヵ月後の下顎義歯（粘膜面観）

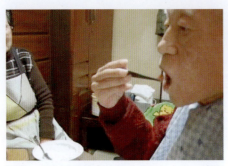

図❿　自分の手で食べるようになった。家族みんなで同じ物を食べる

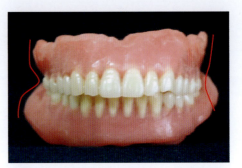

図⓫　床の頬面形態(右：健常側、左：麻痺側)。障害の機能に合った義歯

なくなった。この頃から肺炎は消失してくる。むせもなくなり、食事が可能と判断し、食事を開始した。もちろん、家族や本人はとても喜んでくれた。軟らかい食事内容であればほとんど摂食可能であった。

[1ヵ月後]

　短期弾性裏装材を使うことで、機能的な形態が少しずつ印記されてくる。頬、口唇の動きが印記され、目標とする義歯床の辺縁形態が見えてくる（図8、9）。それまでの義歯が安定しなかったため、うまく咀嚼運動ができずに廃用していた頬や口唇、周囲筋は、安定した装具（義歯）を得たことにより、そして、咀嚼・嚥下という運動を毎日繰り返したことによってリハビリが行われ、障害を残しつつも現在もっている機能のなかで最大限の運動をするように変わってくる。つまり、食べられる口になるためには、微調整を加えつつ機能にマッチした装具が必要だということである。

　また、自分の手で箸を使って食べられるようにもなった（図10）。もちろん、右手には麻痺はなかったが、以前は箸を使おうとせず、奥様の介助で食べていた。義歯が痛くなく、はずれないで食べられるようになり、食への欲求が出てきたのであろう。家族と一緒に同じ物を楽しく食べられることにより、流動食やキザミ食のときにはなかった積極性が出てきた。この1ヵ月の生活のなかで大分うまくこの装具（義歯）を使いこなしてきているようである。

　そこで、咬合に関しては多少低位、また左前方に偏位が観られるが、大きく口腔環境を変えるより、現段階ではこの慣れた義歯を改造し、粘膜面及び辺縁はもとより頬舌面形態をもリベースして義歯研磨面に現在の機能をデンチャースペース義歯理論に従って表現していった。

　著しく吸収した顎堤の上にのっている義歯を安定させるには、頬と舌で"義歯を抱き込み"押さえる必要があり、さらに頬、舌の運動、そして嚥下を妨げない形態が義歯研磨面に表現されなくてはならない。図11に示すように義歯には、健常側（右側）の頬面形態と左側麻痺で弱い筋力の頬面形態の差が現れている。この義歯形態が障害をもった本症例の現在の機能に合わせた"装具としての義歯"なのである。落ちない、浮かない、痛くない、三拍子揃った義歯でなければ食べられないのである。

[3ヵ月後]

　顔色もよくなり、筋肉の緊張も和らいできている。とくに、オトガイ部や左側頬筋部には緊張の皺がなくなり、全体的に優しい柔和な顔立ちに変化してき

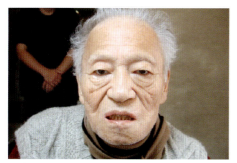

図⓬　初診時の顔貌

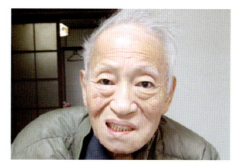

図⓭　3ヵ月後の顔貌

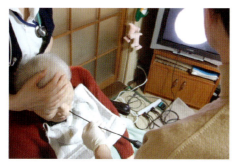

図⓮　在宅でVE検査を行う

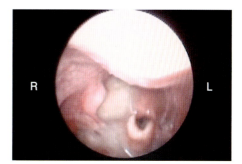

図⓯　いまにも気管に流れ込みそう

たことがわかる（図12、13）。流涎も少なくなり、ティッシュペーパーの使用量が激減した。

[10ヵ月後]

　この間、肺炎の併発もなくなり、訪問時に食事風景を観察するとむせもなく、よく噛んで食べている。一見、何の問題もないと思われた。しかしテレビを見ながらの食事ということも関係するのかもしれないが、1回の食事時間が約2時間もかかっていた。食べられているからよいというのではなく、決して安心してはいけない。

　そこで、VEによる嚥下検査を行った（図14）。普段食べているもの（大好きなハムトースト）をテストフードとして食べてもらい、まず外部から観察すると、健常側の右側でうまく咀嚼しているように見える。ただ、一口入れてから30～40回と大分長いこと噛んでいるが、なかなか嚥下してくれず、喉頭挙上が起こらない。

　併せてVEによる内部観察を行うと、脳梗塞による後遺症の左側麻痺で左の梨状窩の機能が衰えており、食塊は右側に落ちてくる。咀嚼している間は舌の反射も起きず、唾液と混じってどろどろになった食塊は右側の梨状窩にどんどん垂れてくるが、嚥下のスイッチが入らない。画像を見ていると、どろどろの食塊が梨状陥凹から溢れ、披裂部を越えていま

にも気管に入りそうな、まるで溺れそうな喉の状態であった（図15）。声がけをして嚥下を促すが反応せず、ゼリーを食べてもらって喉頭蓋谷に落ちていったとき、やっと嚥下反応が起こり、咽頭内の食塊はきれいに嚥下され、むせもなく、喉頭進入も認めなかった。

　検査の結果、いま以上の食形態は望めず、逆に少しレベルを下げたほうがよい。嚥下ができないわけではないがスイッチが入らないため、この微妙なタイミングのずれをゼリー形態のものと交互嚥下することによりカバーする。これらの工夫によって、より安全・安心な食事ができると診断された。VE検査の最大の利点は、嚥下の様子を本人はもとより、介護に携わる家族全員がモニターを見て確認し、共有することにある。これにより家族の意識が変わり、食形態や食べさせ方に気をつけるようになり、さらに嚥下反射を促すために声がけをしたり、数回に1回はゼリーを食べさせるようになった。

　ただ、この検査時の反省点として、①VE操作に手一杯で姿勢にまで目が届かず、お尻が前方にずれ、猫背や前かがみになり、正しい姿勢での食事ではなかった、②いつまでも噛んでいる理由の1つとして顎位に問題があるのではないか、ということが挙げられる。左前方に偏位し、かつ低位咬合のため、舌

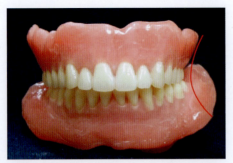
図⑯　左側頰筋が力強くなってきた

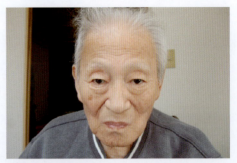
図⑰　大分柔和な顔になった

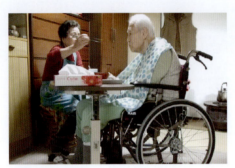
図⑱　姿勢を正す

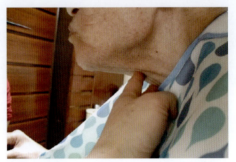
図⑲　外部からの触診により、嚥下を確認

の動きを阻害し、口唇閉鎖不全や頰筋の運動機能低下も重なってうまく咀嚼できない。さらに嚥下時に舌が食塊を咽頭に送り込む際に、口腔の内圧を高めてうまく送り込めないのではないだろうか、そう歯科的には考えたい。

しかし、義歯の役割を考えたとき、義歯を改造して口腔相を整えても、摂食・咀嚼から嚥下に結びついていないことはVE検査でも明らかであった。嚥下ができないわけではなく、嚥下のスイッチがうまく入らないのである。義歯の役割は、口腔リハビリができるための基本設定であることは間違いない。予想として、口腔リハビリを続けていくことによって口唇閉鎖、頰筋、舌の動きを促し、さらにその機能に合わせた"義歯との相乗効果"により、嚥下反射をうながすことが可能かもしれない。そのため、改善してきた現在の機能に合わせた新たな義歯を製作することとした。

新製するにあたって、いままでの偏位した咬合に慣れた周囲筋のリハビリをさらに行い、口唇閉鎖不全と頰筋の運動機能低下、舌運動障害の改善を図る必要がある。とくに前歯部から左側にかけての歯肉頰移行部、左側舌下部、側縁部のマッサージとストレッチを強化する。その後、印象採得、咬合採得を行うが、ストレッチにより悪習癖で硬くなった周囲筋が柔らいでいると、顎位の誘導がスムーズになる。図16は、顎位を修正した新義歯であるが、以前の義歯に比べて左側の頰面形態の変化がおわかりいただけるだろう。この形がいま現在の機能に合わせた義歯の形態である（**図17**）。

新義歯を装着した日は、新しい顎位に戸惑いをみせ、誘導しないと前の偏位した位置で咬合してしまう。誘導タッピングで調整し、スタートポイントを決め、その位置から自立タッピング、側方運動を調整する。新義歯では、食事をするのが少々難しそうなので、食事のときは旧義歯を、それ以外の時間は新義歯を装着して顎位に慣れてもらうように指示した。もちろん、ストレッチ・リハビリは続けて行ってもらう。装着3日目、患者さん自らが、「新しい義歯のほうがよい。これで食べてみる」と新義歯を選んだ。新義歯の顎位、舌の居住空間、周囲筋群の収まる位置が以前に比べて楽な位置だということが、自然にわかってきたのであろう。

食事のときは両足を床につけ、車椅子に深く腰を掛け、姿勢を正す（**図18**）。新義歯に変えて（顎位修正）普段の流涎がなくなったばかりか、食事中（咀嚼中）の多量の流涎も激減し、タオルを必要としなくなった。嚥下に関しては、できるだけ"ゴックンして！"と声がけをしてタイミングを促す。外

部からの観察では、喉頭挙上を確認（図19）、旧義歯時代に比べて嚥下機能が向上してきているかのようにも思える。しかし、生活のなかで食べられているからよいというものではなく、決して安心してはならない。在宅障害高齢者に関わっているすべての多職種、家族はつぶさに食事内容、量、姿勢、食べ方、嚙み方、飲み込みを観察し、それらを老い（廃用）の危険因子の1つとして捉え、常に注意を払わなければならない。

近いうちに2回目のVE検査を行い、嚥下の状態を再評価する予定であるが、よい装具ができ、さらにリハビリが行われることで、嚥下反射のタイミングがどう変化するか、結果が楽しみである。

VE検査によって、安全な食形態を診断、選択することはとても大切なことである。半面、食形態のレベルを下げることは、患者さんのQOLを極端に下げることに繫がる。もちろん、脳血管障害が元どおりになるはずはないが、筆者は歯科医師として決してあきらめない。口腔相を整え、口腔リハビリを続けることによって、自然に嚥下反射のタイミングがつかめるのではないかという希望だけは、いつももっている。患者さんにはほんの少しでもよい、絶望のなかに希望の光を見せてあげたい。口腔ケアによって、口の中をきれいにさっぱりしてあげて、気持ちよくなってもらいたい。さらに可能ならば口腔相を整え、口から食べられるようになるためのお手伝いをしたい。介護にあたるチーム全員があきらめなければ患者さんはもとより、家族の喜びは計り知れないものとなる。

症例2：たった3ヵ月で廃用

患者：92歳、女性（介護度4）
現病歴：認知症、骨粗鬆症、腰痛症により歩行困難
[現症]

腰痛にて入退院を繰り返している。2007年11月に某歯科にて総義歯を製作するが、うまく嚙み合わず、上顎は嚙むときに落ち、下顎は浮いてしまう。何度調整に通っても食べられるようにならない。2ヵ月後の1月頃から活気がなく、食事中に食べこぼしたり、茶碗を落としたり、両手にピック痙攣のような不随意運動がみられた。病院での脳のCT検査の結果では、とくに異常なしとのことであった。

3ヵ月後の2月、栄養状態も悪く、さらに意識レベルが低下してきているため、スタッフ会議では「92歳という年齢を考慮すればこのような状態も致し方ない、このまま入院させたほうがよいのでは？」という意見が多数を占めた（図20）。しかし、担当看護師だけは「3ヵ月前は元気だった。ちゃんと食べられるようになれば元気になると思う！」と主張した。
[初回施設訪問　AM10：00]

3ヵ月間流動食のみで栄養状態は悪化。咀嚼しなかったため周囲筋は廃用、車椅子でも頭位を保持できず、ほとんど睡眠状態である。口腔内は乾燥しているため、まず唾液腺マッサージを行い、さらに頸部の胸鎖乳突筋、後頸筋の緊張をほぐしていく（図21）。さらに、口腔内からはモアブラシを使って頰、舌、口蓋部のストレッチ・リハビリを行った。とくに、舌下部筋肉のリハビリは入念に行う（図22）。これによって口腔内もかなり湿潤し、緊張も解け、大分覚醒してきたので、義歯治療に入る準備ができた。訪問診療では、短時間で結果を出さなくてはならない。症例1と同様に、義歯の外形を修正し、ティッシュケアで裏装を行って安定させ（図23、24）、鏡で義歯が入った顔を見せて自覚を促す。
[同日　AM12：00／たった2時間で甦る]

落ちない、動かない義歯が入り、お昼の時間となる。ぎこちない、それでも自分の手で食べはじめ、驚くことに「メガネを持ってきて！」、そして甦ったのである（図25）。
[6週間後／義歯の改造、リベース]

落ちない、浮かない、痛くない義歯（装具）を装着し（図26）、リハビリが進み、食べられる口ができたことにより、どんどん元気になってきた。しっかりと自分で食事ができるようになり、よくしゃべるようにもなった（図27、28）。
[3ヵ月後]

頭位を保持して、しっかりと座れるようになった。何でも食べられるようになり、時には以前のように憎まれ口を叩くほど元気になった（図29、30）

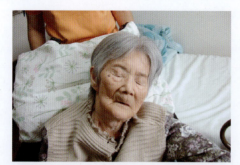

図⑳　意識レベルが低下している。治療の前には覚醒させる

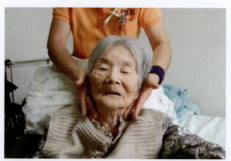

図㉑　唾液腺マッサージや頸部、肩部の脱感作を行う

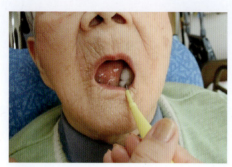

図㉒　モアブラシによる口腔リハビリ。治療前に口腔内を唾液で潤す

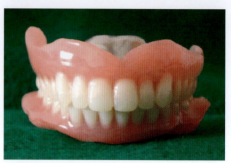

図㉓　改造前の総義歯

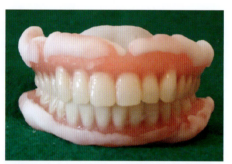

図㉔　改造後の総義歯（装具）

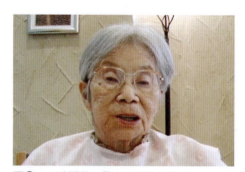

図㉕　2時間後、驚きの変化を示す

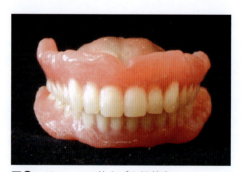

図㉖　リベースで仕上げた総義歯

　このように、高齢者はわずか数ヵ月でも口から食べられなくなるだけで、どんどんレベルダウン（廃用）していくのである。「高齢だから仕方がない」と周りの介護者が諦めてしまえば、そのまま意識も体力も低下してしまうのである。もし、その多くの原因が口腔相にあり、口から食べられないことが大きな要因であるならば、われわれ歯科医師が社会で果たす役割は大きなものとなってくるのではないだろうか。

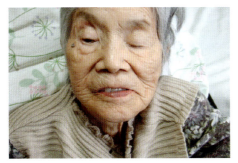
図㉗　初診時の顔貌

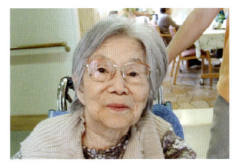
図㉘　6週間後の顔貌

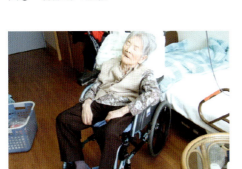
図㉙　初診時の状態

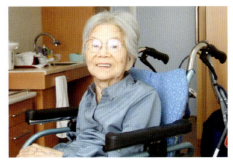
図㉚　3ヵ月後の状態

"義歯治療とリハビリは対"である

　筆者の訪問治療の現場では、高齢者の適応能力を加味し、まず使い慣れた旧義歯を改造し、できるだけ早く食べられる口にすることを第1に考える。新製するか否かは、その後、ゆっくり観察しながら考えていけばよい。このような義歯を製作するには、普段の診療室において、健康な患者さんに対するデンチャースペース義歯理論を徹底的に学ばなければならない。なぜなら"診療室でできないことは在宅訪問現場ではできない"からである。

　訪問診療に行っても結果が伴わず、悩み、苦しんでいた当時の筆者の力となり、後押しをしてくれたのは、このニュートラルゾーン理論によるデンチャースペース義歯（加藤武彦先生）と口腔ケア・口腔リハビリ（黒岩恭子先生）であった。在宅障害高齢者だけでなく、診療室に歩いてくる健康な患者さんであっても、不良な義歯のために機能障害を抱えていることに気づかされ、"**義歯治療とリハビリは対**"であり、どちらが欠けてもいけないことを訪問診療から学んだ。そして、口から食べられるようになってどんどん元気になっていく患者さんや家族の笑顔は、私に"元気"と"やる気"と"勇気"を与えてくれる。

【参考文献】
1) 大川延也：在宅診療における短期弾性裏装材「ティッシュケア」の臨床応用．デンタルダイヤモンド，33 (1)：144-150，2008．
2) 加藤武彦：治療用義歯を応用した総義歯の臨床．医歯薬出版，東京，2002．
3) 加藤武彦，黒岩恭子，田中五郎：食べられる口づくり 口腔ケア＆義歯．医歯薬出版，東京，2007．
4) 大川延也：今日からできる口腔ケア② 「噛める歯」をつくる．デンタルダイヤモンド，34 (2)：70-75，2009．
5) 大川延也：今日からできる口腔ケア③ 口腔リハビリ「食べられる口づくり」―患者さんの変化を求めて．デンタルダイヤモンド，34 (4)：55-61，2009．
6) 大川延也，他（日歯総研編）：かかりつけ歯科医のすすめ．医歯薬出版，東京，2009．

3 訪問歯科診療から学んだ義歯治療

内藤 敢 北海道中標津町・中標津総合歯科診療所

● 中標津町での訪問歯科診療と食支援

　中標津町は、北海道東部の根室管内にある人口約2万4千の酪農を主産業とする小さな町である。大学卒業後まもなく、同町に戻り30年以上が経過した。診療を始めた当初、義歯を入れた患者さんが脳梗塞で倒れ、義歯が外され、その後義歯が合わなくなったから診てほしいという依頼で、30kmほど離れた隣町へ往診に行ったことをきっかけに訪問歯科診療を始めた。以来、ほぼ毎日の診療終了後に町内や隣接する町の医療施設、介護施設、在宅へ往診に行っている。

　訪問診療を始めた当初は、すべての患者さんに、通院できる方たちと同じように1本1本の歯をしっかりと治療し、最終的には義歯を入れることを目的に診療を行っていた。全身状態の悪い患者さんは隣接する町立病院に入院してもらい、全身管理をしていただいて抜歯などの観血的な治療を行い、創が治癒して全身状態に問題がないことを確認した後、在宅や施設に戻って義歯を入れることも行っていた。しかし、往診を行っていると、患者さんや介護をしている方たちの本当の希望が何かがわかってくる。それは、「とにかく早くに口から食べたい。食べることで少しでも身体の状態がよくなるのではないか。それにより元の生活に戻れるのではないか。口から食べる楽しみがほしい」というものであった。

　往診で治療を行わなければならないような、全身に重い疾患をもった、介護を必要とする高齢な方たちには、義歯の治療が圧倒的に多いのが現状である。現在では、たとえ残存歯の状況が悪くても、まず食べられるように義歯治療を優先し、全身状態の回復後に残存歯の治療を行うようにしている。義歯治療そのものも、使えていなかった義歯をなるべく即日に改造し、すぐに食べられることを第一に考えて診療している。また、治療後は必ず食べられることを確認するようにしている。

● ニュートラルゾーン義歯の必要性

　30数年行ってきた訪問歯科診療では、そのほとんどが義歯治療であった。とくに、この地域の以前の歯科事情は非常に悪く、各町に高齢の歯科医師が1人いるかいないかという状況で、住民は歯科を受診したくても受診できなかった。そんなこともあり、この地域の高齢者の口腔内は残存歯があっても数本であり、無歯顎となっている方が非常に多い状態であった。

　同時に、他の地域と同様に後期高齢者、とくに80歳を超える方が非常に多く、歯のない方たちの顎堤条件はご存知のとおり、上顎は外側からの吸収が著しく、非常に小さくなり、下顎は吸収が下方に極度に進みほぼ平らな状況となっているケースがほとんどであった。義歯が入ってはいるものの適合が悪く、義歯が本来もっていなければならない要件を満たしていないため、口の中で遊んでいる状態の方がほとんどであった。また、吸収した顎堤上に義歯を作ってあるため、上下の顎堤の関係から、上顎顎堤上に人工歯を並べると、下顎人工歯は極度に内側に排列され、舌房が著しく狭められた状態になっている義歯がほとんどであった。さらに、下顎顎堤を中心に並べられている場合は臼歯が反対咬合に排列されているか、上顎の床の厚みがないため、正常排列されている場合には義歯床よりも外側に人工歯がある義歯も散見された（図1）。

　毎日義歯治療を行い、往診の患者さんには非常に喜ばれるものの、以前の筆者の義歯治療は満足のいくものではなかった。しっかりと採れてもいない印象に個人トレーを作り、筋形成と称して口腔の動きを印記したふりをしてシリコーンで印象を採り、

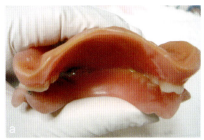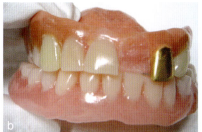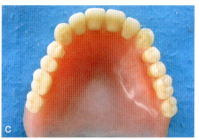

図❶ 本来の要件を満たしていない義歯。a：舌房が著しく狭い。b：臼歯部の排列が反対咬合。c：人工歯が義歯床よりも外側に排列されている

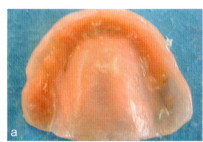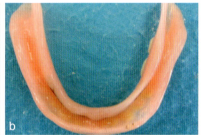

図❷ 口腔内の組織の動きにマッチした義歯とはとても言えない

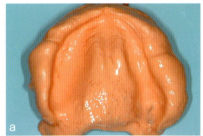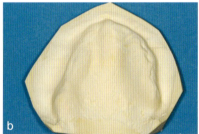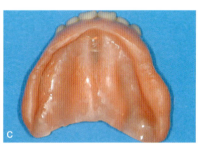

図❸ ニュートラルゾーン義歯。a：上顎右側が著しく吸収した顎堤の印象。b：同、模型。c：失われた骨を補い、左右対称となった義歯

歯科技工士任せで咬合床を作り、結局、吸収した顎堤上のわずかに残った上下の歯槽頂間に人工歯を排列してもらって義歯を作り、装着していた。結局、患者さんが過去に使用していた義歯にわずかに毛の生えた程度の義歯であり、口腔内のさまざまな組織の動きとマッチするものではない義歯、とくに舌房が狭く、舌の自由な動きを妨げる窮屈で小さな義歯であった。さらに、採れたところで作った個人トレーでは、いくら筋形成を行っても本来あるべき義歯の外形も厚みも作れず、吸着に乏しい義歯だったと思われる（図2）。本当に、よく「ありがとう」と言ってもらえたものである。

こんな状況の折、加藤武彦先生に出会う幸運に恵まれた。加藤先生の教えは、「この義歯では訪問診療はできない。歯槽頂間線法則の呪縛から解放されなさい」、「失われた骨を床で補い、舌、頬、口唇も加えて維持安定を図るんだ」というものであった。このときから、ニュートラルゾーン義歯の必要性を学んだ（図3）。

失われた骨を床で補い、舌、頬、口唇を加えて維持安定を図る

1．印象の変化：骨面の印象を採る（図4）

印象採得では、義歯に必要な外形、厚みを印記するため、義歯形態を理解したうえで歯槽粘膜をしっかりと押し広げた骨面の印象を採りにいくことが必要である。現在は、シリンジを用いてアルジネートの2回法で印象を採り、できた模型上で床の外形を決めており、個人トレーで筋形成をすることは行っていない。上顎は上顎結節、下顎はレトロモラーパッド、顎舌骨筋の下方部分から舌下腺部、後顎舌骨筋窩までの印記と、舌・頬小帯、オトガイ筋付着

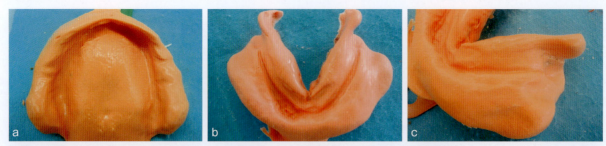

図❹ 骨面の印象を採る。a：アルジネート2回法による上顎印象。b、c：同、下顎印象

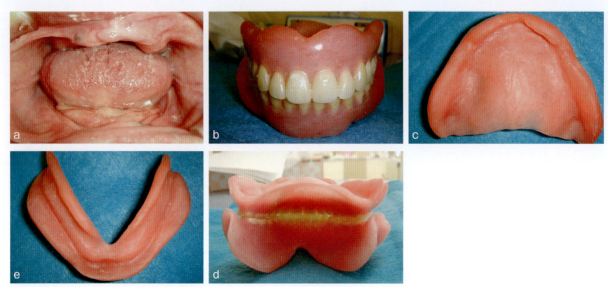

図❺ 義歯床縁とその厚み。a：吸収により小さくなった上顎顎堤と平坦となった下顎顎堤。上顎のほうが小さいため歯槽頂間線で排列すると反対咬合になる。b：正常排列された義歯の正面観。c：上顎粘膜面と床の厚み。d：下顎粘膜面。e：舌側面観

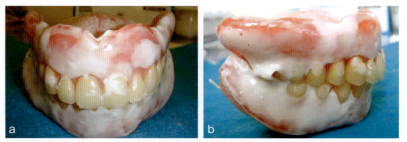

図❻ フィットチェッカーによる印記。a：正面観、b：側方面観

部、外斜線が採れていることが必要となる。

2．義歯床縁、厚みの変化

義歯は吸着して脱落しないことが重要であり、粘膜面の適合はもちろん、失われた骨を床で補って口腔諸組織の動きを妨げない最大面積で粘膜と接して辺縁封鎖を得ることが必要である。下顎では口唇、頬、舌の動きを妨げず、さらに頬筋下方線維による抱き込みを期待する広さと厚みをもたせる。上顎は歯槽頂よりはずして人工歯を排列しても転覆しない上顎結節での閉鎖弁と床の厚みが必要で、その厚みで頬筋上方線維による抱き込みを利用する（図5）。

義歯の床縁は覆うべき部位に決まりがあり、そこを満たすことでほとんどの義歯の形態は一致することも学んだ。咬合床の段階で義歯外形となる形態を決め、仮床試適の段階で口が動いてもはずれないように、舌、頬筋、口輪筋の動きをフィットチェッカーで印記し、組織のバランスがとれたところで辺縁の長さと厚みを決定する（図6）。

人工歯の排列は下顎を優先する。下顎の天然歯が元あった位置は利用できる中央であり、それに上

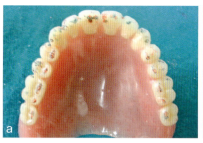
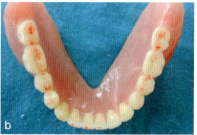

図❼　人工歯の排列。a：上顎咬合面観、b：下顎咬合面観

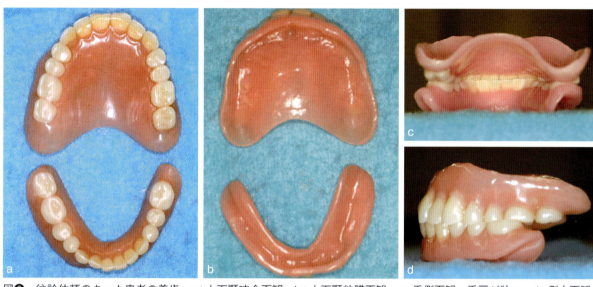

図❽　往診依頼のあった患者の義歯。a：上下顎咬合面観。b：上下顎粘膜面観、c：舌側面観、舌房が狭い。d：側方面観、上下顎義歯床の大きさが不一致

顎人工歯を正常排列する（図7）。仮に上顎人工歯が歯槽頂からはずれても、骨面をしっかりと採った印象であれば十分な厚みで対抗できるうえに、頰筋による抱き込みが得られ、転覆することはない。歯槽頂間線法則からははずれたものになるわけだが、その床の厚みと人工歯の位置が、元あった骨と歯の位置であり、これにより作られた義歯が失われた骨、組織、歯を補った義歯だと考えられる。

このように、義歯に対する考え方が変わり、ニュートラルゾーンに義歯を置き、失われた組織を義歯で補うことがわかってくると、徐々に義歯の形態が変わり、しっかりと食べられる方も増えてきた。

●

図8は、グループホームに入所されている96歳（当時）の女性の義歯である。義歯が合わずに痛くて食べられないとのことで、入所先のグループホームから往診の依頼があった。義歯の状態は、上下ともに適合が悪く、床縁は非常に短く、また咬合高径も著しく低いものであった。

現在使用している義歯は調整のみにとどめ、新義歯を作製した。印象後、咬合採得、試適、咬座印象を行い、新義歯を装着した。旧義歯との比較では、義歯床縁形態、咬合高径の変化、上下の床の大きさのバランスなどが改善されており、床外側もフィットチェッカーを使うことで周囲組織による抱き込みを期待できる厚みが得られているうえに、決して周囲組織の動きを妨げる大きさにはなっていない。舌房もかなり広くなっている。このように、ニュートラルゾーンに義歯を作ることでしっかりとした吸着を得ることができ、口腔機能も向上し、摂食状況も改善した（図9）。

その日のうちに食べられる義歯治療を目指して

訪問診療を依頼してくる患者さんの多くは、さまざまな原因から摂食機能が低下している。その原因として、脳血管障害、加齢、疾病後の廃用、口腔内状況の悪化などが挙げられる。脳血管障害などに

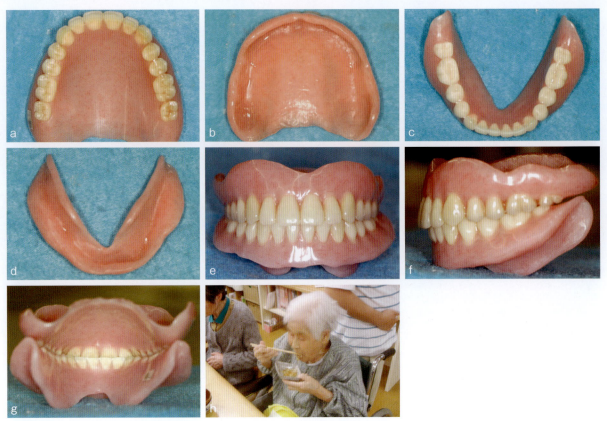

図❾　ニュートラルゾーン義歯による口腔機能の向上と摂食状態の改善。a：新義歯、上顎咬合面観。b：上顎粘膜面観。c：下顎咬合面観。d：下顎粘膜面観。e：正面観。f：側方面観。g：舌側面観。h：摂食状況

より、実際に嚥下機能が低下している方も多いが、摂食嚥下障害を来している患者さんのなかには、摂食嚥下の5つのステージのなかの口腔期の問題を解決することで、食べることができるようになる方も多くみられる。

実際、往診に行って感じることは、口腔内状況の悪化を来している方が非常に多いということである。長期の療養中に口腔の清掃状態が不良となり、う蝕や歯周炎に罹患し、鉤歯が喪失していたり、残根状態になって義歯が使用できなくなっていることが多い。また、脳血管障害や重篤な疾病により、いままで使っていた義歯を使わなくなったために適合が悪くなったり、元々適合の悪かった義歯を健康なときには口腔の諸組織、舌や口唇を上手に使って使用できていたものが、口腔の機能低下によって顎堤上に保持できなくなってしまった方も多くみられる。とくに、現在の高齢者は歯の喪失により義歯になっていることが多く、適合がよく口腔の機能を妨げず、なおかつ機能を向上させられる義歯を作ることが、

我々歯科医師にできる最も重要な、食べることを支援する方法だと考えられる。義歯を装着することによりしっかりと咬合できる状態を作ることは、咀嚼ばかりでなく、嚥下の際に口腔内を陰圧にすること、咬合支持により喉頭を挙上させることなど、嚥下時になくてはならない機能の向上に繋がることは言うまでもない。

以上のことから、口腔内の状態を改善し、とにかく早期に口から食べてもらうためには、義歯治療が必要不可欠になると考えられる。その日のうちに食べられるために最も重要なのは、いまある義歯をすぐに使えるように改造すること、もし義歯が捨てられていたり、持っていない場合には早期にリハビリ目的の義歯を作ることと考えている。

とくに口腔の機能が低下している方には、改造した義歯、治療用義歯を用いて口腔の機能を知り、機能の回復、リハビリを行うことが何よりも重要であり、それにより早期に摂食機能を改善することが、全身状態の改善にも最大の効果が期待できると考え

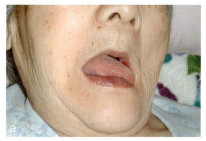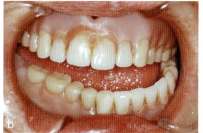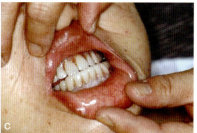

図⓾　初診時の顔貌と口腔内の義歯。a：応答に乏しく、ジスキネジアにより舌が絶えず動く。b：不適合により口腔内に保持できない。c：閉口を促すと、下顎を突出して正常位置で噛めない

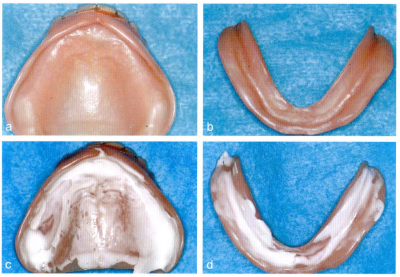

図⓫　義歯の適合状態と形態。a：旧義歯の上顎粘膜面観。b：同、下顎粘膜面観。c、d：適合状態

られる。

　以下に、義歯治療によって摂食ができるようになり、さらに生活状況が改善したと思われる患者さんの症例を紹介する。

◆**症例1：脳梗塞後遺症による全身の機能低下**
患者：大正5年生まれ、88歳、女性
初診：平成16年12月13日
主訴：入れ歯が合わずに食べられない。
既往歴：数年前に脳梗塞を発症し、標津町特別養護老人ホームに入所。認知症、ほとんどベッド上での生活となっている。

[治療経過]

　隣町の標津町特別養護老人ホームに入所している患者さんである。脳梗塞後に義歯がはずされ、その後、使用できていないために食べることができず、身体が弱ってきているとのことで往診依頼があった。

　訪問時の患者さんは、呼びかけへの応答が乏しく、「口を開けてください」という呼びかけに何とか開閉口ができる程度であり、ジスキネジアによって舌を絶えず口腔外に突出させ、義歯を入れるにもままならない状態であった。何とか義歯を口腔内に装着したものの、適合の不良に加え、口輪筋と頰筋に過度に力が入り、義歯を口腔内に保持できず、また閉口を促しても正常と思われる顎位での咬合ができず、下顎を突出して噛んでしまう状況であった（図10）。

　新しい義歯を作ることは難しいと考え、まずいまある義歯に口腔内で保持できるための吸着をもたせようと考えた。図11は、そのときの義歯の適合状態と形態である。

　このように、義歯は上下ともに粘膜面の適合が不良であり、上顎は上顎結節部など、辺縁封鎖を得るための適合、床の長さと厚みが全くない状況であり、下顎はレトロモラーパッド、舌下腺部、顎舌骨筋部、後顎舌骨筋窩部の辺縁封鎖や頰筋下方線維に

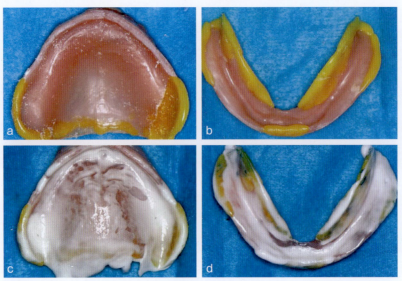

図⓬ フィットチェッカーによる内面の印象。a、b：ハイドロプラスチックによる床延長。c、d：フィットチェッカーによる印象

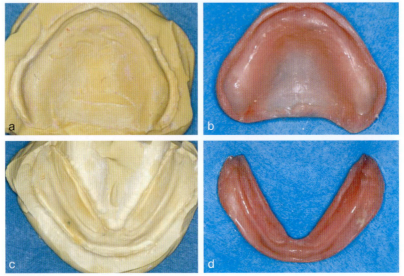

図⓭ 模型上で必要な部位の床を延長。a、c：床延長後の模型、b、d：床延長後の義歯

よる抱き込みを得るための床の長さと厚みの不足などさまざまな問題点があった。

　義歯を改造する場合にはさまざまな方法があるが、義歯の保持が困難なうえに、義歯を口腔内に入れ、そのうえ印象のためのトレーを口腔内に入れることはそれ以上に難しいと考え、熱可塑性のハイドロプラスチックを用いて口腔内で、上顎結節部、レトロモラーパッド、外斜線部、顎舌骨筋窩部、オトガイ筋付着部の床の延長を図った。この材料は一度での延長量が多く、レジンのように削除や添加ができるため、本症例のように開口が困難な患者さんに

は有効な材料と思われる。

　その後、口腔内に手で保持してフィットチェッカーにて内面の印象を採得した。床外形はまだ不足と思われるうえに、患者さんに咬合してもらうことができないため、顎位の確認ができていないことが問題であった（図12）。

　その後、診療室に持ち帰って模型を作製し、必要な部位の床を模型上で延長した（図13）。

　翌日、再度訪問し、口腔内に手で保持して直接法でリベースを行った（図14）。これにより、口腔内での吸着が得られ、脱落、浮き上がりがなくなる

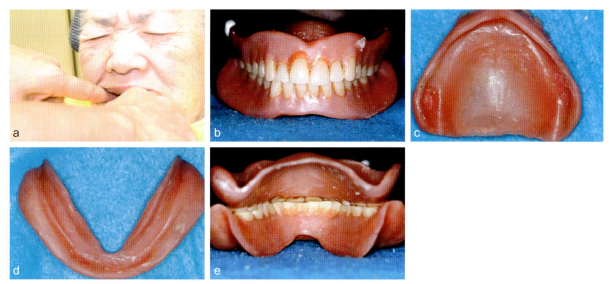

図⓮ 口腔内で直接法リベース。a：口腔内に保持してリベース、b〜e：リベース後の義歯

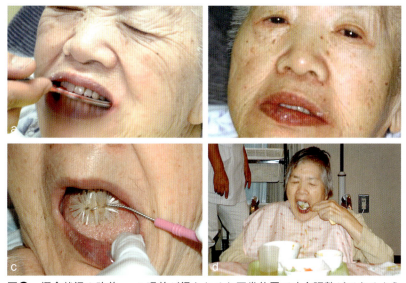

図⓯ 摂食状況の改善。a：吸着が得られると正常位置で咬合調整ができるようになった。b：義歯が装着されると目が開く。c：口腔ケア・リハビリの継続。d：自力での食事

と、いままで正常と思われる部位に閉口できなかった患者さんが、中心咬合位と思われる部位で噛めるようになり、咬合調整もできた。

吸着する義歯が入ると同時に、いままでほとんど目を開けること、言葉を発することがなかった患者さんが、目を開けて「痛くない」と言葉を発してくれた。義歯治療とともに、歯科衛生士による口腔ケアと義歯が使用できる口を作ることを目的に口腔リハビリを行っている。食事が難しくなり、誤嚥による肺炎の危険性がある方には口腔ケアは必須であり、同時に行う口腔リハビリによって口腔機能の向上も期待できる。咀嚼できる義歯が入ったことと口腔ケア・リハビリの継続により、受け答えが徐々に明瞭になるとともに摂食状況も徐々に改善している。

その後、看護師や介護士によるさまざまな介護により、現在は自分で摂食できるようになり、車椅子上での生活が可能になっている（図15）。

この患者さんの場合、新義歯を作ることは困難であったが、義歯を改造することで最低限の口腔機能の改善ができ、それにより全身状態や生活機能が向上できたと考えられる。

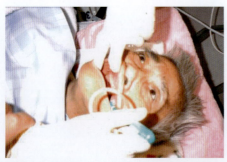

図⑯ 往診当日から歯科衛生士による口腔ケアを開始した

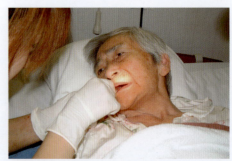

図⑰ 療養型病院への転科となったが、訪問口腔ケアを継続する

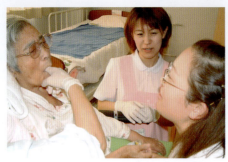

図⑱ 言語聴覚士による口腔ケアと口腔リハビリ

義歯治療による食支援と生活状態の改善

　以前は、この地域の医療・看護・介護現場での口腔への関心は非常に低く、病院や施設に入院、入所されている方、あるいは在宅などで通院困難となっている方に対する口腔ケアはほとんど行われず、口腔内は汚れたままで放置されていることが多かった。そのうえ、食べることが難しくなっている方に対して、口から食べてもらう努力もほとんどなされていない状況であった。

　この状況を解消するため、町立病院に勤務する言語聴覚士と協力し、町内外のすべての医療・介護・看護職に声をかけ、口腔ケアと摂食嚥下障害の勉強会を立ち上げた。現在は、口腔や食支援にとどまらず、全身の看護、介護の勉強とさまざまな職種を互いに理解すること、さらには医療機関や施設、在宅などさまざまな状況の患者さんを中心としての連携ができることを目的に、中標津ケア研究会「生活らくらくクラブ」と名称を変え、隔月での勉強会と、講師を招いての年に数回の講習会を行っている。

　この勉強会を継続することで、口腔への関心が高まり、口腔ケアが徹底されるようになった。さらに、介護を必要とする高齢者が最期まで口から食べることの大切さも理解され、脳梗塞などが原因で食べることが困難となっている方の義歯の不適合や、口腔内の状態を非常によくみてくれるようになり、他職種からの往診依頼が非常に増えている。同時に、さまざまな職種が連携した食支援もできるようになってきた。

　以下に、多職種との連携と義歯治療により、口腔機能の向上とともに生活機能が改善したと思われる症例を紹介する。

◆症例2：脳梗塞後遺症による左麻痺

患者：大正13年9月6日生まれ、78歳、女性
初診：平成13年10月
既往歴：平成13年3月、脳梗塞（左麻痺）にて釧路脳外科入院。6月、町立中標津病院内科へ転科。入院時より経管栄養。10月、摂食が困難になり胃瘻を造設。同月、誤嚥性肺炎による発熱を繰り返すため、内科医師から口腔ケアの依頼。

[治療経過]

　往診依頼当日より、歯科衛生士による口腔ケアを開始した（図16）。初診時の患者さんは、問いかけに応じることがなく、開口もなかなかできない状況であり、口腔内は乾燥状態が強く、肺炎による発熱が続き、口蓋には多量の痰が付着していた。無歯顎で義歯は持っていたが、脳梗塞後は全く装着されていない状態であった。

　歯科衛生士による訪問口腔ケアを週2回行い、同時に町立病院内の言語聴覚士を中心に看護師にも毎

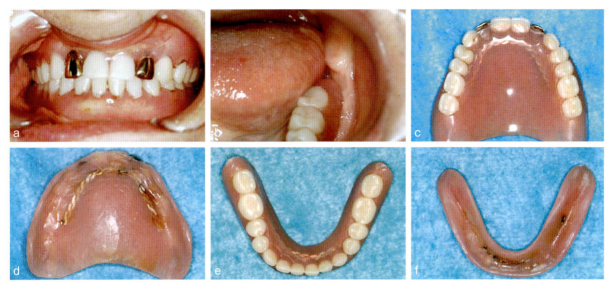

図⓳ 旧義歯の状態。a：旧義歯装着時の口腔内。b：レトロモラーパッドの覆いがなく、人工歯の排列位置が舌側に寄っている。c～f：旧義歯の咬合面観と粘膜面観

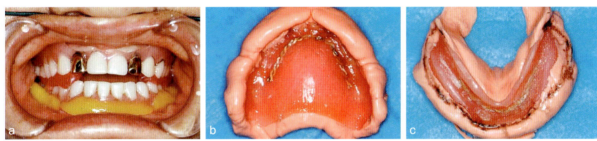

図⓴ 印象採得。a：ワックスによる咬合挙上。b、c：義歯装着のまま印象採得

日の口腔ケアを継続してもらった。

　当初は熱が下がらず、痰の量も減らず、呼びかけへの反応も乏しい状況だったが、口腔ケアの継続で2ヵ月が経過する頃から徐々に熱が下がり、痰の量も減ってきた。同時に、開口もできるようになり、呼びかけへの反応も出るようになった。

　口腔ケア開始後3ヵ月ほどで発熱がなくなったため、摂食に否定的だった医師の許可を得て、言語聴覚士によるゼリーの摂食を開始している。

　平成14年2月、病状の安定とともに町内の療養型病院へ転科となったが、その後も歯科衛生士が訪問口腔ケアを継続し（図17）、同時に病院内の言語聴覚士による毎日の口腔ケアと口腔リハビリ（図18）、ゼリーの摂食、理学療法士による姿勢、上肢のリハビリを行うことにより、全身状態も徐々に回復し、摂食量も多くなってきた。この時点で使用していなかった義歯の改造を開始した。

　義歯の状況は、上下とも粘膜面の適合が悪く、人工歯の咬耗も著しく、咬合は低位で前嚙みとなっていると思われた。

　床外形は、辺縁の長さと厚みが足りず、上顎は結節部の覆いがなく、同様に下顎はレトロモラーパッド、オトガイ筋の付着部分の覆いがないうえに、舌側床縁が短く、顎舌骨筋線を越えていないために吸着が全く得られない状況であった。さらに、咬合高径の不足と人工歯の排列位置により舌房が狭くなっていた（図19）。咬合の改善と床の延長の改造を行うため、旧義歯を口腔内に装着し、ワックスで咬合高径を挙上して咬合平面を確認し、義歯装着のまま印象採得を行った（図20）。

　その後、技工室にて床の延長、人工歯の交換を行っている（図21、22）。

　翌日、口腔内に義歯を戻して直接リベースを行った（図23）。

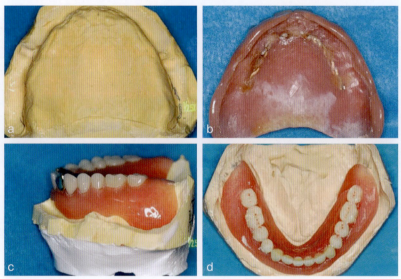

図㉑　床の延長。a：上顎模型。b：床延長後の上顎粘膜面観。c：床延長後の上顎結節部。d：下顎の床延長

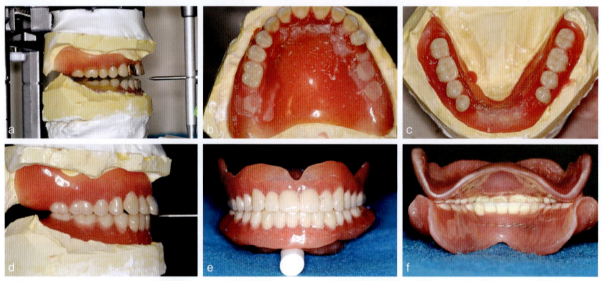

図㉒　人工歯の交換。a：咬合器装着。b、c：人工歯交換。d：人工歯交換後の側方面観。e：正面観。f：舌側面観

　義歯が入ることで、咀嚼、嚥下がスムーズになり、食形態も粥食が食べられるようになり、理学療法士のリハビリによって自力での摂食ができるようになった（**図24**）。その後、全身状態も徐々に回復し、車椅子での生活ができるようになり、ベッドサイドのポータブルトイレでの排泄も可能となっている（**図25**）。

　口から食べることをあきらめていた患者さんが口腔ケアから始まり、さまざまな職種の連携により、口から食べられるようになり、生活機能も向上できた症例である。

ニュートラルゾーン義歯で歯科医師の役割を果たす

　訪問歯科診療を行っていると、口から食べることが非常に難しくなっている方を多くみる。摂食嚥下障害と診断される患者さんのなかには、歯を含めた口腔諸組織の機能低下が原因で食べられなくなっていることも多いのが現状である。このような患者さんの口腔は義歯になっていることが大半であり、その多くは総義歯である。我々はそんな患者さんに口腔諸組織の動きを妨げず、乏しくなった機能を最大に発揮できる義歯治療を行っていかなければなら

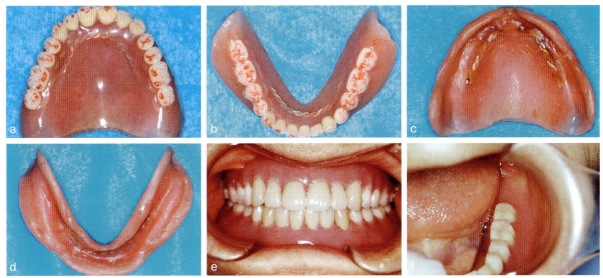

図㉓ 口腔内に戻して直接リベース。a：リベース後の上顎咬合面観。b：下顎咬合面観。c：上顎粘膜面観。d：下顎粘膜面観。e、f：口腔内装着状況

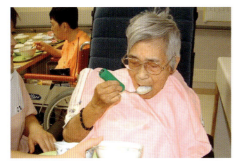

図㉔ 自力での摂食が可能となった

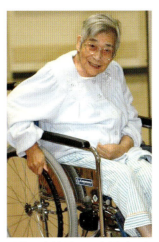

図㉕ 車椅子での生活ができるようになった

ない。それにより、早期に食べられるようにしてあげることが必要である。しかし、このような高齢者の顎堤の状態は非常に吸収が進み、いままでの義歯製作の考え方では、口腔の機能を改善することは困難であり、そのためにもニュートラルゾーン義歯の考え方が必要不可欠になる。

訪問歯科診療が必要な患者さんたちが以前の生活状態に近づき、以前のように食べられるためには口腔機能の回復ばかりではなく、全身の回復も必要であることは言うまでもないが、とにかく我々歯科医師は、義歯への考え方をしっかりと学び、機能を向上させられる義歯を作ることで自分の役割をしっかりと果たし、多くの職種との協働によって介護を必要とする方々が、最期まで口から食べることができるように支援していくことが重要と考える。

4 私の第二の診療室『往診』

糟谷政治 静岡県浜松市・糟谷歯科医院根上り松診療所

● 即日改造義歯・治療用義歯作製テクニックをマスターする

　在宅や病院、施設からの往診(訪問歯科診療)の依頼では、義歯に関することが多く、筆者の往診の場合もほとんどが義歯治療である。往診での義歯治療では、決して特殊なことをするわけではなく、診療室の延長線上にある。診療室とは異なる状況で、ただ機材や道具を揃えて治療するだけでは、患者さん本人や家族の要望に応えることはできない。その要望に応えるためには、まず診療室で痛くなく噛める義歯(上顎義歯は落ちない、下顎義歯は浮かない)を作製できることが肝要である。

　筆者は往診で、義歯がない患者さんは別にして多くの場合、最初から新義歯を作製するのではなく、診療室と同様に旧義歯を改造して治療用義歯を作製している。診療室で即日改造義歯・治療用義歯作製テクニックをマスターすると、往診での義歯治療が苦にならなくなる。ただ、診療室で初診時にいきなり患者さんを待たせて即日改造義歯を作製するのは、時間やテクニック的に無理だと思われるので、患者さんの了解を得て、現在装着していない必要のない義歯を数日間預かって改造義歯の練習をするとよいと思う。旧上下顎義歯を見て、"失われた歯槽骨をどれだけ床で補うか"、"咬合高径・咬合平面・顎位はどうか"、つまり、これから作製する治療用義歯のゴールの形態をイメージできることが重要である。

　図1、2は、患者さんから預かった上下顎義歯である。上顎義歯は床から人工歯がはみ出しており、また、下顎義歯はレトロモラーパッドまで覆われていないため、上下義歯床の拡大が必要となる。図2を見ると、下顎義歯の吸着に苦労したのか、あるいは痛いと訴えられていたのか、ティッシュコンディショナーが使用され、そのまま古くなって硬化している。

　筆者は、上顎総義歯の床拡大を口腔内で行っている。上顎義歯床の辺縁全周囲を削除して新鮮面を出し、接着剤を塗布し、リベース材を練って垂れない程度まで硬くなるのを待ち、口腔外で全周囲の辺縁に上顎総義歯のゴールの形のイメージどおり左右

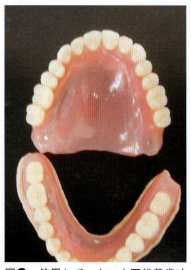

図❶　使用していない上下総義歯咬合面観

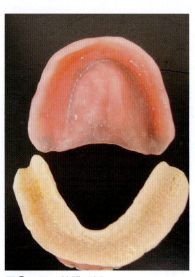

図❷　同、粘膜面観

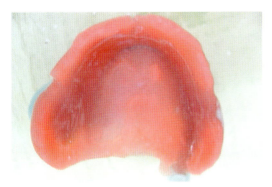

図❸ 上顎総義歯を口腔内で直接リベース

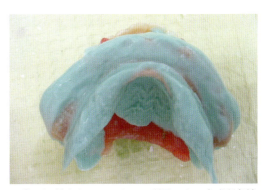

図❹ 旧義歯をトレーとして利用した三木式印象法

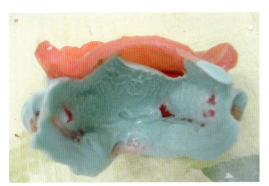

図❺ 後方から水平的顎位の確認

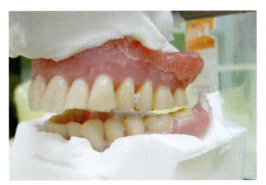

図❻ 咬合器に付着し、パラフィンワックスを除去

対称になるように盛り上げる。それを口腔内に挿入し、筋運動をさせずに手指でリベース材を押し広げるように伸ばし、左右咬合面を人差し指・中指で下から押さえて硬化を待ち、義歯床を（失われた歯槽骨を床で）拡大する。硬化後、口腔外に取り出して左右対称に近づいたかを確認し、その後、小帯部を削除して床内面を1層削除し、接着剤を塗布して通常のP/Wのリベース材でウォッシュリベースを行う。フラビーガムがある場合には、前歯部に8番のラウンドバーで数個の穴を開けて遁路を作ってから行う。

　上顎床の拡大は開口状態のままで行い、ウォッシュリベース時には開口や閉口など、患者さんにいろいろと口を動かしてもらう。上顎のウォッシュリベース時にはリベース材が軟らかいため、口蓋からはみ出したリベース材は手指で除去し、咽頭へ落ちないように誤飲・誤嚥に対して細心の注意を払う（図3）。

　ほとんどの症例は、咬合高径が低くなりすぎているため、パラフィンワックスを2～3枚程度下顎義歯の咬合面にのせて咬合高径を確認し、パラフィンワックスを溶着し、三木式印象法（旧義歯をトレーとして利用したアルジネート印象材1杯の閉口印象）で下顎の印象採得を、咬合採得とともに行う。図2の下顎の古いティッシュコンディショナーはすべて削除したが、旧義歯の内面や床縁にレジンやリベース材を足したり、コンパウンドなどで床拡大を行わず、顎堤には合っていないが、そのままトレーとして使用する。三木式印象法では、義歯床内面が合わなくても全く構わず、トレーとする義歯にアルジネートの接着剤を塗布して印象採得を行う（図4）。印象後は上下義歯を咬合させ、後方から見てハミューラーノッチとレトロモラーパッドの関係が"ハ"の字になり、水平的顎位のズレがないか、前後的なズレがないか、左右側方から見て上下顎義歯床後縁の長さをしっかり確認し、上下顎総義歯を預かる（図5）。

　上顎は床拡大が終わっているので、下顎のみ模型を作製して上下顎旧義歯を咬合器に付着する。パラフィンワックスを除去すると、咬合挙上した量と、旧義歯はレトロモラーパッド部が覆われていないこ

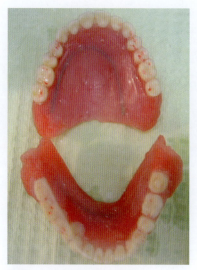

図❼ 治療用義歯咬合面観

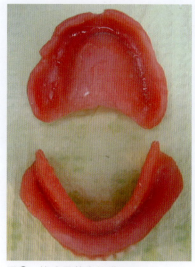

図❽ 治療用義歯粘膜面観

とがわかる（**図6**）。

　上顎前歯→下顎前歯→下顎左右臼歯（下顎臼歯部人工歯は利用できる床の真ん中で、人工歯の後方の高さはレトロモラーパッドの2/3の高さの位置を咬合平面とするが、ほとんどの症例がレトロモラーパッド部まで覆われておらず、咬合平面が後ろ下がりになっている）→上顎左右臼歯（下顎臼歯に合わせる）の順で旧義歯の人工歯を外し、再排列して即時重合レジンで付ける。本症例では旧義歯の人工歯を利用したが、すべての人工歯を置換したり、臼歯部は歯冠色の即時重合レジンで盛り足したりもする。模型作製や咬合器付着には、石膏硬化剤（筆者は硫酸カリウムの飽和溶液を作り、常に1.5Lのペットボトルに入れてある）を使用すると数分で硬化するので便利である。また、石膏硬化剤を使用すると硬化が早いので時間短縮となり、リマウントなども気楽に行えるようになる。咬合器上で咬合調整を行い、下顎義歯のレトロモラーパッド部や唇・頰側と舌側の床は、模型上で足りない部分を即時重合レジンで足して床拡大を行い、咬合器から外して研磨する。

　次回来院時に口腔内で咬合調整・ウォッシュリベースを行い、研磨して装着する。右側は咬合高径が低かったため、下顎義歯右側に即時重合レジン（歯冠色）を口腔内で盛って咬合調整を行った（**図7、8**）。これらすべての技工操作は、歯科技工士や歯科技工所に任せるのではなく、必ず歯科医師自身が行う。このような症例を数回経験していくと、診療室で即日の義歯改造を行い、治療用義歯が作製できるようになってくる。

症例1：施設での義歯改造

患者：90歳、女性（要介護2：**図9**）
現病歴：腰椎圧迫骨折後歩行困難、高血圧、便秘症、胃炎、骨粗鬆症

[治療経過]

　4年前から上下顎総義歯が未装着となり、食事形態は粥とキザミ食である。また、「義歯を装着してしっかり食べたい」という意欲が本人にあり、歯科衛生士による口腔ケア・リハビリとともに義歯治療を行うこととなった。4年間使用しなかった義歯は、熱を加えたためか口蓋部が白色になっていた（**図10、11**）。一度に上下顎義歯を装着しようとせず、まず上顎義歯だけを装着できるように、口腔内で義歯床を拡大した後にウォッシュリベースを行った（**図12**）。上顎の総義歯装着のみであるが、久しぶりに義歯を装着した顔を鏡で見て、「昔の顔に近づいた」と喜んでいただけた（**図13**）。

　2週間後、咬合高径が低いことは承知のうえで咬合関係には全く手をつけず、下顎義歯も同様に義歯のゴールの形をイメージしながら口腔内で床の拡

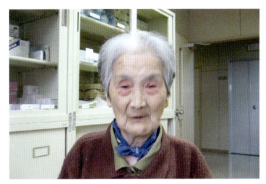
図❾　症例1：90歳・女性

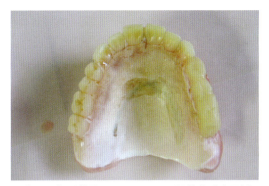
図❿　4年間使用していなかった旧義歯咬合面観

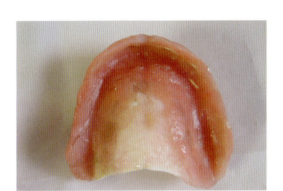
図⓫　旧義歯粘膜面観。リベース前

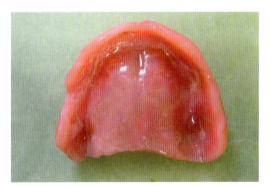
図⓬　上顎総義歯リベース後

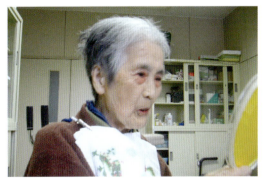
図⓭　上顎義歯を装着した自分の顔を鏡で確認

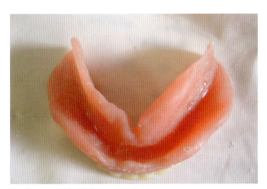
図⓮　下顎総義歯リベース後

大を行った。まず、左右のレトロモラーパッド部を即時重合レジンで覆い、次に硬めのリベース材でも硬化する前に舌を動かされて床を伸ばすことができなかったり、形を整えにくいため、即時重合レジンを硬めに練って舌側辺縁に盛って舌側を（顎舌骨筋線を数mm越えるように）手指で伸ばして床拡大を行った。頰側・唇側縁はリベース材を硬めにして床を拡大し、下顎義歯床のゴールのイメージに近づいたら、また接着剤を塗布して床内面・唇頰舌側面に標準P/Wのリベース材を盛り、患者さんに舌・頰・口唇を動かしてもらった後、嚥下位で硬化を待ち、ウォッシュリベースを行った（図14）。

最初は上下顎総義歯を装着することに慣れてもらうため、食事のときに義歯が邪魔と感じるのなら無理に装着せず、逆に食事以外は常に装着していただいた。上下顎総義歯を装着しているときには、時々タッピング運動（患者さんにはカチカチ運動と説明）をしていただいた。

治療開始から1ヵ月後、上下顎義歯が無理なく装着できるようになったので、パラフィンワックス

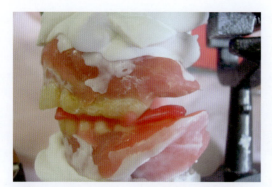
図⑮　バイトアップして咬合器付着（側方観）

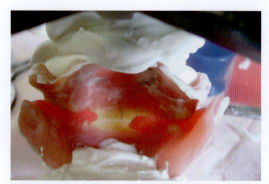
図⑯　バイトアップして咬合器付着（後方観）

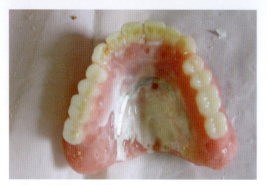
図⑰　改造後の上顎義歯

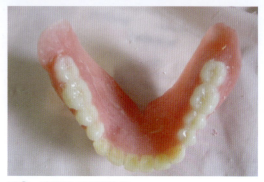
図⑱　改造後の下顎義歯

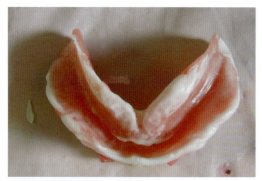
図⑲　下顎義歯のシリコーンチェック

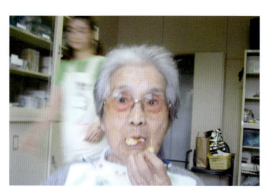
図⑳　テストフードの煎餅を食べる

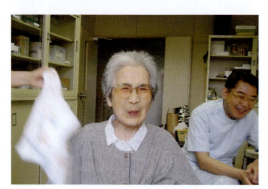
図㉑　食べることができて満面の笑み

を使用して咬合高径・顎位を確認し、咬合器付着後に咬合器から義歯を除去しやすいように、上下顎とも内面のシリコーンチェックをするように、シリコーンで内面の印象を行った。上下とも義歯床の修正は済んでいるので、模型を作製しないで咬合器に付着し、上下顎総義歯人工歯の置換（上下前歯は旧義歯の人工歯を利用、臼歯部は4連結のレジン歯に交換。咬合平面はレトロモラーパッドの2/3を目安に）を行った。咬合器上で咬合調整を行い、咬合器から上下顎義歯を外して口腔内での咬合調整を行い、その場でテストフード（煎餅）で痛くなく食べられることを確認した（図15～21）。

現在は、上下義歯改造と歯科衛生士の口腔リハビリ（舌訓練・頬の風船体操）指導により、食事形態は、粥とキザミ食から当初の希望どおりの米飯・普通食に改善され、患者さん本人はもちろん家族に

> ▶テストフード◀
>
> 診療室でも義歯改造やリベース、義歯修理後にはいつも全症例で必ずテストフードで痛くなく食べられることを確認している。もちろん、同様のことを在宅や病院、施設でも行っている。テストフードを往診で使うときは、必ず介護者の了解を得て実施している（図22、23）

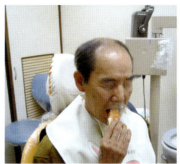

図㉒　診療室でのテストフード（煎餅）

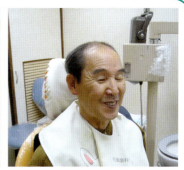

図㉓　テストフードが食べられて満足顔

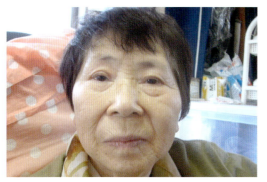

図㉔　症例2：治療前（旧義歯装着）

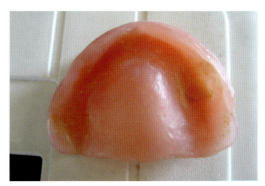

図㉕　治療前の上顎義歯粘膜面観

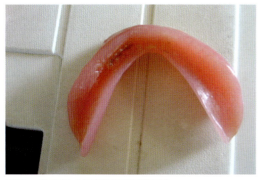

図㉖　治療前の下顎義歯粘膜面観

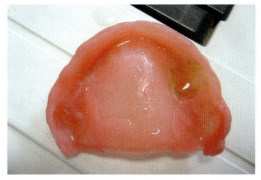

図㉗　全周囲に硬めのリベース材

も喜ばれている。

症例2：在宅での義歯改造

患者：80歳、女性（要介護3：図24）
現病歴：脳梗塞後遺症のため、歩行不可
主訴：上顎義歯が落ちる、下顎義歯は浮き上がる　痛くて噛めない

[治療経過]

上顎総義歯は失われた歯槽骨を床で補っていないので左右対称ではなく、バッカルスペースを利用できていない。下顎総義歯はレトロモラーパッド部まで覆われておらず、また舌側床縁が顎舌骨筋線を越えていないので舌での押さえが利かない（図25、26）。上顎義歯の辺縁に垂れない程度の硬さのリベース材を盛り、左右対称になるよう口腔外で形を作り、口腔内に挿入して開口のまま硬化を待つ（図27）。下顎義歯は、硬めのリベース材では舌が動いたりするので、即時重合レジンを練って垂れない程度の硬さまで待って、まずレトロモラーパッド部を

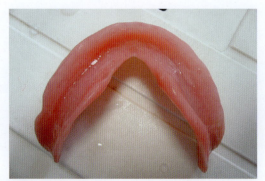

図㉘　下顎義歯のリベース後

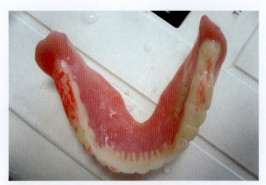

図㉙　即時重合レジンを盛り足し、バイトアップ

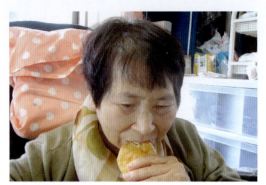

図㉚　テストフードの煎餅を丸かじり

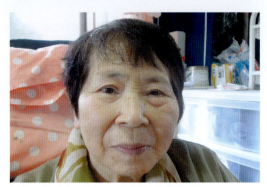

図㉛　治療後

覆い、次に舌側を形成してからリベース材を少し硬めにして全周囲の辺縁形成を行う（図28）。レトロモラーパッド部の2/3程度の高さで咬合平面を設定し、歯冠色の即時重合レジンで咬合挙上を行い、咬合高径・顎位が決定したら上下顎義歯のウォッシュリベースを片方ずつ行い、吸着のある上下顎義歯とした後に咬合調整を行った（図29）。

筆者が持参したテストフードの煎餅を「このままかじり付いていいでしょうか？」と心配気に聞き、恐る恐る食べられた。煎餅1枚をすべて食べ終え、「今までは、小さな破片が入れ歯の間に入り込んで痛くて食べられなかった。これならイチゴも食べられそうですね」と患者さんに言われた（図30）。咬合が挙上され、治療前よりもふっくらとしたお顔になり、満足していただいた（図31）。

症例3：施設での義歯新製

患者：85歳、女性（要介護2：図32）
現病歴：慢性関節リウマチ、変形性腰椎症
既往歴：出血性びらん性胃炎、肝障害、左膝人工関節

主訴：上下顎義歯が緩い、うまく噛めない
[治療経過]

食欲不振となりADLの低下がみられた。使用している義歯は上下顎とも金属床義歯であり、下顎義歯は6前歯を増歯修理してあり、上下顎総義歯である。上顎はレジン歯、下顎は陶歯の人工歯を使用しているため、上顎義歯臼歯部レジン歯の摩耗が著しく、使用している義歯を口腔外に取り出して咬合させ、後方から見ると舌房が狭く、あまりにも咬合高径が低いことがわかる（図33～35）。この上下顎義歯は修理での対応が難しいと考え、患者さんと家族の了解を得て新しく上下顎義歯を新製することにした。

下顎旧義歯咬合面にパラフィンワックスをのせて咬合高径、顎位を確認し、旧義歯を利用した三木式印象法で上下顎の印象採得を行った。模型を作製し、三木式印象法で採得した咬合高径、顎位で咬合器に付着して通法どおり人工歯を排列し、試適後にシリコーンで上下顎の咬座印象を行った

2週間後、上下新製義歯を装着し、テストフー

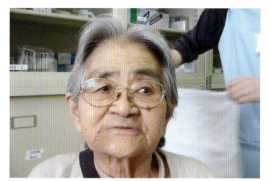

図㉜　症例3：治療前。旧義歯装着

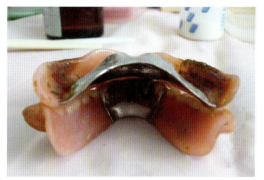

図㉝　旧義歯を咬合させ後方から

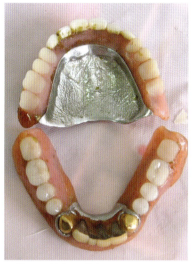

図㉞　旧義歯の咬合面観

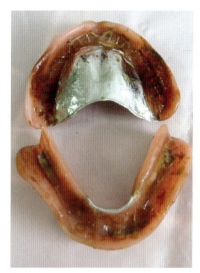

図㉟　旧義歯の粘膜面観

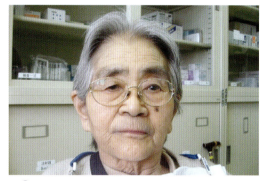

図㊱　パラフィンワックスを盛り、咬合挙上

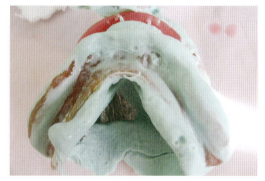

図㊲　咬合高径を上げての三木式印象

ド（煎餅）で痛くなく食べられることを確認した。口腔外で上下新製義歯を咬合させて後方から見ると、咬合高径が挙上され舌房が改善されたことがわかる（図36～44）。その後、歯科衛生士から「○○さんの食べ方が何か変で、食べにくいようです」との報告があり、次回（2週間後）の受診時に顎位の前後

的なズレを見つけた（図45）。これは筆者による咬合採得のエラーではなく、上下顎義歯の吸着が向上し、臼歯部でしっかり嚙めることにより、顎位が正しい位置に戻るリハビリテーションが起こったよい結果である。

その場ですぐに戻った正しい顎位で咬合採得を

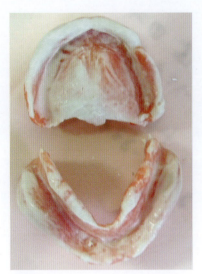

図㊳　シリコーンで上下咬座印象

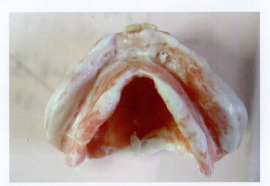

図㊴　咬座印象。下顎

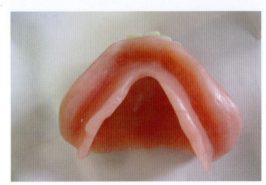

図㊶　新製義歯。下顎

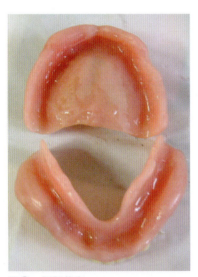

図㊵　新製義歯

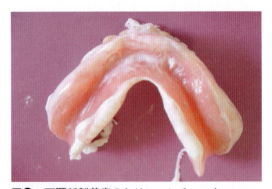

図㊷　下顎新製義歯のシリコーンチェック

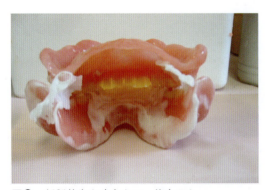

図㊸　新製義歯を咬合させ、後方から

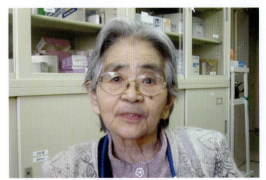

図㊹　上下新製義歯装着

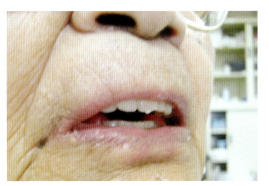

図㊺　顎位の変化

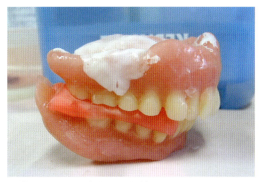

図㊻　このまま咬合器に付着

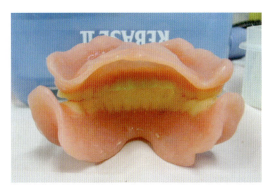

図㊼　再排列終了後

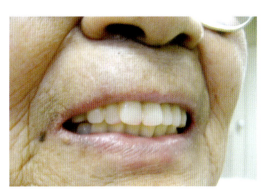

図㊽　顎位修正

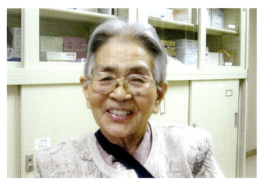

図㊾　本来の顎位に戻り、笑顔が出た

行い、咬合器に付着して下顎の人工歯を14歯一塊で除去し、上顎義歯に外した下顎14人工歯をワックスで溶着し、下顎人工歯と下顎の床を即時重合レジンで付け直した。最初の義歯装着時にはあまりよい顔貌ではなかったが、再排列後の上下顎義歯装着時には素敵な笑顔に変わり、喜んでいただけた（図46〜49）。

【参考文献】
1) 加藤武彦, 林田英靖（地域医療勉強会編）：出かける訪問診療　在宅歯科診療アトラス. クインテッセンス出版, 東京, 1997.
2) 加藤武彦：治療用義歯を応用した総義歯の臨床. 医歯薬出版, 東京, 2002.

5 言語聴覚士との連携

三木逸郎　兵庫県姫路市・三木歯科医院

義歯を理解するSTとの出会い

2000年11月、全国訪問歯科研究会岡山大会（木村秀仁大会委員長）の際、言語や聴覚、摂食・嚥下障害などにかかわる専門職である、山陰言語聴覚士（以下、ST）協会の竹内茂伸会長から、「義歯が邪魔になってリハビリができない」と投げかけられた言葉は、歯科医師として聞き捨てならないものであった。

すぐに、在宅や回復期病院でチーム医療を竹内STとともに実践していた足立 融先生（鳥取県境港市開業）をつてに、在宅・病院リハの見学をさせてもらうことに決めた。その後、米子市内の在宅リハの見学をはじめ、病院での嚥下訓練やVF診査の研修を受け、症例検討会にも参加する機会を得た（図1）。

さらに、姫路市歯科医師会訪問歯科委員会の出務により、他地区の総合リハ病院で球麻痺のバルーン療法、IOC（間欠的口腔カテーテル栄養法）の見学、摂食・嚥下セミナーや研究会に参加するうちに、多職種の連携をうまく機能させるために歯科医師としては、リハビリの邪魔にならない装具として役に立つ義歯を提供しなければならないと強く感じた。

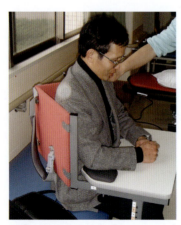

図❶　端座位保持具「座ろうくん」

リハビリの装具としての総義歯を機能させるには

健康なときに義歯を入れて食べていた人が、何かの病気で入院すると、ベッド上で義歯を外されて過ごすため、退院して在宅療養となった際、義歯が合わなくなってしまうことがある。そうした理由から、義歯を外されたまま食事介助を受けている例が少なくない。

通院できないほどに身体機能が低下している患者さんは、認知機能や食べる・飲み込む・話すといった口腔機能も低下している。このような状態のまま「痛くなく、よく噛める入れ歯を作ってくれ」と依頼されても、そこにはいくつかのハードルが立ちはだかっている。

どうすれば機能に合った総義歯ができるか

1. まずは診療室で

訪問診療のための特殊な総義歯治療の方法というものは存在しない。普段から診療室で基本的な総義歯作りができてこそ、次なるステップである機能低下した口腔に対応ができるのだと筆者は考えている。

義歯製作の各工程に判定基準をもって、解剖学的指標を含む印象採得から基準のある模型と咬合床の作製、咬合器へのマウント、人工歯排列、リマウント咬合調整などを歯科医師自ら技工ができるようにしておくと、歯科技工士が帯同しない訪問診療時にも役立つ。

とくに下顎の総義歯では、咬合床の段階で密着しているか否かが、適正顎位への誘導や咬合調整の良否を左右する。キーポイントは、外側にある口唇・頬と内側の舌との筋圧バランスがとれた中立帯で義歯床を維持安定させ、その中央に人工歯排列をする

ことである。

2．治療用義歯の必要性

義歯なしで過ごしていた人や、合わない義歯を長期にわたり使用していた人は筋平衡が歪んでおり、話し方や食べ方など表情からも推測できる。この状態で新義歯を製作しても、即座に機能させるのは難しい。

密着させた義歯床で咬合高径や咬合平面を是正して、食塊移送する舌運動を制限しない人工歯排列を行い、退行性変化した粘膜や機能低下した筋肉、顎関節の動きをリモルディングさせるリハビリ用の治療用義歯が必要になる。改造して治療用義歯にするか、新たに製作したほうが早いかを判断する。

3．高次脳機能障害・認知症の問題

総義歯が機能するか否かは先行期（認知期）にあるといっても過言ではない。食物の認知ができない人は食べることが難しいように、学習できない人が"道具もの"としての総義歯を使いこなすのは非常に困難である。「折角作ってもらったけど、食べられない」と言われないように、まずは意識レベルや認知機能を改善させ、口腔機能を向上させるリハビリを行い、総義歯が入れられる状態にしておく必要がある。「義歯を入れたら勝手に口が動く」と誤解されないためにも、かかわれるすべての人に共通認識をもってもらい、一日中ベッドで寝かせきりにせずに身体を起こして座位にし、話しかけたり嗜好品の匂いを嗅がせたり、アイスマッサージなどで刺激を与えたりして覚醒させ、上顎だけでも入れて慣らせるなど、段階を踏んでアプローチする。

4．姿勢と下顎位

異常な筋緊張によって下顎位や筋平衡が変わるのを防ぐために、治療に際しては患者さんが心身ともにリラックスした状態を保てるようにする。その際は、呼吸や表情、目の動きを確認しながら治療するように気をつけたい。

姿勢の歪みが、舌骨筋群を介して顎位の偏位を生じさせていることがある。反対に身体リハビリが加われば、顎位がよくなることも経験するところである（図2）。

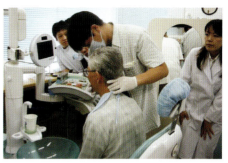

図❷ 総義歯治療の合間に平 健蔵ST（北広島町豊平病院）による頭頸部のリハビリ

5）総義歯が入れられる口づくりと調整法

過敏な感覚には脱感作、総義歯の辺縁封鎖を破たんさせる拘縮を排除するには、口腔リハビリが必要である。片麻痺や拘縮があると、筋圧の強さが異なり、形態は左右対称形にはならない。訪問時のみならず、宿題として嚥下体操や顔面体操、舌体操や舌打ちなどを継続的にやってもらうと効果が上がる。リハビリにより機能が改善すれば、筋圧バランスが変化して義歯形態も左右対称形に近づいてくる。

具体的な方法としては、義歯床の外周にホワイト・シリコーンを盛って口腔内に入れ、口唇閉鎖、上下の咬合関係がずれないようにして嚥下位を指示する。外側から口唇と頬で、また、内側からは舌で押さえ、義歯全体を抱きこむ意識を強くもって、均衡のとれた機能圧を義歯形態に転写する。咬合高径と水平的顎位が適正であれば、白く厚くなったシリコーンの部分にはレジンを足し、抜けた部位は削る。視診も行いながら、運動を邪魔しない総義歯形態を形成していく。

STなどのリハ職と歯科の連携

「口から食べること」の理解とリハビリ専門職（以下、リハ職）に協力する医師の存在が、その後を大きく左右すると思う。急性期における一時的な禁食から経口摂取の再開へ、在宅復帰に向けたリハ職と歯科の連携は欠かせない[1]。平素から顔の見える連携と研修をしていると、お互いの専門分野の守備範囲がわかるようになり、責務を果たして要望に応えることが可能になる。

昨今は、人の尊厳を守る意味合いからも経管栄養の是非が問われ、胃瘻造設には慎重に構える傾向になってきた[2]。

運動ニューロン病、脊髄小脳変性症、パーキンソン病など進行性の神経難病においては、いつか胃瘻に頼らざるを得ない日がくるが、一方で、脳梗塞で再発がなく症状固定している場合には、歯科が口腔ケアやリハビリで廃用の予防をし、胃瘻で栄養状態を改善すれば経口摂取に切り替える可能性も増えていく。

● 歯科の課題とSTの課題

1）歯科の課題

歯科医師は顎堤吸収など、口腔の器質的な修復に主眼を置いていて、現在も義歯の作り方教室的研修会が盛況であるが、機能に障害をもつ人たちの義歯治療ができていない。それゆえ、他職種から義歯の不具合を指摘された際に対応ができず、困惑することになる。STなどの療法士や介護職は、リハビリや食事介助に際し、義歯を入れることを諦めているのが現状である。医科歯科連携、包括的ケアシステム、多職種連携と言葉では唱えても、本当の意味で専門職としての連携がとれていないので、知る機会がない。

近年、摂食嚥下機能への関心が高まり、歯科医師も準備期・口腔期のみならず咽頭期まで守備範囲を進め、VE・VF検査の知識を得る機会も増えてきた。これも必要ではあるが、一般開業医はその前に、不具合な義歯が廃用を助長して、嚥下機能を低下させていることを注視すべきである。口腔相を整えて咀嚼機能を改善することが、嚥下機能も改善させ、胃瘻の造設を阻止することに繋がると認識すべきである。

2）STの課題：装具のないリハビリは機能回復になるのか⁉

嚥下はいきなり喉で始まるものではない。義歯なしでも必ずその前にモグモグしてから飲み込んでいるのであるが、義歯での咬合支持ができないと嚥下反射のタイミングが合わずに、誤嚥の危険性が増す。義歯を入れないと口腔容積は減少し、舌運動が前後方向のみに制限される吸啜主体の動きしかできず、やがて舌筋は廃用して咀嚼機能障害を来す[3]。

失われた器質障害（歯・歯槽骨）を、義歯で回復しないことによる機能低下を放置したまま、呼吸・咳嗽訓練や発音訓練、メンデルゾン手技、シャキア法、プッシング・エクササイズなどの咽頭期を重視した嚥下訓練をしても限界がある。咀嚼筋が廃用を起こして別の代償機能が必要になり、結果、本来の機能回復には近づけない。嚥下機能を診るだけではなく、捕食・咀嚼・嚥下の一連の流れのなかで咀嚼機能を改善させることにより、嚥下機能も改善することを理解すべきである。

理学療法士（PT）や作業療法士（OT）の訓練法は、義肢装具を使用することが多いが、なぜか機能障害があると義歯は不要だと思っている。

まずは口腔ケアから嚥下体操や顔面・舌体操、ブローイングなどで口腔機能を高め、ライトタッピングなどの咀嚼訓練が安全な嚥下に繋がるのである。そのためにも、装具としての義歯の使用は必要不可欠である。

義歯に理解あるSTの"熱い想い"に応えるために

2011年3月、広島県北広島の回復期リハビリ病院に勤務する平　健蔵STから相談のメールがあった。彼は2002年ごろから加藤武彦先生の治療用義歯実習とその後の食事やQOLの改善を目の当たりにし、機能する総義歯の形がわかるという歯科医師顔負けのSTである。また、黒岩恭子先生からも口腔・咽頭ケアと口腔リハビリの研修を受けて、その重要性を認識し、勤務先の病院で日々実践している[4]。

筆者とは2005年の広島県での総義歯実習のころから懇意になり、歯科向けのセミナーへの参加やリハ職からの視点で講演をしてもらっている。義歯治療とリハビリ効果など、さまざまなやりとりや当医院での相互研修などを重ね、職域を越えて多くの刺激を与えてくれている[5]。

● 症例

1．現症と経過

患者さんは76歳の女性。既往歴は2008年3月に脳出血で左半身片麻痺、2009年5月に脳梗塞で、四肢麻痺（左完全麻痺、右下肢麻痺、左上肢軽度麻痺）で日常生活自立度はC-2であった。上下とも

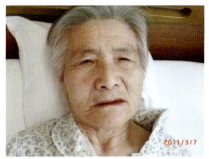
図❸ 往診前の義歯なし顔貌。麻痺の強い左半身が上の体位

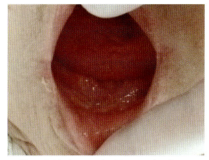
図❹ 入院時の口腔所見。口角びらん、口腔乾燥、口径狭小

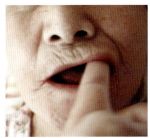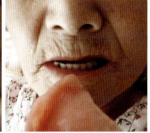
図❺ 口径狭小で義歯が入れにくい

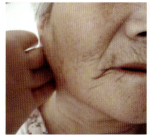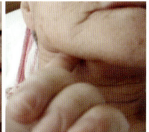
図❻ 日中同じ姿勢で、後頸部・舌骨上筋群の拘縮・圧痛がある

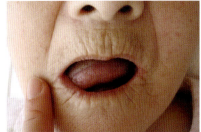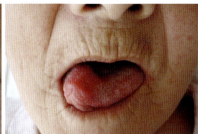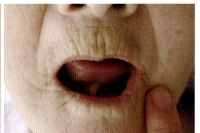
図❼ 舌運動（前後・上下・左右）の機能診査と筋機能訓練

無歯顎である。

入院中に一口大の食形を喉に詰めて窒息したため、ミキサー食に変更される。噛みにくいため再度総義歯治療の歯科受診を勧めるも、乗り気ではなかった。

2011年3月下旬、介護老人保健施設（以下、老健）から特別養護老人ホーム（以下、特養）へ長期入所されていたが、老健ではVFで経口摂取困難と診断されたものの、ご主人の「胃瘻はいやだ！最期まで口から食べさせたい」という強い要望で、北広島豊平病院に再入院となった（図3）。

VF検査で経口摂取可能と診断され、平STが直接訓練を開始した。しかし、下顎総義歯を入れないことが増えて、やがて日中も上下とも総義歯を入れないで食事介助することが多くなった。

飲み込み主体のミキサー食では、咀嚼機能などの廃用が予想された。また、意欲が低下して注意散漫になり、口腔内の感覚も低下し、舌の肥大化と可動域の減少、口角びらん、口腔乾燥で口径も狭小になり、義歯が入れにくくなった（図4、5）。

2．歯科往診に向けての前準備

以上の情報から、このままでは廃用や認知機能の悪化が進み、胃瘻造設になるのも時間の問題、なんとか早く手を打って胃瘻を阻止したいと考え、2011年4月9日に片道270km、北広島の病院まで1泊2日の往診をすることにした。

実際に患者さんと対面してみると、寝たきり状態で意思表示ができず、しばらく総義歯を外しており、顎運動や舌運動にも廃用・機能低下を来たし、顎堤粘膜の脆弱化も危惧された。

1）総義歯が入れられる姿勢と口づくり

往診までの前準備として、平STが廃用した頭頸部・口腔周囲・舌筋の筋機能訓練と退行性変化を来した粘膜、顎関節、唾液腺に対応してくれた（図6、7）。

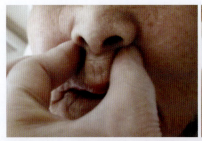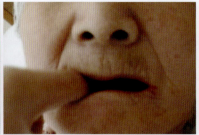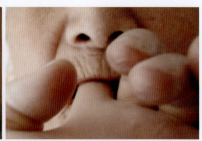

図❽　口唇・舌下部拘縮・軟口蓋の挙上診査とストレッチ

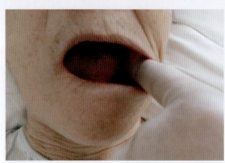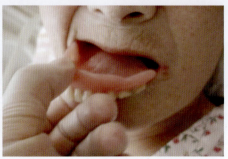

図❾　口唇ストレッチで口径拡大し、義歯挿入が容易に

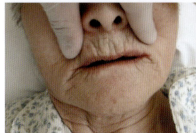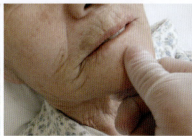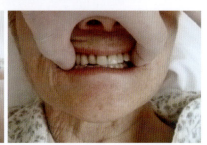

図❿　義歯に安定材を付けて、ライトタッピング。咬合支持と嚥下訓練

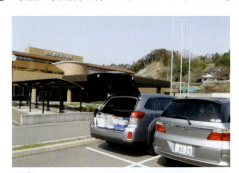

図⓫　270km・3時間半、器材を積んで病院に到着！

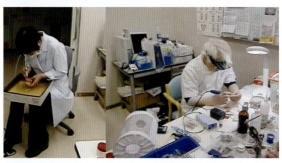

図⓬　言語訓練室を技工室に、歯科医師が技工を行う

　具体的には、可及的にギャッジアップした座位に近い姿勢で嚥下体操などを行い、頭頸部の拘縮を軽減させ、総義歯の辺縁封鎖に重要な口唇・頰の拘縮を、内外からストレッチし、肥大化・偏位・後退する舌の圧迫刺激と前方・上下・左右にストレッチ、義歯の着脱で口径を拡大させ、義歯に安定材を付けてライトトタッピング（顎の開閉運動）、口腔乾燥改善には唾液腺マッサージを継続してリハビリをしてくれた（図8～10）。

　このように、事前に平 ST が口腔リハビリを施してくれていたので、往診当日には原始反射的な過敏もなく、筋の過緊張や拘縮も柔軟になっていた。総義歯の維持に大切な周囲粘膜や舌の辺縁封鎖性が改善しており、治療がスムースに進められて本当に助かった。

往診当日、改造義歯の製作

　遠路出かけても期待に沿えないとどうしようかと不安になるが、往路の運転中にビートルズの「A Hard Day's Night」を聴きながら、弱気を払拭させた。当日午後3時に、武田幹直先生（徳島県みよ

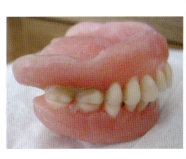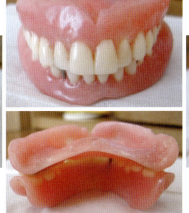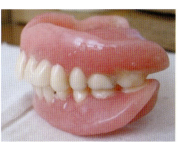

図⓭　術前の総義歯の４面観。やや低位で下顎床後縁の不備

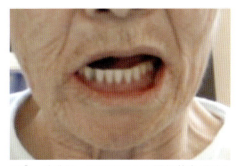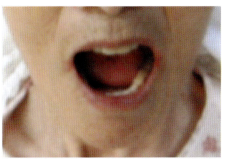

図⓮　改造前。開口すると下顎総義歯が浮き上がる

図⓯　改造後。開口、舌が偏位しても上下総義歯を密着させる

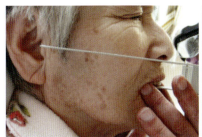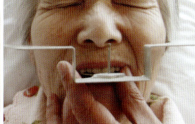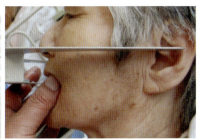

図⓰　咬合平面の診査

し町開業）と地元協力歯科医師の清見原加代先生（広島県北広島町開業）にも往診機材を準備してもらい、病院で合流した（図11）。

　今回は、患者さんの体力的負担を考慮して、間接法で旧義歯の改造をすることにした。この患者さん以外にも、上下無歯顎の女性患者さんの総義歯改造の要請も入っていたため、筆者一人ではとても間に合わないため、両先生にも分担して技工の手伝いをしてもらうことにした（図12）。

　何とか夕食に間に合うように、１階の言語訓練室を技工室にして、２階の病室まで階段を上り下りしながら約３時間かけて上下の床の修正と人工歯置換を行った。

1．旧義歯の問題点と改造点

　旧義歯はやや低位で、臼後隆起部など床縁に問題があった（図13）。

1）上顎が落ちる、下顎が浮く（図14）

①旧義歯の外形を即重レジンでプチ整形して密着させる（図15）

②バイトワックスで咬合高径の挙上と咬合平面の設定（図16）

③再現性のある顎位で咬合採得した後に、上下一括にシリコーンでデンチャースペース印象を採る。上下の印象に石膏を注入して模型を製作し、そのまま咬合器にマウントする（図17）

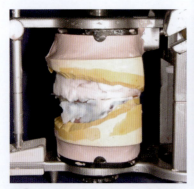

図⓱　上下一括印象のまま咬合器にマウント。速硬性石膏キサンタノで時間短縮

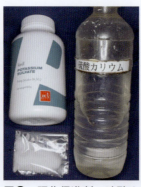

図⓲　硬化促進剤。硫酸カリウム、水500mL、12.5gを小袋で携帯

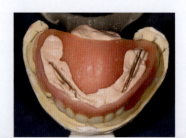

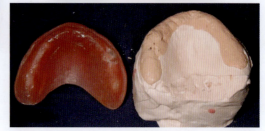

図⓳　アンダーカット部にマルチパット。模型や義歯の破損防止

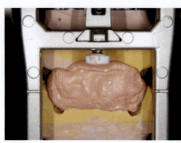

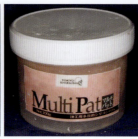

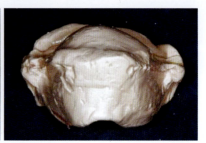

図⓴　マルチパット（東京歯材社）。火を使わず固定し、固有の舌モデルができる

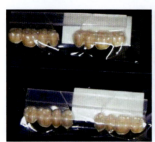

図㉑　ベラシアSA（松風：左）と連結歯（右）

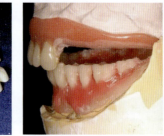

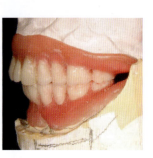

図㉒　下顎から人工歯置換

2）技工時間を短縮し、エラーを少なくするために
①石膏模型、咬合器マウント時に硬化時間を短縮させる
　→水500mLに石膏硬化促進剤（硫酸カリウム）12.5g。小袋で携帯すると便利。マウントは速硬性で硬化膨張の少ないキサンタノを使用（**図18**）
②義歯と石膏模型を外す際に、簡単に外れて損傷させない工夫
　→義歯内面にマルチパット（東京歯材社：**図19**）。
③咬合関係がずれないように火を使わないでマウントする工夫
　→マルチパットで固定すると固有の舌モデルができる（**図20**）。
④連結歯を使用して排列時間の短縮
　→ベラシアSA（松風）や連結歯の使用（**図21、22**）。
⑤流ロウする際に人工歯の排列位置がずれないようにシリコーンパテで固定して、即時重合レジンの塡入時間と硬化後の研磨時間を短縮する工夫
　→シリコーンパテで擁壁を作り、即重レジンを流し込む（**図23**）
3）手圧でも痛む脆弱な粘膜に対して
　改造後、Ｔ-コンディショナーで対応（**図24**）。
4）咀嚼しない
　認知面の問題はあるが、他動的にライトタッピ

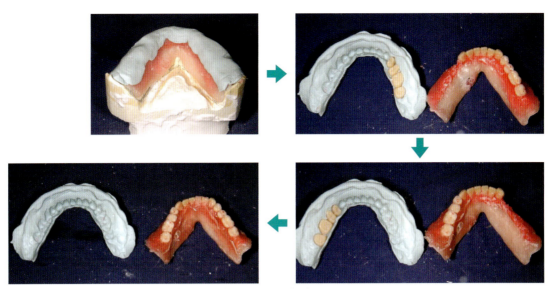

図㉓ シリコーンパテで擁壁作り。流ロウ後、レジンを流し込み

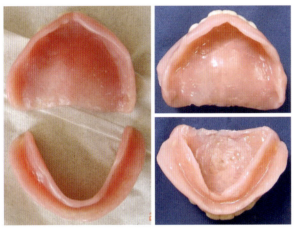

図㉔ 改造前（左）、改造後（右）。脆弱な粘膜にTーコンディショナーで対応

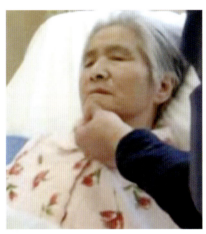

図㉕ ライトタッピングで咬合調整

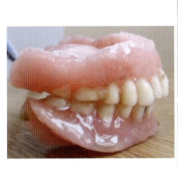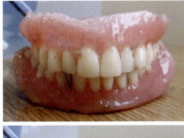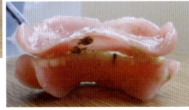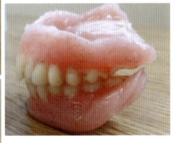

図㉖ 改造義歯の4面観

ング訓練をすると、常時右半身を下に傾けた体位による影響か、麻痺の軽い右側の犬歯・小臼歯で偏位咬合されていたため、咬合調整を行った（図25）。図26は改造義歯の4面観である。

図27は治療疲れが見える術後の顔貌。未だ舌尖が下向きで、舌背が馬の背状（凸型）で捕食しづらい舌形態である。

2．改造義歯で咀嚼のリハビリの開始

予定より遅くなった夕食だったが、ベッド上で平STの食事介助を見学。うまくいくか、戦々恐々

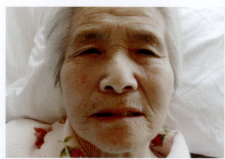
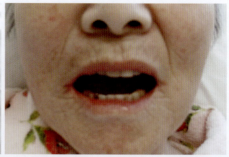

図㉗　改造直後の顔貌。舌尖が下向き、舌背が馬の背状（凸型）の舌形態

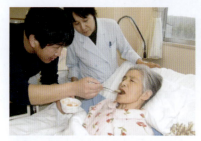
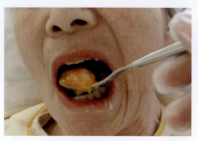
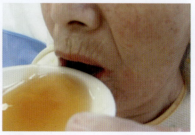

図㉘　義歯改造後の食事介助の観察

図㉙　2杯で至適嚥下量に。口唇閉鎖、咀嚼、咬合支持をして嚥下

図㉚　リップサポート改善。こぼさずに啜り飲みが容易に交互嚥下

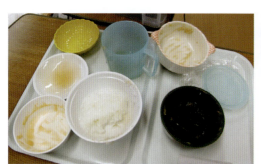
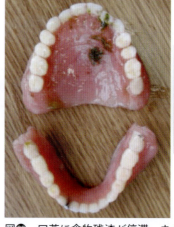

図㉛　30分間でほぼ完食

図㉜　口蓋に食物残渣が停滞。まだ弱い咀嚼力と舌の送り込み

の瞬間である（図㉘）。スプーン1杯では至適嚥下量にはならず、2杯で約18mLになると数回咀嚼をしてから咬合支持をして口腔内圧を上げてしっかりと飲み込めた（図㉙）！

リップ・サポートが改善して上口唇での啜りとり、口唇閉鎖もスムースになり、食べこぼしもなくとり込めた。水分利用した交互嚥下で食事時間の短縮を図った（図㉚）。

全介助ではあるが、義歯を入れたら30分間でほぼ完食（図㉛）。食事介助する平STの姿を見て、「たいへんな仕事だな〜。とても私にはできない」と武田先生が呟いた。

しばらくの期間、義歯なしで吸啜主体の食物形態を与えられており、噛んで食べることを忘れてい

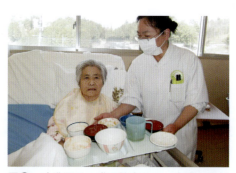

図㉝　改造翌日。嚥下障害なし、介護も楽に完食！

たため、まだまだ噛む力が弱く、舌の送り込みも弱い。上顎義歯の口蓋に食物残渣が停滞していた（図㉜）。今日からが、咀嚼のリハビリの開始である。

3．「食べて治す」装具を入れたリハビリ後の変化

改造翌日の朝食は、全介助20分間で全量摂取可

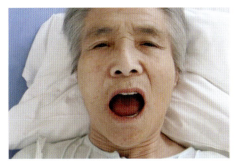
図㉞ 開口量の増加。主体的食行動の原点

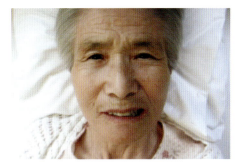
図㉟ 顎位も改善して意識レベルも清明に

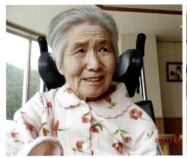
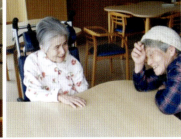
図㊱ 談話室で近親者と談笑

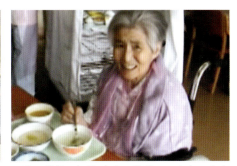
図㊲ 特養へ転居。食堂に移動して自力で食事

能になり、介護職員にも義歯が入ると介助が楽になることを認識してもらえ、平STの顔を立てる（？）ことができた（図33）。

義歯なしでも食べられると思い込んでいた介護スタッフから、一目瞭然の結果に「あれぐらい細かくチェックして時間をかけないと、義歯治療はできないのね」と言葉をかけられた平STは、5年間の思いが示せたことで満足したと、後日お礼状が届いた。

後日、顎位の変化による"当たり"が予測されるので、立ち会ってもらった清見原先生に以降の義歯調整を依頼した。

その後、経過について連絡を取り、機能の変化に合わせた修正を念入りにしていただくと、"総義歯のあるべき形"が見えてきたと喜んでもらえた。上下に密着した総義歯が入ると赤唇の厚みが改善し、水分摂取時の口径の拡大や上口唇の使用が出現し、低下した顎口腔機能の回復のみならず眼も開き、意識レベルの改善も認められてきた（図34）。

また、在宅復帰に向けて、日中ベッド上で過ごす時間を減らし、車椅子に移乗して座位で過ごす時間を長くするようにした。すると意識レベルも清明になり（図35）、談話室で親戚の人と会話をするなど生活面でも前向きになり、笑顔も見られるようになった。この笑顔はEBM（図36）！

4．退院、施設入所でADL & QOLの改善

座位確保が可能になった影響もあり、下顎位が右前偏位から左奥へ変化し、適正な位置で収束した。清見原先生の咬合調整で、退院時には痛みも義歯の動揺もなく、軽快退院となった。

施設職員への平STからの申し送りとして、座位は可能ゆえ食事は座って食べること、ミキサーでは誤嚥はないことを伝え、自己摂取に取り組んでもらうように依頼した。病院のなかでは介護力がないが、施設では食べられる保証をしっかりとしてあげると取り組んでもらえる。やがて、食堂で座位・ミキサー食の自力摂取が可能となり、食事による体力の回復がみられ、挨拶・日常会話の発語が増え、心理面も改善されてきた（図37）。

5月11日のVE・VF検査により、術後の一口量の増量、嚥下のスピードの改善が認められた（図38、39）。口唇・舌運動機能、咀嚼機能も改善されたので、食物形態の見直しになった。嚥下食から形のある普通食で咀嚼訓練することが、やがて在宅復帰に繋がる（図40）。

1）食事時間の短縮

改造前は不安定で義歯を入れることが困難だったが、日中も外すことがなくなった。開口量が2横指

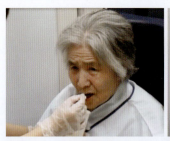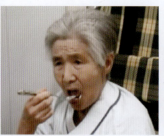

図❸ 全介助の啜り食べ（左）から自力で咀嚼へ（右）

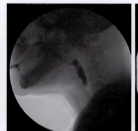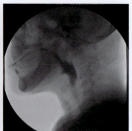

図❸ 術前VF（左）、術後VF（右）。一口量増量、嚥下スピードに改善を認める

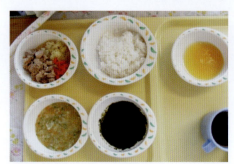

図❹ 口唇・舌運動、咀嚼機能に応じた食事形態の見直し

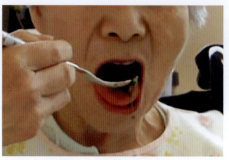

図❹ 自立摂取。舌尖が上向き、舌背がスプーン状（凹型）へと舌形態が改善

以下で食事が運びにくいと介助者からの訴えがあったが、問題解決。咬合高径の改善により赤唇の厚みも改善（口輪筋の賦活）。再排列後の咀嚼のリハビリで舌尖が上向き、舌背がスプーン状（凹状）に変化し、捕食しやすい舌形態に改善した[6]。口唇の動きを支える頬筋・咬筋の協調性運動、舌の送り込み運動など、口腔相の変化を今後も観察していく（図41）。

2）認知面（自分の顔を意識した取り組み）

鏡で体感したり人などにかかわることで、意識化していく。食事形態は現状のまま、一口大の形態を一品入れ、行事食など提供して、食べる意欲を引きだす。口腔内に滞る場合は、お茶を提供して、飲み込みを促す（交互嚥下の継続）。

3）介護力のある施設での生活

日中は車イスや座位の時間が増えて体力もつき、集団生活のなかで注意散漫はみられるが、覚醒レベルも改善し、食事も全介助から部分介助、さらに自立摂取により主体性のある生活に変化する。日常生活自立度はB-1までに回復され、介護者の負担軽減にもなった。

5. 往診を終えて

まずは義歯床を修理密着させて、咬合高径・咬合平面、人工歯の排列位置を改造することにより、リップ・サポートやダイオラスの固定、舌房が変化すると、口唇・頬・舌などの動きを的確に機能評価できる平STと、患者さんの好転する姿を共感しながら治療を行うのはとても楽しく、奇跡の回復とも思える現場に立ち会えたのは、歯科医師として大きな喜びであった。遠路はるばる参加協力していただいた武田幹直先生とも心地よい疲労を感じながら、帰路についた（図42）。

多職種連携のなかでの歯科の役割

今回、先述した症例を本書に掲載するにあたり、患者さんのご主人からは、「歯科の発展のためになるなら、どうぞお使いください」と快諾をいただいた。重度の中途障害をもっていても、忘れた口腔機能を再学習して獲得できれば、食事の自立摂取が可能になり、主体者としての自分を取り戻せることを教えていただいた。

廃用やさらなる機能障害を引き起こさないために、歯科医師としてできることはある。まさにオーラル・フレイル、サルコペニア予防の実践である。

医療サイドや介護サイドの効率化を優先する戒めとして、『医療は「生活」に出会えるか』、『胃ろうよ さようなら』を出版された国際医療福祉大学の竹内孝仁先生と、2012年の全国訪問歯科研究会函館大会（光銭裕二大会委員長）でお会いした。その際に、「歯医者さん、しっかりと噛める口と、義

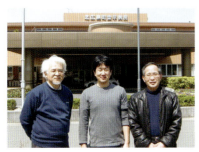 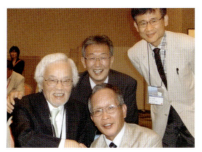 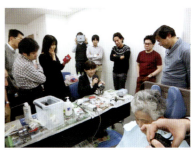

図㊷ 平STの援軍（老兵2名）。武田氏（左）、平氏（中央）、筆者（右）

図㊸ 『医療は「生活」に出会えるか』を執筆された国際医療福祉大の竹内孝仁教授（前列左）。「歯科は咀嚼！」

図㊹ 加藤塾総義歯研究会関西支部の総義歯セミナー

歯治療を頼みますよ！ 常食を咀嚼すると、むせや誤嚥がなくなるよ」と医科から歯科へのエールをいただいた。

市場原理主義に惑わされることなく、「寝たきりを口から治す」実践歯科医である升田勝喜先生（愛媛県松前町開業）、内藤 敢先生（北海道中標津町開業）と食支援のできる"入れ歯師"になろうと誓った次第である（図43）[7]。

● 一社会人として、歯科医師として

みなさんも歯科医師になった職業選択もさることながら、歯科医師として人生の岐路があったように思う。強く結果を求めて真剣に取り組めば、必ず助けてくれる人が出てくる。人との出会い、人生の岐路に偶然はないような気がする。

思い返せば、神戸大学口腔外科学講座（当時：島田桂吉教授）で多くの先輩諸氏に小手術・感染症・全身管理を、兵庫県歯科医師会では発達障害児の行動変容や治療法・矯正について村内光一先生（兵庫県尼崎市開業）に、総義歯では加藤武彦先生や田中五郎先生（神奈川県横浜市開業）をはじめとした加藤塾の仲間に、口腔リハビリは黒岩恭子先生に、また、父の介護からも多くを学んだことが、障害をもつ人の義歯治療に役立っていると思う。

また、義歯を使ってのリハビリに理解のある平STと出会う機会を作っていただいた竹内山陰ST協会会長と足立 融先生に感謝している。わが国の2025年問題に向けて、超高齢社会を支えるために地域包括ケアシステム、多職種連携の必要性が叫ばれるなか、山陰ST協会と鳥取西部歯科医師会は、わが国でも先進の取り組みを行っている[8]。

2002年4月に「できない自分をさらけ出しなさい」、「口ばかりで、手の動かない歯科医師は何の役にも立たない」と加藤武彦先生に言われて教えを乞い、また「ちょうだいちょうだい、ばかりでなく、頭と手を使って自分で考えろ」と、自ら学ぶ姿勢を教わった。

現在、加藤塾総義歯研究会では全国に各支部を設けて、若手の先生が意欲的に活動している。関西支部においても、歯科医師だけではなく、STや歯科衛生士、歯科技工士も参加する研究会を、大谷学先生（大阪府東大阪市開業）のお世話で2015年より3ヵ月に1回、新大阪で開催している（図44）。

自分が困っている事例を恥かしがらずに発表する人は、参加者からいろいろなアドバイスを受けて新たな展開が広がり、着実に技術も日々の臨床のモチベーションも上がっている。作り方教室を早く卒業して、在宅歯科医療の先駆者である、黒岩恭子先生の口腔ケアと口腔リハビリを並行して、リハ職にも評価される加藤武彦先生のデンチャースペース義歯理論で機能に合った装具を提供できると、具体的に包括ケアの構築とオーラル・フレイル予防に繋がると思う。

【参考文献】
1）桐原仁子：寝たきりを口から治したい．歯界展望，104（5）：1000-1001，2004．
2）竹内孝仁：胃ろうよ さようなら．筒井書房，東京，2011．
3）舘村 卓：口腔機能障害はどうして生じるのか．日本歯科医師会雑誌，64（7）：6-16，2011．
4）北村清一郎，黒岩恭子，他：なぜ「黒岩恭子の口腔ケア＆口腔リハビリ」は食べられる口になるのか．デンタルダイヤモンド社，東京，2013．
5）加藤武彦，竹内茂伸，平健 蔵、三木逸郎：言語聴覚士と歯科との勉強会．デンタルダイヤモンド社，35（8）：168-179，2010．
6）舘村 卓：臨床の口腔生理学に基づく 摂食・嚥下障害のキュアとケア．医歯薬出版，東京，2009：30-56．
7）竹内孝仁：医療は「生活」に出会えるか．医歯薬出版，東京，1998．
8）足立 融，田本寛光：地域包括ケアシステムを見据えた取り組み．日本歯科医師会雑誌，68（4）：30-31，2015．

6 歯科衛生士との連携

糟谷政治　静岡県浜松市・糟谷歯科医院根上り松診療所

はじめに：在宅から施設へ

　筆者は、昭和46年に東京歯科大学を卒業後、すぐに横浜市の加藤歯科医院（院長：加藤武彦先生）に勤務した。加藤先生は、来院できなくなった患者さんからの訪問依頼に、「来られなくなったら往診で！」と、医院での診療後に当たり前のように訪問歯科診療をしていた。それに同行していた筆者も、いまから35年前に静岡県浜松市に開業して以来、当たり前のように在宅訪問歯科診療をしていた。

　平成5年、当時の厚生省からの補助金（百分の五十）を契機に、浜松市と浜松市歯科医師会が協議をし、平成6年から訪問歯科事業を実施することとなった。筆者は、浜松市歯科医師会理事（高齢者歯科保健部長）として、先頭に立って事業を推進していった（図1）。翌年、事業評価のために保健師（当時は保健婦）に依頼して訪問歯科治療を受けた在宅療養者とその家族に聞き取り調査をしてもらった。すると、約85％の方から"すごくよかった"と、好評を博する結果となった。

　当時、筆者は訪問医師・訪問看護師、訪問ヘルパーから依頼があった際に、在宅訪問歯科診療を行っていたが、かかりつけ歯科医師に繋げるレールを引き終えたと考え、2年で理事を辞した。そして現在、この事業のレールは残っているものの、しっかりとは走っておらず、在宅療養者は年々重度化している現状がある。

　在宅療養者に寄り添い、食べるところまで診るという訪問歯科医師はまだまだ少ない。担当する歯科医師にはもっと頑張ってもらいたいと思っている。この事業に携わっている歯科衛生士に状況を尋ねると、「レールがあって、その上を走っているのはいまも昔も変わらずで、他職種もちらほらいて、混み合う車両もあれば、歯科医師ばかりの車両もあります。混み合う車両は、患者さんを中心としていろんな職種が笑って食事をしています。歯科医師ばかりの車両は、あぐらに腕組み。誰も乗っていない車両もあるかもしれません。まだまだ、そんな感じだと思います」との返事があった。訪問医師・訪問看護師、訪問ヘルパーから筆者に依頼があると、この事業を紹介するが、自院の患者さんからの依頼は、対応して当たり前のことと考え、いままで通りに訪問診療を行っている（図2〜4）。

　時は戻って平成7年、「在宅の状況は理解できたが、施設はどのような状況なのか？」と興味が湧いた。そこで、平成7年4月に浜松市内に新設された白梅ケアホーム（老人保健施設。以下、老健）を知り合いの保健師に紹介してもらい、同年8月末に筆者1人で施設代表と相談員に会いに行った（図5）。歯科医師として、少しでも施設利用者の役に立ちたいと話したところ、相談員は「私は、歯医者が大嫌いだ」、「歯医者は信用がおけない」と相手にしてくれなかったが、最終的には、「施設利用者、施設側からもいっさいお金は出ない。何かトラブルがあっても施設側は対応しない。それでもよければ施設内での歯科治療をしても構わない」との条件付きで施設訪問の許可が下り、訪問歯科診療を開始することになった。

　相談員に嫌みを言われた一方で、施設代表はそ

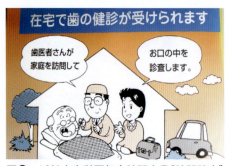

図❶　浜松市歯科医師会訪問事業"訪問診査"
平成6年7月から開始

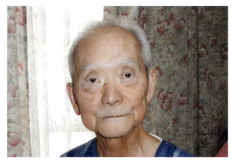
図❷　訪問依頼のあった自院の患者さん

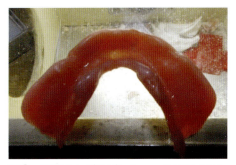
図❸　下顎シングルデンチャーをリライニング・咬合調整した

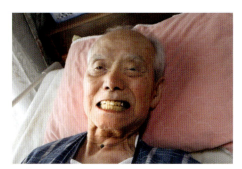
図❹　訪問治療後の顔貌

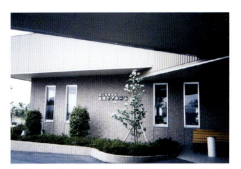
図❺　平成7年8月。施設代表と相談員に会い、当時の相談員から嫌味を言われた

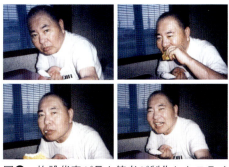
図❻　施設代表が見た筆者が制作したスライド

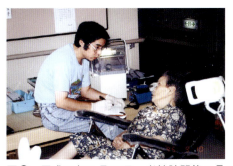
図❼　平成7年9月10日。老健訪問第1号の患者さん

れより1年前に浜松市内で開催された保険医協会主催の在宅訪問のパネルディスカッションに参加し、そこでパネラー（内科医師、歯科医師、介護福祉士ら）として講演した筆者の話を聞いていたそうであった。その際のパネルは、在宅訪問で上下義歯（上顎1歯残存、下顎総義歯）を作製し、テストフードとしての硬い草加煎餅を食べているスライド写真であり（図6）、「煎餅を食べるその姿の印象が強かった」と覚えていたようだ。そして、当時、施設内に君臨していた牢名主のような女性利用者を紹介してもらい、「この人をうまく治療できればその後もうまく進むだろう」とのアドバイスを受けた（図7）。

そして翌月（9月）から毎週日曜日に筆者が一人で3回ほど訪問し、白梅ケアホームの牢名主女性を患者第1号として治療を始めた。上下の総義歯で、口を開くと上顎は落ち、下顎は浮くという状況であったが、顎堤は著しい吸収も見られず、しっかりしていたので問題なく即日改造義歯修理を行い、テストフードも食べて満足してもらえた。

その後、この第1号の患者さんが「次の治療はあなた、その次はあなたがしてもらいなさい」と、筆者のマネジャーのように次から次へと施設内の患者さんを紹介してくれて、翌週に訪問すると治療の順番が決まっているという状況であった。その後、この患者さんは浜松市内の特別養護老人ホーム（以下、特養）へ転所となったが、亡くなるまで1年に2～3回お土産持参で面会に行っていた。

訪問開始から3回目、「先生にお話があります」

```
コスモス・ケア・スタッフ
├ 歯科医師 3名
├ 歯科技工士 2名
└ 歯科衛生士 13名
```

図❽　コスモス・ケア・スタッフのメンバー構成

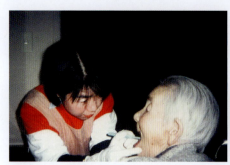
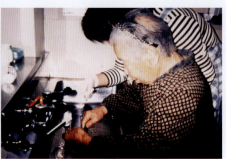

図❾　歯科衛生士が訪問しての口腔ケア

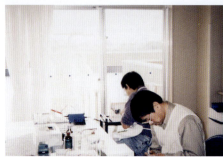
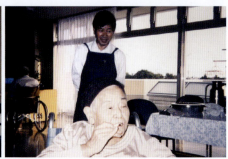

図❿　ボランティアの歯科技工士とテストフード

と施設代表と相談員が待ち構えていた。「私たち、間違っていました。いままで入れ歯で噛めないと施設利用者から言われたら、普通食ならキザミ食に、キザミ食なら流動食にと食形態を変えて対応していましたが、入れ歯をきちんと治すことで食べられるようになるんですね。これから施設協力歯科医師として、ず〜っと来ていただけませんか？」と歯科治療を認めてくれたうえに、治療した利用者たちの老人医療受給者証のコピーを手渡してくれた。筆者は「毎週は無理だが、できるかぎり訪問したい。ついては施設で口腔ケアを始めていきたい」と申し出ると、「先生の好きなようにやってください」との返答があった。

コスモス・ケアスタッフ結成

口腔ケアを行うには、歯科医師だけでは難しく歯科衛生士の協力が必須である。知り合いの歯科衛生士に声をかけ、ボランティアで訪問口腔ケアをしてくれる歯科衛生士を募ったところ、「経験したことはないが、施設での口腔ケアをやってみたい」と13名の歯科衛生士（診療室勤務、歯科衛生士学校の教員、退職して専業主婦になっている人など）がすぐに集まってくれた（当時、歯科衛生士の教育のなかに高齢者歯科の教科はなかった）。この13名の歯科衛生士のほかに、歯科医師2名、歯科技工士2名がボランティアとして参加してくれることになった。そして、この集団をコスモス・ケア・スタッフ（現在は、オーラルケアスタッフ"コスモス"と変更　http://cosmos-care.org/）と命名し、平成7年11月から活動を開始した。活動内容は、月に2回ほど筆者が訪問するほか、歯科衛生士たちが交代で毎週日曜日に訪問して、利用者の保険診療での訪問歯科治療とボランティアでの訪問口腔ケアが始まった（図❽〜❿）。

歯科衛生士が週に1回訪問して口腔ケアをすると、その日の口腔内はもちろんきれいになるが、1週間後にはすぐに元の状態に戻ってしまう（図⓫）。

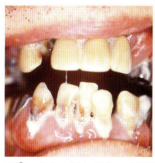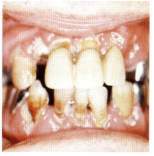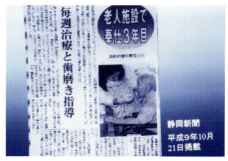

図⓫ きれいにしても、1週間後にはまた同じ状況の繰り返し

図⓬ 地元の新聞に掲載された

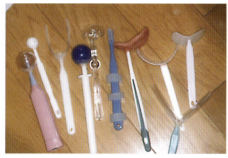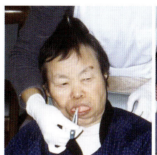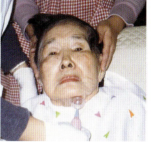

図⓭ 黒岩恭子先生が考案した口腔リハグッズ

図⓮ 口唇を閉じる（左）、唾液腺を刺激（右）

　原因は、介護スタッフに「口腔ケアをお願いできませんか？」と言っても、「口腔ケア、何それ？　誰がやるの？」という状況にあった。この数年前に、米山武義先生（静岡県開業）が、世界五大医学雑誌と言われる『The Lancet』に、口腔ケアで発熱・肺炎が減るという素晴らしい論文を掲載して世界が注目した。医科はすぐに飛びついたようだが、歯科界はまだまだという状況であった。

　平成9年、地元の新聞社が筆者らの活動を掲載してくれたものの、"歯磨き指導"という見出しで、現在なら当たり前の"口腔ケア"という言葉は本文のなかに、まったく登場しなかった（図12）。それでも、訪問している歯科衛生士たちが介護スタッフに現状を伝えて口腔ケアの方法を指導したところ、意欲のある介護スタッフが口腔ケアを始めてくれた。それにより施設利用者の口腔内が変化し、少しずつ施設内での口腔ケアが広まってきた。

　その後、筆者は黒岩恭子先生（神奈川県開業）から独自の進んだ口腔リハビリ（以下、口腔リハ）の方法、黒岩先生考案の口腔リハグッズの作り方を教わった。そして筆者が真似して作製した口腔リハグッズを歯科衛生士たちに渡して、使用方法などをコスモス・ケア・スタッフの勉強会で伝えていった。

　口腔ケアから口腔リハへと進んでいくと、歯科衛生士の誰もが同じレベルで口腔ケア・口腔リハができるように進歩してきた（図13〜17）。

　勉強会は年に2〜3回開催し、口腔ケア・口腔リハの手技を深めるのはもちろんのこと、こちらからは歯科一般のお話をし、逆に施設の看護師長（当時は婦長）から看護・介護のイロハ、とくにベッドから車椅子への移乗などを教えてもらい、相互理解を深めた。最近では、5〜6人ずつにグループ分けをし、提示された症例に対して、グループ内で意見交換して、各グループの代表者が発表し、発表に対して全員でディスカッションを行うという形式が続いている。基本的にはコスモスのメンバーの発表のみで開催しており、外部講師としては、ヨガ講師による呼吸の話、田中五郎先生（神奈川県開業）によるインプラントの話、広島の言語聴覚士の平 健蔵先生の3名のみである。

　現在は、介護保険での口腔機能向上などの算定が可能となったが、その当時は歯科衛生士を施設で雇っても収入アップにはまったく繋がらなかった。しかし、歯科衛生士の働きで口臭が原因の嫌な臭いがなくなったり、熱発者が減ったりなど、利点が目に見えてくると、施設側もようやく理解し、歯科衛

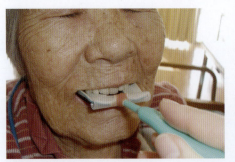
図⓯　咬合力アップリハ

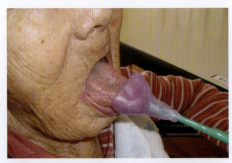
図⓰　舌包みを使用しての舌骨筋群のリハ

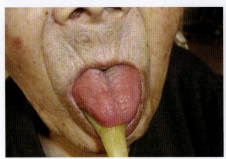
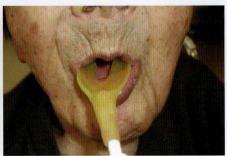
図⓱　舌の形態修正リハ（左）、舌小帯を刺激して舌リハ（右）

生士を常勤で雇ってくれた。その際、筆者が「収入増に繋がらないのに、歯科衛生士を雇っていただき本当にありがたいです」と施設代表者に言ったところ、「歯科衛生士を雇うことによって、何より施設利用者が元気になっている」という返事であった。

　現在、浜松市内および市外の特養、老健、介護療養型医療施設（以下、療養型）、病院などに勤務しているコスモスの歯科衛生士は10名を超え、各施設で口腔ケア・口腔リハを実施しながら、職員への指導も受け持っている。また、介護スタッフへの義歯に関する教育および指導もしており、介護スタッフが、「入所してきた方が、笑っても歯が見えない。入れ歯に問題があるんじゃないのでしょうか？」などと、咬合高径（バイト）が低いことにまで目がいくようになってきた。そのような意識の高い職員による口腔ケア・口腔リハで、食べられる口づくりへと発展していくと、利用者の口の中はきれいになると同時に食渣の停滞もなく、唾液はドロドロした粘調唾液からサラサラした漿液性に変化し、口輪筋は緊張がなく、表情筋も緩み、義歯を装着できる口造りとなって、義歯の治療が円滑に進行することができている。筆者が初めて診る患者さんでも、すぐに改造義歯治療ができるのは施設勤務の歯科衛生士のお陰だといっても過言ではないと思っている。

しかし、口腔機能の著しく低下したケースでは、加藤デンチャー（デンチャースペース義歯）と黒岩口腔リハが必須である。

症例報告

患者：77歳、女性（要介護度5）

　胃瘻造設して療養型へ転院。退院報告書には「高次機能障害、失語症、嚥下障害は藤島グレードIで重症、経口摂取不可、嚥下反射がなかなか起こらず今後の経口摂取は厳しい状況」。

初診時の評価：表情筋が乏しく、口輪筋・頬筋は廃用、舌は萎縮して後方へ（**図18**）。以前使用していた旧義歯（上下総義歯）を装着すると、上顎総義歯は落ち、下顎総義歯は浮いてくる。口唇閉鎖不全で、自家唾液によるムセあり（**図19**）

[治療経過]

　旧義歯を改造する前にまず口腔リハと考え、『黒岩恭子の口腔ケア』（デンタルダイヤモンド社）および『黒岩恭子の口腔リハビリ＆口腔ケア』（デンタルダイヤモンド社）を教科書として、表情筋を緩めることから始めた（**図20**）。次に、口唇閉鎖ができるようラッパや吹き戻しを吹いてもらった。これは呼気を強くしたり、舌の形を整えるためにも有効

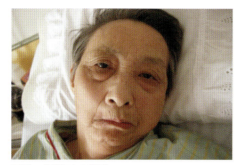
図⑱　初診時の顔貌

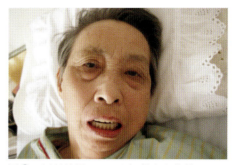
図⑲　以前使用していた旧義歯を装着

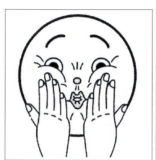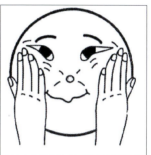
図⑳　黒岩先生から御教示いただいた口腔リハ。顔面をストレッチしながら表情筋を緩める。効果的な口腔リハビリを選択する（村田歯科医院作成資料を引用）

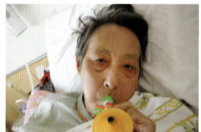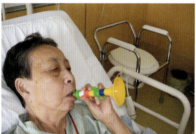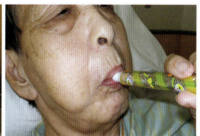
図㉑　ラッパや吹き戻しを用いた口腔リハ（いずれも100円で購入）

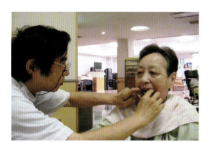
図㉒　訪問しての即日改造義歯

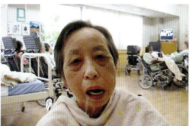
図㉓　グミをガーゼで包み、デンタルフロスで縛って咀嚼訓練

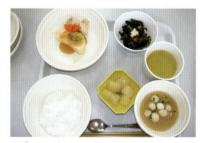
図㉔　1食を経口摂取

である（図21）。この口腔リハで、義歯を装着するための口づくりができてから筆者が訪問して、即日改造義歯治療を行い、上顎は落ちない・下顎は浮かない状態にした（図22）。しかし、上下の総義歯が装着できても、すぐに経口摂取できるわけではない。口から食べるためのリハビリの装具として、義歯ができたと考え、この義歯を装着しての訓練（グミをガーゼで包み、デンタルフロスで縛って咀嚼訓練、舌でグミを左右に移動する、分泌された自家唾液を飲み込む訓練）を行い（図23）、4ヵ月後には栄養科とも相談し、3食のうち1食を経口摂取することが可能になってきた。食事内容は、全粥・主菜（ソフト食）・小鉢（一口大）である（図24）。

　口から食べられるようになると、本当に元気に

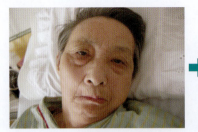 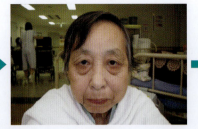 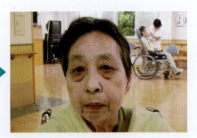

図㉕ 左から入院時、2ヵ月後、4ヵ月後

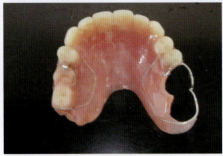 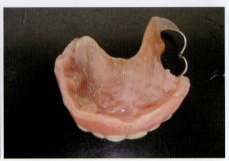

図㉖ 訪問歯科医師が増歯した義歯

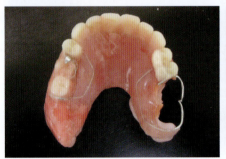

図㉗ 義歯修理後（失われた骨を床で補う）

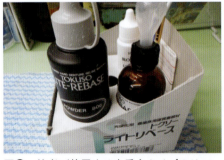

図㉘ 筆者が使用する光重合タイプのリベース材（トクソーライトリベース：トクヤマデンタル）

なっていくことを実感する（図25）。入院から9ヵ月後には3食経口摂取となり、食事内容もソフト食から一口大になった。口腔リハと装具としての義歯が機能し、経管から経口への完全移行が可能となった。これは加藤デンチャーと黒岩口腔リハのお陰であり、義歯とリハは、まさしく車の両輪といえる。

歯科衛生士からのSOS

筆者のかかわっていない施設に勤務するコスモスの歯科衛生士たちから、ときどき画像添付のヘルプメールが届く。

1．特養勤務の歯科衛生士からのメール

「右上ブリッジが脱落したため、施設訪問歯科医師に3月1日に増歯していただきましたが、安定が悪く、左上のクラスプのみで支えている状態のため、右側が落ちてきます。8日に再度診ていただきました。その結果"強力な安定剤を使用して歯科衛生士がなんとか対応するように"と指示されましたが、安定剤ではどうにもなりません（図26の画像添付）」

筆者は「施設と患者さんと患者さんのご家族の了解を得たら、私が対応します」と返信した。その後、無事了解を得たので筆者がボランティア訪問して即日改造義歯治療を行った。添付画像（図26）

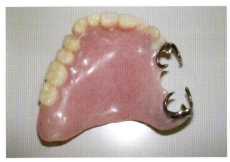
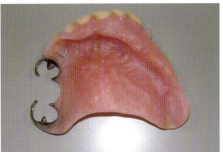

図㉙　落ちてはこないけど落ちそうで心配な義歯

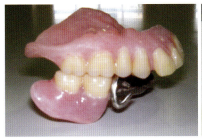
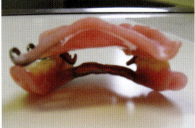
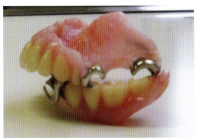

図㉚　装着していた改造前の上下義歯

の義歯は、ただ増歯しただけで、失われた骨を床で補うデンチャースペース義歯になっていない。パーシャル・デンチャーでも同様の考えで、失われた骨をレジンで補って辺縁封鎖し、左右対称になるようにする（図27）。パーシャル・デンチャーの修理やリベースは、レジンがアンダーカット部に埋入したまま硬化すると、その後がたいへんになるため、普通のレジンやリベース材でなく、光重合タイプのリベース材を使用するとよい（図28）。

2．療養型病床群勤務の歯科衛生士からのメール

「デイケアに来ている方が上顎義歯を作製したのですが、カラオケリハで歌うと上顎義歯は実際には落ちないけれど、左側が落ちてきそうな感じがします。その旨を歯科医師に伝えると、クラスプを締めてくれたようです。今度は着脱ができないくらいキツイので、それを歯科医師に伝えると、残っている歯を抜いて総入れ歯にしたほうがよいと言われたそうです。残歯は骨植もよく、本人も抜きたくないようです。現在も落ちてはこないけど、開口すると反対側が落ちかかっています。落ちてきそうで心配と言っています。こちらに来られる日はないでしょうか？　よろしくお願い申し上げます（図29、30の画像を添付）」

この病院は浜松市外のため、東名高速道路を利用して向かった。また、この患者はデイケアに来られるため、日・祭日ではなく、自院の平日の休診日

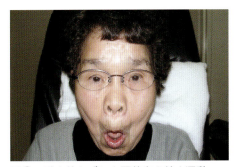

図㉛　手を使わずに上顎義歯を外す運動

にボランティア訪問で即日改造義歯治療を行った（事前に病院と患者さんの了解を得ての訪問）。口腔内を見てみると、咬合高径も低く、上下のパーシャルデンチャーの改造であった。上顎は前のケースと同様、失われた骨を床で補って左右対称となるように辺縁封鎖を行う。咬合高径が低いのでバイトアップし、臼歯部の高さが決まったら、上顎前歯の人工歯置換を行い、最後に光重合タイプのリベース材でウォッシュリベースする。このとき、「あ・い・う・え・お」の発音や「この入れ歯を、手を使わないで外そうとしてください」などの指示をすると、図31のような顔をする。この動きをしてみて、上顎義歯がいつもと違って落ちてこないことに患者さんは不思議そうな顔をした後、喜びの表情となった。

改造前後を図32に示す。左右対称のデンチャースペース義歯の格好になり、これは総義歯でもパーシャルデンチャーでも同じ考えである。上下義歯の

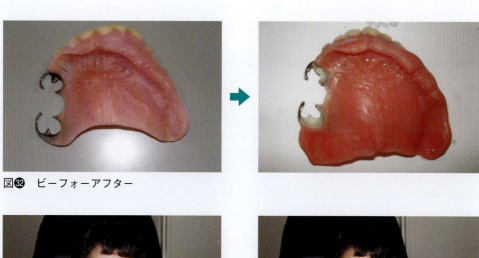

図㉜　ビーフォーアフター

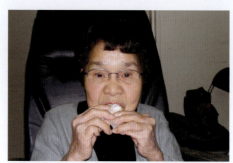

図㉝　テストフード（饅頭）に齧りつく　　図㉞　齧りつきができて驚いている様子

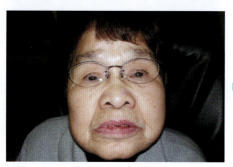

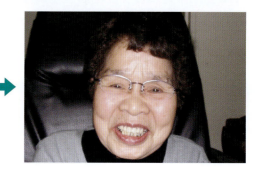

図㉟　当日の治療前と治療後

研磨後に、テストフード（今回は饅頭）を齧り（図33、34）、「これならカラオケも、入れ歯が落ちそうになることを心配しないで安心して歌えそう」と喜んでもらえた（図35）。

上述のように、多くのケースは装着している義歯がデンチャースペースに収まっていないので、加藤デンチャー（デンチャースペース義歯）を装着すれば問題なく食べられるようになる。

即日改造義歯治療

前述のとおり、平成7年9月に初めて老健（白梅ケアホーム）に訪問して以来、毎月日曜日に2回ずつこの老健を訪問しており、即日改造義歯治療を1〜2時間程度かけて行っている。現在も午前中1人、午後1人の即日改造義歯治療を手掛けるが、と

きに治療予定の患者さんが多い場合は、上顎義歯にのみ手をつけ、辺縁封鎖のみで吸着を改善させ、次回に下顎をという場合もある。吸着のない下顎義歯をよく見ると、ほとんどはレトロモラーパッドまで覆われておらず、舌房が狭く、咬合高径が低い義歯になっている。左右のレトロモラーパッドをレジンで足すと、バイトが低いため、上顎義歯後縁に当たってしまう。咬合高径を上げながら舌房の広さを回復させるためには、下顎人工歯の位置移動が必要になるため、上下の義歯を同時に改造修理しなければならない。つまり、下顎義歯を直すときには、必ず上下とも修理することにしている。以下に上下義歯を即日改造した症例を紹介する。

図36の義歯は咬合高径が低すぎる。診療室で咬合採得をするときの目安として、ロウ堤は上顎前歯部床縁から下顎前歯部床縁まで平均値（40mm）の

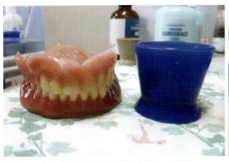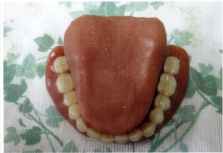

図❸❻　咬合高径が低く舌房が狭い義歯

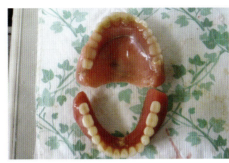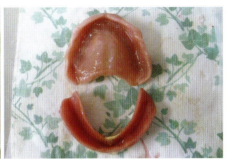

図❸❼　咬合高径が低く舌房が狭い義歯

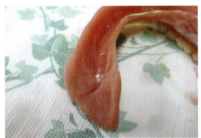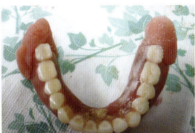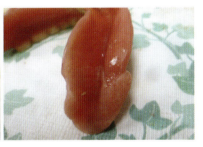

図❸❽　左右レトロモラーパッドを即重レジンで覆う

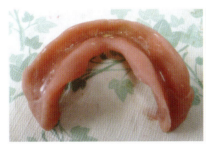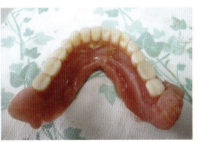

図❸❾　舌側床縁は顎舌骨筋線を2～3mm超える。舌の収まる（落ち着く）場所の確保

高さで作製し、口腔内に上下基礎床を装着して顔貌を見て、その後、空嚥下などをしてもらいながら適正な咬合高径を探していく。どのメーカーでもリベース材のラバーカップの高さはおよそ40mmにできているので、義歯とラバーカップの高さを比べてみると低すぎることが簡単にわかり、舌模型を挿入することで舌房が狭いことがわかる（図36、37）。

　上顎は落ち、下顎は浮いてくる修理前の義歯をよく観察してみると、上下義歯ともに失われた骨を床で補われていないことがわかる。上顎は辺縁封鎖が重要であるが、とくに臼歯部頰側のバッカルスペース部を診断する。下顎は左右ともレトロモラーパッドまで覆われておらず、舌側も左右とも顎舌骨筋線を越えておらず、舌側床縁の厚みが足りていない。そこで左右レトロモラーパッドを即重レジンで覆い、次に舌側床縁が顎舌骨筋線を越えるように即重レジンで盛り足した（図38、39）。これでは舌房が狭いので、人工歯を頰側に排列する必要がある。

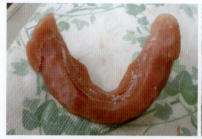 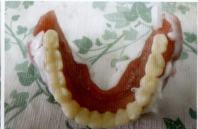 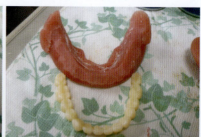

図㊵　14連人工歯の排列

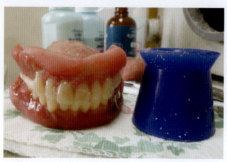

図㊶　リベース材のラバーカップと同じ高さ

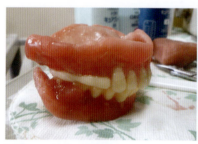 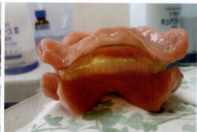 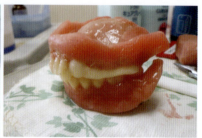

図㊷　14連人工歯排列

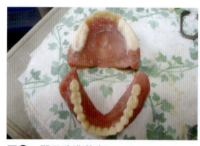 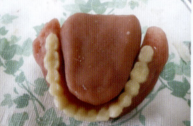 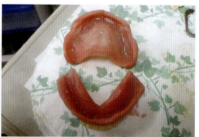

図㊸　即日改造義歯

今回は、自作の14連人工歯を使用するため、旧義歯の人工歯をすべて削除して排列した。14連人工歯を置く基準は、正中を確認して、前歯の高さは下顎前歯部床縁から18mm程度（ロウ堤作製の平均値）、咬合平面はレトロモラーパッドの2/3の高さになるよう即重レジンで14連人工歯を排列した（図40）。

よく吸着する下顎義歯を口腔内に装着し、上顎臼歯部人工歯を削除して即重レジンを咬合面に盛った上顎義歯を口腔内に装着する。そして、中心咬合位と思われる位置に誘導し、そ〜っと噛ませ、上下義歯を口腔内から外し、上顎臼歯咬合面の余剰の即重レジンを削除する。そして、リベース材のラバーカップと並べてみると大体同じ高さになっており、咬合高径はそんなに間違っていないことが確認できる（図41）

左右側方をみると、上下顎義歯の後縁がだいたい同じ長さになっており、上下義歯を噛ませて後方から見ても、上顎左右ハミュラーノッチと下顎レトロモラーパッドが、カタカナの"ハ"の字になって

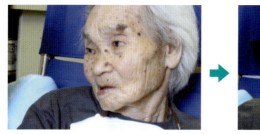
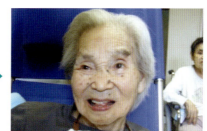

図㊹ 即日改造義歯。治療前後①

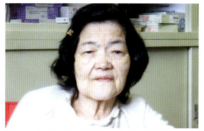
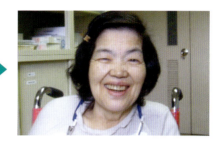

図㊻ 即日改造義歯。治療前後③

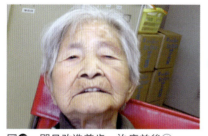
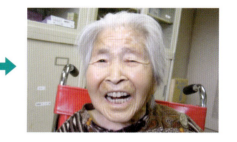

図㊼ 即日改造義歯。治療前後④

おり、前後的顎位も水平的顎位もだいたいよい位置にあることを確認する（**図42**）。咬合が決まったところで上下顎義歯のウォッシュリベースを行い、咬合調整して即日改造義歯治療が完了した（**図43**）。

笑顔に出会える即日改造義歯

即日改造義歯は結果がすぐに出るので、本人はもちろんのこと、家族や介護者からたいへん喜ばれる。**図44～47**は、即日改造義歯の治療前後の写真である。着ている服を見て両方とも同じ日の写真であることがわかる。

20年ほど前に、敬愛する黒岩恭子先生から「糟谷先生、結果はスグに出すのよ！　そうしないと他職種の人たちに信用されないのよ！」と言われ、何とか実践できていると自負している。この即日改造義歯テクニックをマスターするには診療室での義歯治療がしっかりできることが基本で、治療のゴールがイメージできるようになればテクニックのマスターは可能であると思う。

三木逸郎先生が執筆された「総義歯臨床のスキルアップの秘訣」（P.88）を再度確認してみることをお勧めしたい。

【参考文献】
1）米山武義，吉田光由，佐々木英忠，橋本賢二，三宅洋一郎，向井美恵，渡辺誠，赤川安正：要介護高齢者に対する口腔衛生の誤嚥性肺炎予防効果に関する研究．日歯医学界雑誌：20. 58-68, 2001.
2）黒岩恭子：黒岩恭子の口腔ケア　在宅・施設・入院患者の口腔を悪化させないために．デンタルダイヤモンド社，東京，2011.
3）黒岩恭子：黒岩恭子の口腔リハビリ＆口腔ケア．デンタルダイヤモンド社，東京，2010.
4）加藤武彦（監編），三木逸郎，田中五郎（編）：総義歯難症例への対応　その理論と実際．デンタルダイヤモンド増刊号，2009.

第Ⅷ章

これからの未来を見据えて

1 人が生きていくうえで よく噛んで食べる(咀嚼)ことの意義

加藤武彦　神奈川県横浜市・加藤歯科医院

ある症例から

　平成6年、当院に通院中の患者さんがお風呂場で転倒し、大腿骨頸部骨折で入院された。病院では、嚥下障害とも診断されたため、経鼻経管で栄養補給していたようだ。この患者さんは認知症のため、経鼻経管を外してしまうという理由で夜間拘束されており、娘さんが見舞いに行くと「悪いこともしていないのになぜ縛られるの」と泣いていたそうだ。

　当院に来た娘さんから「先生、骨折が治ったら自主退院で病院を出てまいりますので、食べられるようにしてください」と依頼され、退院後、さっそく往診にうかがった。患者さんは、自宅では車椅子で生活していた。

　まず、転倒時に破折した義歯の歯の部位を人工歯で補い、噛めるようにした。当時は摂食嚥下障害に対する指導書もなく、口腔ケア、口腔リハビリに対しても手探り状態だった。また、嚥下食も開発されておらず、栄養のとれる食べ物を小鳥用のすり鉢ですり込み、飲み込みやすい自家製の嚥下食を作った。口腔リハビリもいろいろなところで学び、試してみて何とか食べられるように努力した(図1～6)。

　お風呂場での転倒は、脳梗塞の発症と同時だったため、左片麻痺となっていた。したがって、食物残渣が停滞しているのが感覚的にわからないため、娘さんに「食後、義歯を外して、よく口腔ケアをしてください」と伝え、左側の麻痺側に対する口唇や舌のリハビリを指導した。やがて、向上した口腔機能と噛める義歯の相乗効果で、普通食が食べられるようになった。停滞していた食物残渣も口腔機能回復に伴ってなくなった。結果的に、室内での歩行のリハビリが進んで、屋外での歩行が可能になった。筆者は、この回復は「口から噛んで食べる」ということが大きな基礎になっているのではないかと考えている。

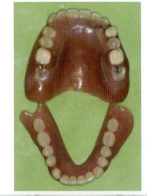
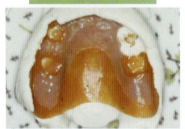

図❶　脱落した歯牙の増歯を含めた義歯改造のための印象と改造後

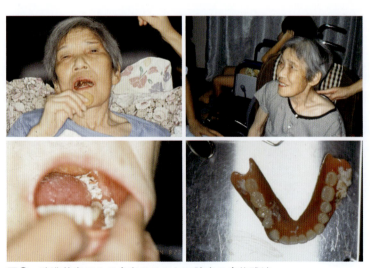

図❷　改造義歯による食事テストと口腔内の食物残渣

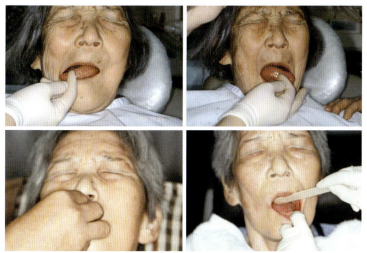

図❸ 麻痺と嚥下障害のための口唇、舌のリハビリ

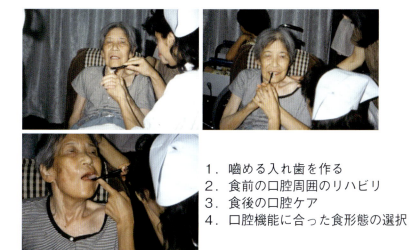

1．噛める入れ歯を作る
2．食前の口腔周囲のリハビリ
3．食後の口腔ケア
4．口腔機能に合った食形態の選択

図❹ 筆者は4つのポイントを踏まえて治療にあたった

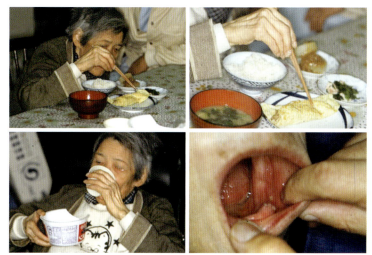

図❺ 普通食の自食に至り、口腔機能が改善したため、食物残渣がなくなった

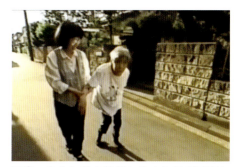

図❻ 自食と自立排便と自立歩行が可能となった

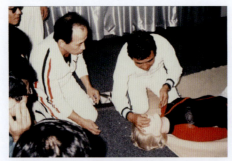

図❼　日本赤十字社の講習を受けた

なぜ、訪問診療を行うようになったのか

　筆者は、昭和36年3月25日の大学卒業を待たずに母を亡くした。「卒業したらよい入れ歯を作ってあげるからね」という母との約束が果たせなかった。学生時代は矯正医になろうと勉強に行っていた。しかし卒業後、進路を変え、当時東京歯科大学の教授で、銀座で開業されていた、総義歯の大家である河邊清治先生の門を叩いた。河邊先生の患者さんは、有名人ばかり。筆者は1人も診療をさせてもらえず、見学だけだった。それでも技工室では、それらの患者さんの技工作業を行い、それを元に指導を受けた。「手の動かない歯科医師は一文の役にもたたない」と修業時代に叩き込まれた精神が、その後、デンチャースペース義歯への方向転換のとき、自分で仮床を作り人工歯を排列する基礎になったのだと思う。

　筆者にとっての訪問診療は、診療できなかった母の分まで、義歯で困っている人に喜んでもらえるようにと行っている。診療を始めた当時、訪問診療など誰も行っていなかった。したがって、誰に教わったわけでもなく、訪問先で必要と思われることを一つ一つ勉強し、材料、道具のないものは工夫しながら、何とか診療室に近い状態で診療できるようにと試行錯誤を重ねる毎日であった。

訪問診療を行ううえで何を勉強したか

　筆者の訪問診療における最初の患者さんは、病院での義歯製作だった。ある日、セットにうかがうと、病室では皆が慌てている状態であった。その日は患者さんの口にセットできず、義歯はご家族にお渡しした。そのような経験から、往診先でのトラブルに対応できるように、昭和63年に日本赤十字社の認定する　赤十字救急法救急員の資格を取得した（図7）。

　次に、何かあった際に、医師会の先生に助けを求めるべく港北医師会の学会に演題を出した。「これから訪問歯科診療をいたしますので、患者の急変に対する援助をしていただければ」とお願いし、逆に「先生方の往診での歯科口腔の問題は、どうぞ私どもにご連絡ください」と発表した（図8）。

　大学教育でも全身疾患に対するひととおりの教育は受けてきたが、訪問診療で相対する患者さんの主治医や訪問看護師と病状について話し合うときに、もう一度、真剣に患者さんの病気について勉強しなければならなかった。そのベースとして、主治医の先生に「何かこの患者さんで気を付けることはありませんか」と対話することが必要だと思う。実際に訪問して初めて、歯科教育が口腔に偏っていることをつくづく感じた（図9）。

　また、訪問診療をしていて、持参した椅子への車椅子からの移動やトイレへの誘導など、介護技術の必要性も出てきた。これも、安いホテルに車椅子とポータブルトイレを持ち込んで勉強した（図10）。

　当時、歯科界ではまだ摂食嚥下障害が話題になっていなかった。しかし、筆者は当時、義歯を装着した患者さんが食事中、むせて嘔吐する様子を見て摂食嚥下障害というものを知っていた。その障害を最初に手掛けた聖隷三方原病院（当時）の藤島一郎先生のもとで勉強していた（図12）。以後、横浜市港北区では「こうすれば食べられる」という、他職種を対象にした講習会を開催していた。

いま求められる認知症への理解

　訪問診療において、歯科医師が教育されてないのが、認知症に関することである。85歳以上の半分が認知症といわれる時代。この認知症の勉強をしっかりしたうえで、認知症の患者をどう理解するか、そして、どのように対応して治療をしていくかということが、これからの訪問診療の成功の道しる

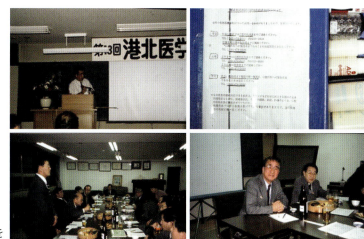

図❽　横浜市港北区医師会に緊急時の対応を依頼するため、医学会に参加

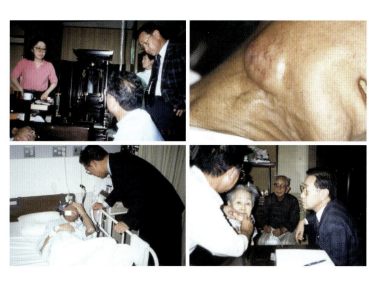

図❾　医科歯科連携で対診をお願いした訪問症例。医師からの依頼で義歯を製作した

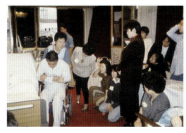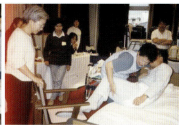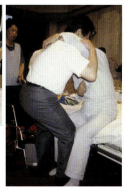

図❿　介護技術の習得。各種辞典を読み、全身疾患の勉強も行った

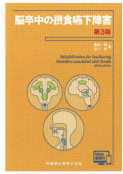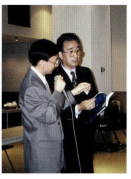

図⓫　『脳卒中の摂食嚥下障害』（医歯薬出版）。藤島一郎先生のもとで、摂食嚥下の勉強を行った

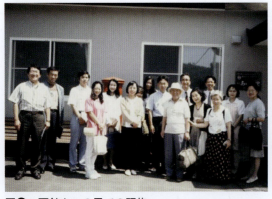
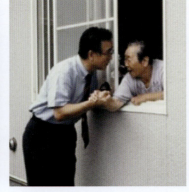
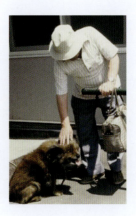

図⑫　函館あいの里での研修

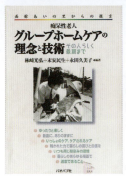

図⑬　林崎先生の書籍『痴呆性老人グループホームケアの理念と技術―その人らしく最期まで痴呆性老人グループホームケアの理念と技術―その人らしく最期まで』（バオバブ社）

べになると思われる。筆者が認知症を真剣に勉強するきっかけになったのは、往診先で一生懸命、印象、バイト、試適を行い、いざセットを行う際、口腔内に義歯を入れて患者さんにテストフードを嚙んでもらうとなったところで、「これを入れるのか、こんなもの入れられるか」とその場で放り投げられた経験からである。普段、お嫁さんが入室する際に「輜重兵入ります」というような患者さんでしたが、そのときの目つきは昔でいうボケや痴呆の目つきではなく、筆者を叱っている怖い目つきであった。

筆者は前述の河邊先生のもとで勉強し、横浜歯科臨床座談会では総義歯研究会の責任者もしており、著名な歯科医師の総義歯の講習会も多く受講し、総義歯にはある程度の自信があった。義歯を放り投げられたとき、これ以上どう勉強したらよいのか途方に暮れた。しかし、心機一転いままで勉強していなかった認知症の勉強をしようと心に決め、北海道の函館でグループホームの第一号「あいの里」を開所した林崎光弘先生の門を叩いた（図12、13）。

なぜいま、認知症を勉強しなければならないのかを、本書を上梓するにあたって述べておきたいと思う。本書のタイトルにある「食べるところまで診る歯科医療」を実現するためには、本書の大部分を割いたデンチャースペース義歯ももちろんだが、黒岩恭子先生考案の口腔ケア、口腔リハビリ、そして咽頭ケアが必要であり、これができて初めて食べて飲み込むことができるようになる。この一連の流れを見届ける診療が求められているが、実践するにあたっては、認知症が大きな壁になっており、認知症に対する対応ができなければ、歯科診療が完成しないからである。

そして現在、日本歯科医師会も認知症への対応の重要性に気づき、認知症についての講習会を積極的に開催してほしいと各県に指示しているが、その講師となるのは認知症を専門にされている医師である。筆者もその講習会を受講したが、歯科診療に必要な患者さんを理解することや患者さんの気持ちを汲んで治療に導くような話は皆無であった。

講習会の内容は、アルツハイマー型の認知症に始まり、脳血管障害による認知症、前頭・側頭葉型の認知症などといった、いわゆる認知症の学問を教えていた。その発症メカニズムや各病型に対する治療にどのような薬物を用いるかなど、専門的な内容であった。確かに、認知症の基礎的な勉強は必要である。しかし、筆者の臨床経験からは、このレベルをしっかり学んだうえで、認知症になった患者さんの気持ちを理解し、どのような対応（介護）を行うかが重要と考えている。患者さんが落ち着き、筆者らの治療を受け入れてくれるか、このような観点での認知症の勉強が求められていると思われる。

表❶　認知症の原因

一次的要因	①脳の萎縮性変化によるもの 　（アルツハイマー型認知症） ②血管性変化によるもの 　（血管性認知症） ③その他 　（正常圧水頭症、慢性硬膜下血腫、脳腫瘍、甲状腺機能低下症、進行麻痺〔脳梅毒〕、アルコール性認知症など）
二次的要因	①身体的要因 　（寝たきり、栄養不良、発熱、聴力・視力の低下など） ②精神的要因 　（精神的動揺、混乱、不安、抑うつ、心理的防衛反応、適応症の低下、廃用、性格など） ③環境要因 　（環境の変化、退職、介護者の気持ち・姿勢、人間関係、家族の離別・死別、家族構成、住居・経済状態、福祉制度など）

表❷　家族の辿る4つの心理的ステップ

第1ステップ　「とまどい・否定」
お年寄りの異常な言動に戸惑い、否定しようとする。悩みを他の肉親にすら打ち明けられないで、ひとりで悩む時期
第2ステップ　「混乱・怒り・拒絶」
認知症への理解が不十分なため、どう対応してよいかわからず混乱し、些細なことに腹を立てたり、叱ったりする。精神的・身体的に疲労困憊して、お年寄りを拒絶しようとする。もっとも辛い時期。医療・福祉サービスをなどを積極的に利用することで乗り切る
第3ステップ　「あきらめ、または割り切り」
怒ったり、イライラするのは自分に損になると思い始め、割り切るようになる。諦めの境地に至る時期。同じ「認知症症状」でも「認知症問題」は軽くなる
第4ステップ　「受容」
認知症に対する理解が深まって、認知症のお年寄りの心理を自分自身に東映できるようになる。あるがままのお年寄りを家族の一員として受け入れることができる

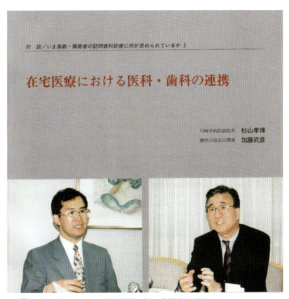

図⓮　筆者は以前、杉山先生と対談を行った

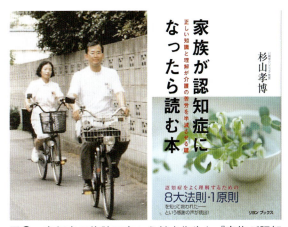

図⓯　自転車で往診に向かう杉山先生と『家族が認知症になったら読む本』（二見書房）

認知症とは

　認知症とは、獲得した知識、知能が徐々に欠落して生活に支障を来す症状群を総括しており、中核症状として記憶障害、言語障害などが現れ、見当識障害として時、場所、人が理解できなくなってくる。その状態に困惑し、不安と混乱の果てにいろいろな周辺症状を来すため、その患者さんの気持ちに沿って介護するのがベストな方法だと思われる。このときの患者さんは、知識、知能が減退しているため、五感（見る、聞く、嗅ぐ、触る、味わう）を研ぎ澄まし、周囲を理解しようとする。また、感情はしっかりと残っているので、プライドを傷つけられたときに強い反応が現れ、周囲の人の理解が得られないことが多くある（表1、2）。

　筆者が信頼している認知症の専門家、杉山孝博先生（図14）の書籍『家族が認知症になったら読む本』では、認知症を理解するための8大法則と1原則が紹介されている（図15）。

第一法則：記憶障害に関する法則
　いま言ったことをすぐに忘れてしまう。全体をすぽっと忘れてしまう。昔のことはよく覚えているがいまのことは記憶から消える

第二法則：症状の出現強度に関する法則
　常に介護をしているお嫁さんに対しては症状が強く、たまに帰宅する娘には症状が少ない

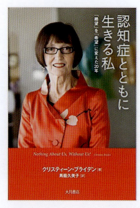

図⑯ 『認知症とともに生きる私』（大月書店）

第三法則：自己有利の法則
　プライドを保つために、すぐにばれる嘘を平気で言う

第四法則：まだら症状の法則
　強く症状が出るときとあまり出ないときがあり、周囲は混乱してしまう

第五法則：感情残像の法則
　しまったお金が見つからなかったときに「嫁が取った」と言われた場合、「お母さんのお金を盗るわけないでしょ」と強く答えると"この人は私を怒る人"と強い感情が残る

第六法則：こだわりの法則
　好きなものを自分だけのものにしたり、一つのものを収集したりする

第七法則：認知症症状の了解可能性に関する法則
　認知症患者のとる行動は予測可能であり、理解ができる

第八法則：衰弱の進行に関する法則
　認知症のお年寄りの老化は、正常な人の2〜3倍のスピードで始まる

第一原則：介護に関する原則
　患者さんの形成している世界と現実とのギャップを感じさせない介護をすること

　認知症について、さまざまな書籍が出版されているが、基本を摑むためには上述の書籍がベストだと思われる（図15）。これをベースに他の書籍を読んでいただきたい。最近は、認知症の患者さんの発言をまとめた本も多く出ていて、自分の言いたいことが表現できない患者さんの気持ちを理解し、どうしてほしいかを慮り、患者さんに接する努力をすることを養ってほしい（図16）。前述したとおり、患者さんは五感に頼っているため、口から嚙んで食べてもらうことで、むかし食べた美味しいものを思い出すことができる。したがって、認知症の患者さんがしっかり嚙める義歯で、思い出の美味しいものを食べられたとき、むかしの自分に戻った感覚になり、生きる意欲に繋がるのではないかと考えている。

　なお、認知症の初期、中期のいわゆる日常生活、自立判定基準でいうところの3A、3Bの日中や夜間に介護を必要とするレベルまでならば、筆者らの歯科治療を受け入れてくれる。しかし、いわゆる終末期のMの状態では、治療よりは呼吸路確保のケアや誤嚥を防ぐための口腔ケア、口腔リハが主体になると思われる。

ないないづくしからの器具の開発

　筆者の考える訪問先での診療は、できるだけ歯科診療室に近い環境で行いたいとの思いから、第一に安頭台付き椅子を求めた。自動車のヘッドレストをカーテンレールに固定し、足をカットした椅子にとりつけ、患者さんの座高に合わせて高さの調節ができる椅子ができた（図17）。その後、背板の角度が変えられ、安頭台もあるイタリア製の安価なリクライニングチェアを見つけ、これを車のトランクに乗せ訪問診療に向かった（図18）。

　椅子ができたら次はライトである。Zライトを秋葉原で買い求め、訪問診療に持参したところ、「先生、眩しい、これでは眩しいよ」と言われ、即ボツとなった。使わなくなった歯科ユニットの無影灯を何とか訪問用に使えないかと工夫したが、技工用の無影灯がポータブルで持ち運びができたため、その後はそれを便利に使っている。最近は、眼鏡にクリップオンできるライトの試供品を㈱ニッシンからお借りしてお試しで使用している。この製品は、口の中は明るいうえに、照射角が狭いため、患者さんは眩しくない（図19）。

　また、歯科用エンジンは、初めは歯科技工用のエンジンを使用していたが、そのうち㈱ナカニシから往診用エンジンが市販された。しかし、あるとき壊疽性歯髄炎を電気エンジンにカーボランダムポイ

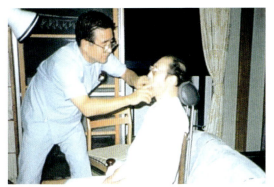

図⓱ 咬合採得時には、頭部の固定が必要（第1号往診椅子）

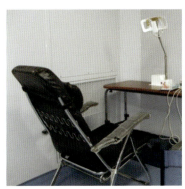
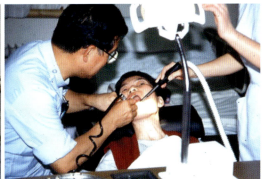

図⓲ 診療室にできるだけ近い環境を作る

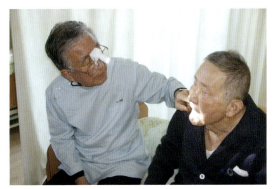

図⓳ 眼鏡にクリップできるLEDスポットライト（ニッシン提供）。患者さんに眩しくない

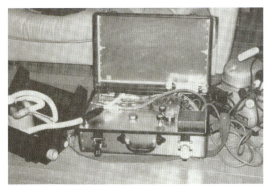

図⓴ 筆者が開発した往診切削ユニット

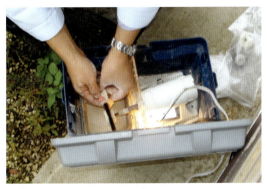

図㉑ 往診先でのレーズ研磨

ントを付けて穿孔しなければならず、患者さんに本当にご迷惑をかけた経験から、アルミ製の旅行鞄にタービンをセットして、コンプレッサーも持参、歯内療法がカバーできるようになった（図20）。

　筆者は、改造義歯という手法によって、即日に噛めるように即重レジンで床を伸ばし、リベース材で適合を見たうえで、咬合を整えてテストフードを食べてもらっている。しかし、電気エンジンでのポリッシングでは患者さんの舌感には堪えられないと思い、往診用の研磨用レーズも開発した（図21）。

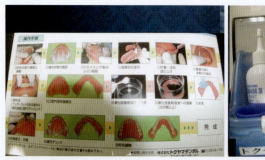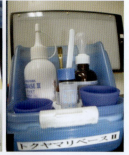

図㉒ トクヤマリベースⅡ（トクヤマデンタル）

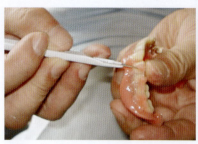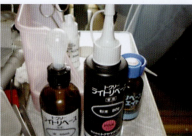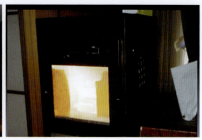

図㉓ トクヤマライトリベース（トクヤマデンタル）と光重合器

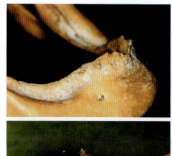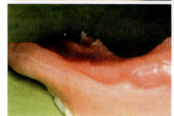

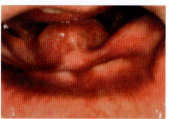

図㉕ ビバラック（美歯楽）

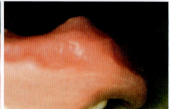

図㉔ トクヤマソフリライナーの開発

材料の開発

　訪問診療では、義歯の適合不良に対してリライニングを行うが、訪問診療を始めたころはお昼休みにリライニングのための印象を採り、義歯を預かって熱重合を行っていた。そうこうしているうち、海外から「トライアドシステム」という光重合のリライニング用レジンを入手したので、これをうまく使えないかと考えた。しかし、いかんせん光重合器は高価なうえに重く、往診に携帯できるレベルではなかった。そこで、安価で持ち運びのできる光重合器を業者に製作してもらった。一時期、この機器は多くの歯科医師に重宝がられた。

　そんな矢先、トクソーリベース（トクヤマデンタル）という口腔内での直接リベース材が開発されたことを耳にし、研究室の技師に筆者の訪問診療に同行してもらい、患者さんにやさしく発熱の少ない、刺激の少ない、そしてなおかつ適合精度がよいリベース材を作ってもらった。

　また、顎堤吸収の著しい下顎などで、皮質骨が突出し、リリーフだけでは義歯の安定が求められないような症例において、軟らかいティッシュコンディショナーのときには噛めたが、義歯床をレジン

に置換したと同時に「先生、噛めません」と言われるケースを多く経験した。骨に粘膜があるごとく、"義歯に1～2mmのパーマネントでソフトな材料があってしかるべし"という考え方から、ソフリライナー（トクヤマデンタル）の開発を手がけた。これは、本当に喜ばれる材料であった。しかし、この材料はしっかりとした総義歯の理論と実技の基に役立つアイテムだと考えている。できれば間接法で使用してもらいたいのと、自分の技術の未熟を助けてくれるマテリアルではないことを明記したい（図22～24）。

義歯関係の材料開発ばかりではなく、初期の口腔ケアに注水をしながら吸引ができるビバラック（東京技研）の開発を行った。口腔ケアが原因で誤嚥性肺炎を起こさないように、その汚れを吸引できる歯ブラシである。ビバラックは、訪問診療中の歯科治療時のバキュームとしても、非常に活躍できる製品である（図25）。

最後までしっかり噛めると要介護の時期が少ない

1．山本洋一氏のおばあちゃん

100歳の患者に対して、デンチャースペース義歯を製作した症例である。従来の義歯は、上顎は落ち、下顎は浮き上がるという本当に噛めない義歯であった。原因は、上下顎の顎堤の吸収が強く、下顎のアーチに対して、上顎のアーチが小さかったためである。そこで、デンチャースペース理論で義歯を作ったところ、食事のスピードが早くなり、ナスもイカ刺しも食べられるようになり、ご家族もびっくりしたそうだ。その患者さんは、お亡くなりになる2日前まで自分で食事をしており、最後は老衰で苦しみもなく召された。105歳であった（図26～30）。

2．塩田芳享氏のお母さん

医療ジャーナリストの塩田芳享氏は、2017年1月に『口腔医療革命 食べる力』という本を出版された（図31）。そのなかで、父は95歳、母は91歳と、2人とも望みどおりの在宅で大往生を遂げたとあった。往診医は「こんなことは奇跡だよ。二人とも在宅で看取れるなんて」と言ったそうだ。

しかし、問題がなかったわけではないそうだ。弱音を言わない母親が、かかりつけ歯科医に行って「噛めないから治してほしい」と言ったところ、「あなたの顎は痩せているので、この義歯で何とか食べてください」と言われたそうだ。今度は塩田氏も同行し、かかりつけ歯科医に問いかけたところ、同様の答えが返ってくるだけで、母は弱気になってしまい「しょうがないね」とあきらめていたようである。そんなとき、筆者のことが頭によぎり、埼玉から来院された。

さっそく診察したところ、|3が自然脱落して修理はしてあったものの、パーシャルの形態そのままで吸着もせず、動揺して噛めない義歯だった。筆者は、いつものように上下顎の印象を採り、バイトを上げて人工歯を新しくし、床を改造して吸着をもたせ、咬合させた。すると、顔立ちは若々しくなり、噛んでも浮き上がらず、テストフードも問題なく食べられた。親子は、筆者の手を取って「先生は命の恩人です」とお礼を言い、帰りには焼肉を食べたそうである。1日で咬合高径を上げたため、顎位のリハビリテーションを考え、自宅のある埼玉の歯科医師を紹介し、以後の調整を依頼した。

3．昇地三郎先生

「しいのみ学園」の創設者である昇地三郎先生は、75歳のときに菅野 明先生がパウンド法で製作した義歯を25年使用されていた。何でも噛めて、年を感じさせない口元、そして、流暢に外国語を話される。義歯としては、最高の役目を果たした症例である。教育界のノーベル賞といわれるペスタロッチ賞も受賞され、100歳を過ぎてからも外国に講演旅行ができたことは、本当によい入れ歯のおかげと話しておられた。お亡くなりになる前の様子を秘書の方にうかがったところ、107歳までお元気で、最後は心臓の調子が悪くなり、自分で病院に行くことを指示し、病院到着後に間もなく昇天されたとのことである。亡くなる前日まで普通食を食べておられ、自宅で亡くなるとみなさんにご迷惑がかかると、病院への指示ができるほど、頭もしっかりした状態で亡くなられたそうである（図32）。

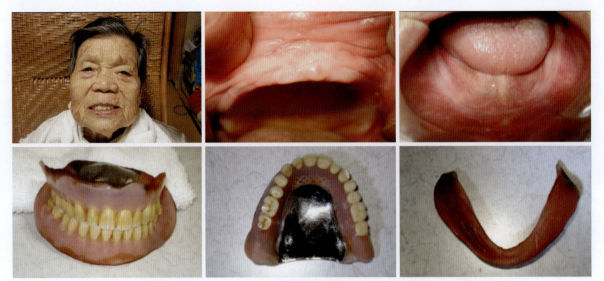

図❷ 100歳のおばあさんの義歯にデンチャースペース義歯の理論で挑んだ。顎堤条件と使用中の義歯

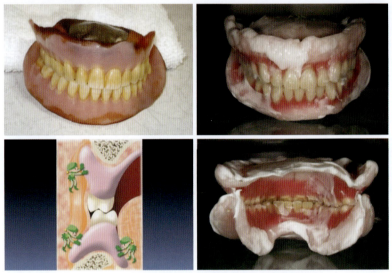

図❷ 周囲組織との一体化。デンチャースペース印象

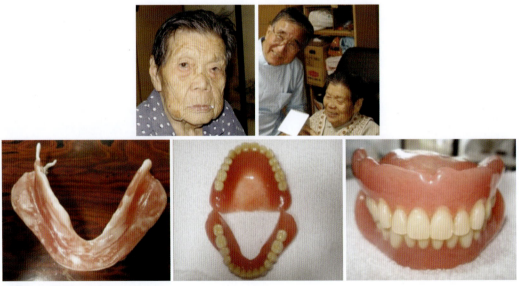

図❷ 一週間後、義歯セット

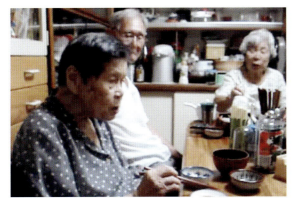
図㉙　イカ刺しを食べてもらった

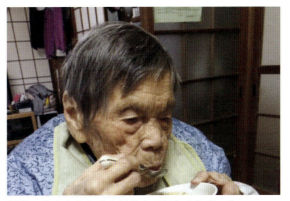
図㉚　亡くなられる2日前まで自食されていた

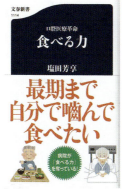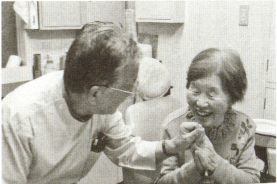
図㉛　『口腔医療革命　食べる力』（文春新書）。筆者と塩田氏の母親

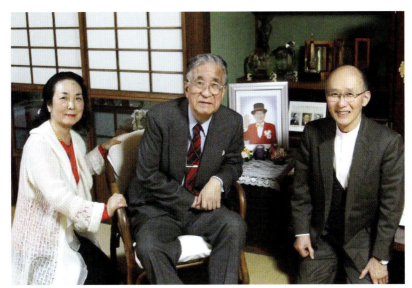
図㉜　故 昇地三郎先生の記念館に行き、秘書の方々に昇地先生のターミナル時の様子をうかがった（筆者中央）

1．人が生きていくうえでよく噛んで食べる（咀嚼）ことの意義

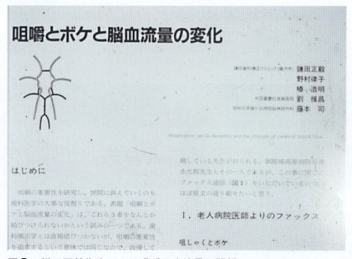 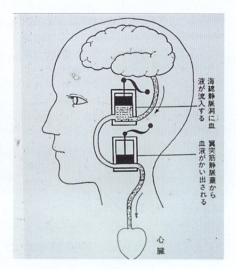

図㉝　鎌田正毅先生による咀嚼と血流量の関係

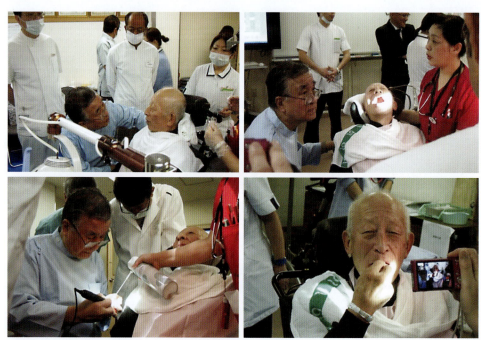

図㉞　湯布院厚生年金病院における改造義歯治療

咀嚼の重要性

1．脳血流量

　一開業医である加藤歯科医院では、義歯装着後の脳血流量の変化は測れない。由布院厚生年金病院（現 地域医療機能推進機構湯布院病院）で患者さんの使われていない義歯を即日改造して噛めるようにしたのち、脳血流量の変化を着用前と着用後で測定したところ、故 石井裕正先生（慶応大学名誉教授）の研究でいわれていたことが実証できた。噛んで食べるから栄養がとれて血色がよくなると考えられていたものが、本当は咀嚼筋を動かすことによって翼突静脈叢が働き、脳血流量が変化するということが実際の臨床例でみられたことは嬉しく思った。噛んで食べることは生きることに通じる（図33〜35）。

2．腸管免疫

　石井教授の研究で、ＴＰＮ（中心静脈栄養）は、

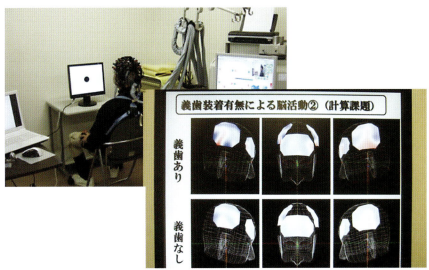

図㉟　治療後の義歯あり・なし時の脳活動の変化

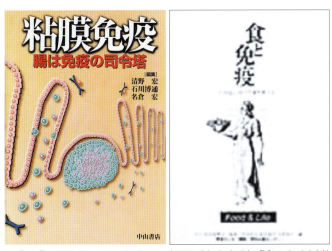

図㊱　『粘膜免疫―腸は免疫の司令塔』（中山書店）、『食と免疫』（学会出版センター）。腸管免疫についても勉強してほしいところ

食事摂取の不十分な患者さんの栄養摂取に広く応用されているが、その結果、腸管粘膜の萎縮を来たし、さらに感染への抵抗力が減少し、腸内への細菌の侵入を来たしやすくなることがわかっている。したがって、口から噛んで食べられなくなる、いわゆる胃瘻や経管栄養の患者さんが誤嚥性肺炎になりやすいのは、咀嚼をしないために、腸内の絨毛が萎縮し、免疫機構が減退するために発症するのではないかと思われる（図36〜38）。

脳科学者の故 泰羅雅登先生（元東京医科歯科大学認知神経生物学教授）は、日本摂食嚥下リハビリテーション学会で「『食べたい』を考える」と題して講演を行ったとき、筆者の症例を例に挙げ、義歯装着後の顔貌が嬉しそうな「快」の状態になったときに、脳に変化が起こると発表された（図39）。

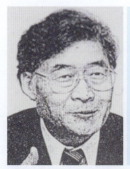

栄養は経口的ルートで補給される場合と、TPN（完全静脈栄養）など、非経口的ルートで行う場合とでは免疫ネットワークへ与える影響に大きな差異が生じます。
TPNは、食事摂取の不十分な患者の栄養管理に広く応用されていますが、その結果、腸管粘膜萎縮を来たし、さらに感染への抵抗力を減少させたり、腸内の細菌の侵入（bacterial translocation）を来しやすいことがわかっています。長期間TPNでラットを飼育すると、T細胞数の減少を伴うパイエル板の減少が顕著に見られます。これは経口摂取の刺激がGALT（消化管関連リンパ組織）の機能と形態を維持するのにいかに重要かを示唆しています。

図㊲ 石井裕正先生による論文「免疫力を高める栄養」の問題

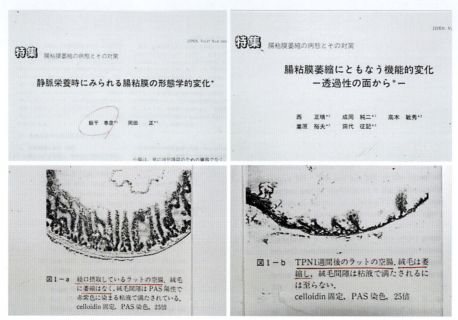

図㊳ 経口摂取時と中心静脈栄養時での腸絨毛の変化

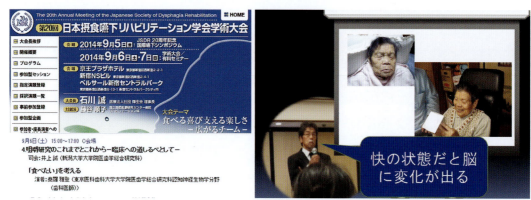

図㊴ 2014年の日本摂食嚥下リハビリテーション学会学術大会にて、泰羅雅登先生が「快」の状態でないと脳に変化出ないと言っていた

まとめ

　今回、デンタルダイヤモンド増刊号『デンチャースペース義歯、その理論と実際』を基に、『食べる喜びを支える歯科医療のためのデンチャースペース義歯』を上梓した。訪問診療後に、患者さんが食べられるところまで診る。これがいま、医療、看護、介護の方々から望まれていることであり、そういったことに役立つ書籍がいままでなかったため、今回の出版に繋がった。

　地域包括ケアや健康寿命の延伸のための全身の回復には、口から食べて元気になることが基になる。医科では、誤嚥性肺炎で入院すると、誤嚥するからと経鼻経管栄養や胃瘻になる。そして、口を使わなくなると廃用が進み、口腔機能低下を来し、嚥下障害が進んでしまう。

　そこで、歯科界として、口腔ケア、口腔リハビリ、そして咽頭ケアまで行い、へばりついた「痰」を保湿してふやかして、くるリーナブラシ（オーラルケア）で除去して通路を確保したうえで嚥下食を食べさせれば、徐々に普通食まで噛んで食べられるようになる。このあたりは、黒岩恭子先生が執筆された『なぜ「黒岩恭子の口腔ケア＆口腔リハビリ」は食べられる口になるのか』（デンタルダイヤモンド社）を参考にしていただきたい。

　昨今の日本の超高齢社会では、国の医療・介護費用も年々増加の一途を辿り、何とか抑制しようと介護予防や健康寿命の延伸へと国の政策が方向転換されている。これに対して歯科は、オーラルフレイルという口腔機能の初期の機能低下をそのままにせず、早期治療による咀嚼の回復により、本当のフレイルには移行させない取り組みが求められる。これまでの歯科治療のように、治療しっぱなしで、悪くなったらまた治療するというのではなく、最初の時点での咀嚼回復が、これからの一生を健康で生活するためにいかに大切かを患者に理解させ、「態度の変容」「行動の変容」までを促すことが歯科界として行うべきことである。

　筆者の症例では、早期に噛める義歯を作り、口元の審美と咀嚼の回復を行っている。治療を受けた患者さんは自分で定期診査に来院しており、20、30年経過の症例も多い。患者さんのなかには、終末期においても最期まで噛んで食べられ、寝込むことなく自宅で看取られているケースが多い。

　いま歯科界では、摂食嚥下障害に対してVFやVEなどで咽頭期を診て、経口摂取が可能かどうかを検査しているが、咽頭での食物残留や嚥下機能の低下の原因の多くは口腔期にあると、Feinbergも述べている。筆者は嚥下障害を摂食、咀嚼、送り込み、嚥下という一連の流れとしてみるべきだと考えている。そのためには口腔機能の検査を行い、東京大学の飯島勝矢教授が述べているように、フレイルの初期の段階でしっかりと噛んで口腔機能を正常に戻すことが、健康を保ち要介護状態を最小限にすることに繋がるのである。

　このことは、筆者の診療室でも行っている訪問診療での目標にしている「食べるところまで診なければ帰ってこない」ということに一致している（図40）。

国の政策	……オーラルフレイル、介護予防、健康寿命の延伸
歯科治療	……噛める義歯、口腔ケア、口腔リハビリによりしっかり噛んで食べる
口腔内機能	……噛む、送り込む、飲み込むは一連の動作、咀嚼筋の活動が口腔機能を維持

図40　これからの歯科医療のポイント

【参考図書】

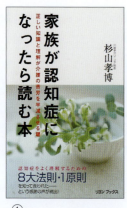
①

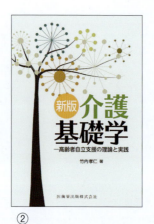
②

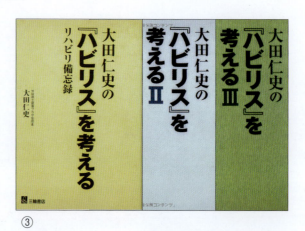
③

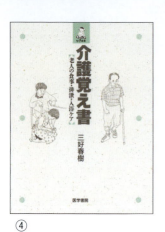
④

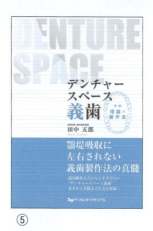
⑤

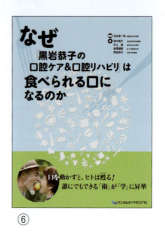
⑥

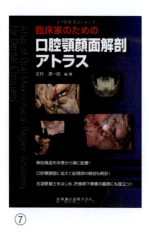
⑦

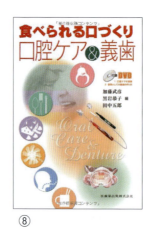
⑧

①杉山孝博:家族が認知症になったら読む本.二見書房,東京,2008.
②竹内孝仁:新版　介護基礎学 高齢者自立支援の理論と実践.医歯薬出版,東京,2017.
③大田仁史:大田仁史のハビリスを考える リハビリ備忘録.三輪書店,東京,2011.
　　　　　大田仁史のハビリスを考える2 リハビリ備忘録.三輪書店,東京,2013.
　　　　　大田仁史のハビリスを考える3 リハビリ備忘録.三輪書店,東京,2013.
④三好春樹:介護覚え書―老人の食事・排泄・入浴ケア.医学書院,東京,1992.
⑤田中五郎:デンチャースペース義歯 その理論と製作法.デンタルダイヤモンド社,2016.
⑥北村清一郎(編著),黒岩恭子,ほか(著):なぜ「黒岩恭子の口腔ケア&口腔リハビリ」は食べられる口になるのか.デンタルダイヤモンド社,2013.
⑦北村清一郎:臨床家のための 口腔顎顔面解剖アトラス.医歯薬出版,東京,2009.
⑧加藤武彦,黒岩恭子,田中五郎(編):食べられる口づくり・口腔ケア&義歯.医歯薬出版,東京,2007.
⑨飯島勝矢:より早期からの包括的フレイル予防.健康長寿ネット,https://www.tyojyu.or.jp/net/topics/tokushu/chokoureishakai/chokoureishakai-frailtyyobou.html (2018年3月9日閲覧)

デンチャースペース義歯
その理論と製作法

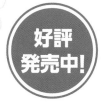
好評発売中!

顎堤吸収に左右されない 超高齢社会に適した義歯製作法の真髄

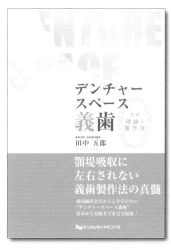

田中五郎・著
(神奈川県・田中歯科医院)

定価(本体 6,000 円+税)
A4 判・112 頁 オールカラー

　超高齢社会において総義歯の需要がますます高まりをみせるものの、顎堤吸収が進んだ患者さんを満足させる義歯を作るのは容易ではありません。

　そこでお勧めしたいのが、「デンチャースペース義歯」です。

　デンチャースペースとは失った歯牙や歯槽骨がもともとあった位置のことを指し、そのデンチャースペースにマッチした義歯をデンチャースペース義歯といいます。

　本書ではデンチャースペース義歯の理論とその実践を一つ一つポイントごとに解説し、臨床経験を補えるような基準やテクニックを紹介しています。総義歯製作で悩むすべての歯科医師に読んでいただきたい一冊です。

CONTENTS

第1章　デンチャースペース
1. デンチャースペース義歯の必要性を確信した症例
2. デンチャースペースはどこ?

第2章　治療用義歯と本義歯
1. 治療用義歯の必要性と目的
2. 治療用義歯製作テクニック
3. 治療用義歯期間中の調整
4. 本義歯製作

第3章　症例
1. 長期経過症例
2. 極端に顎堤吸収が進んだ症例
3. 下顎骨の左右の長さや形態が大きく違う症例
4. オーラルディスキネジア
5. 軟性裏層材が必要な症例
6. 無歯顎だけでないデンチャースペースを基準とした補綴治療
7. 改造義歯テクニック

 株式会社 デンタルダイヤモンド社
〒113-0033　東京都文京区本郷3丁目2番15号
TEL 03-6801-5810(代) / FAX 03-6801-5009
URL: https://www.dental-diamond.co.jp/

黒岩恭子の口腔ケア
在宅・施設・入院患者の口腔を悪化させないために

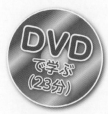

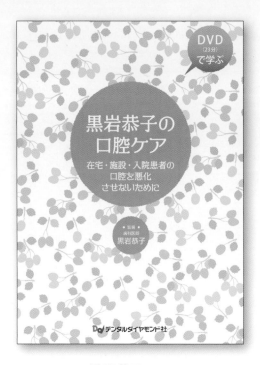

黒岩恭子 監著
神奈川県開業・歯科医師

A5判 / 16頁 / DVD23分
定価（本体4,000円＋税）

手早く、上手くでき、結果が伴う
スキル＆モチベーションがUP!!

主な内容

くるリーナブラシシリーズによる基本的な口腔ケア	実験：お茶＋ミキサーゲル	口腔ケアの前に――鼻腔のケア 
保湿剤を用いないで、ガーゼのみでケアを行った口腔 	粘着性の痰や唾液の除去 	実験：おかゆ＋ミキサーゲル
くいしばって開口できない人を無理なく開口させる方法 	吸引操作で吸い込めない硬い痰の除去 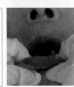	

株式会社 デンタルダイヤモンド社

〒113-0033　東京都文京区本郷3丁目2番15号
TEL 03-6801-5810（代）/ FAX 03-6801-5009
URL : https://www.dental-diamond.co.jp/

なぜ「黒岩恭子の口腔ケア＆口腔リハビリ」は食べられる口になるのか

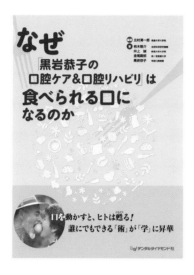

編著　北村清一郎（徳島大学大学院）
著　　柿木隆介（自然科学研究機構）
　　　井上　誠（新潟大学大学院）
　　　金尾顕郎（森ノ宮医療大学）
　　　黒岩恭子（神奈川県開業）

A4判変型・96頁
オールカラー
定価（本体5,000円＋税）

口を動かすと ヒトは甦る！

　黒岩恭子先生が編み出した「くるリーナブラシ」シリーズは、誰でも簡単に口腔ケアを行うことができ、食べられる口づくりへの道具として広く評価されている。黒岩先生の口腔ケアは単に口腔の清掃に留まらず、口腔機能のリハビリを究極の目的としていることは、容易に理解できる。

　ところが、「口腔ケアを行うと、なぜ、食べられるようになるのか」という素朴な疑問が寄せられている。本書はそんな疑問に応えるもので、黒岩先生に症例を呈示していただくとともに、解剖学（北村清一郎先生）、生理学（井上　誠先生）、神経学（柿木隆介先生）、リハビリ学（金尾顕郎先生）などの専門家が、各分野の立場から黒岩先生の口腔ケアを解析し、更に座談会を通して総合的に、そのエビデンスを探ろうとしている。

- **黒岩恭子の口腔ケア＆口腔リハビリ**
  「くるリーナブラシ」シリーズの特徴と口腔ケア＆口腔リハビリ症例
- **座談会　なぜ「黒岩恭子の口腔ケア＆口腔リハビリ」は食べられる口になるのか**
- **「黒岩恭子の口腔ケア＆口腔リハビリ」を解剖する**
  1. 嚥下に必要な解剖学の知識
    ——口腔機能の改善はなぜ嚥下機能の改善に繋がるのか
  2. 生理学の視点からみる
  3. 「咀嚼と脳機能」の視点からみる
  4. 理学療法士の視点からみる

株式会社 デンタルダイヤモンド社
〒113-0033　東京都文京区本郷3丁目2番15号
TEL 03-6801-5810（代）／ FAX 03-6801-5009
URL：https://www.dental-diamond.co.jp/

● 監修者略歴

加藤武彦（かとう　たけひこ）

1936年　神奈川県生まれ
1961年　東京歯科大学卒業
1964年　横浜市港北区にて開業、現在に至る

《現在》
加藤歯科医院院長（横浜市港北区）
一般社団法人　障害者の差別の禁止・解消を推進する全国ネットワーク　理事
全国訪問歯科研究会（加藤塾）主宰

● 編集委員略歴

三木逸郎（みき　いつろう）

1951年　兵庫県生まれ
1976年　大阪歯科大学卒業
　　　　神戸大学医学部附属病院
　　　　歯科口腔外科在局
1980年　兵庫県姫路市にて開業、現在に至る
2002年　加藤武彦先生の実技セミナーを受講し、
　　　　総義歯に目覚める

《現在》
三木歯科医院院長（兵庫県姫路市）
全国訪問歯科研究会（加藤塾）所属

糟谷政治（かすや　まさはる）

1947年　静岡県生まれ
1971年　東京歯科大学卒業
　　　　加藤歯科医院（横浜市港北区）勤務
1978年　静岡県浜松市にて開業、現在に至る

《現在》
糟谷歯科医院根上り松診療所院長（浜松市中区）
全国訪問歯科研究会（加藤塾）所属
オーラルケアスタッフ"コスモス"　主宰

食べる喜びを支える歯科医療のための
デンチャースペース義歯

発行日　2018年4月1日　第1版第1刷
監・編　加藤武彦　三木逸郎　糟谷政治
発行人　濱野 優
発行所　株式会社デンタルダイヤモンド社
　　　　〒113-0033 東京都文京区本郷 3-2-15 新興ビル
　　　　電話＝03-6801-5810(代)
　　　　https://www.dental-diamond.co.jp/
　　　　振替口座＝00160-3-10768
印刷所　共立印刷株式会社
ⓒ Takehiko KATO, 2018
落丁、乱丁本はお取り替えいたします

● 本書の複製権・翻訳権・上映権・譲渡権・公衆送信権（送信可能化権を含む）は㈱デンタルダイヤモンド社が保有します。
● [JCOPY]《社)出版者著作権管理機構 委託出版物》
本書の無断複写は著作権法上での例外を除き禁じられています。複写される場合は、そのつど事前に㈳出版者著作権管理機構（TEL：03-3513-6969、FAX：03-3513-6979、e-mail：info@jcopy.or.jp）の許諾を得てください。